PATHOLOGIE und KLINIK
IN EINZELDARSTELLUNGEN

HERAUSGEGEBEN VON

L. ASCHOFF · H. ELIAS · H. EPPINGER
FREIBURG I. BR.   WIEN   KÖLN A. RH.

C. STERNBERG · K. F. WENCKEBACH
WIEN   WIEN

BAND III

LEBENSVORGÄNGE
IM KNORPEL

VON

J. ERDHEIM

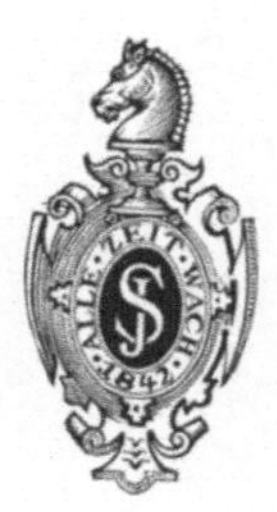

Springer-Verlag Berlin Heidelberg GmbH 1931

DIE LEBENSVORGÄNGE IM NORMALEN KNORPEL UND SEINE WUCHERUNG BEI AKROMEGALIE

VON

PROFESSOR DR. J. ERDHEIM

A. O. PROFESSOR AN DER UNIVERSITÄT WIEN

MIT 31 ABBILDUNGEN

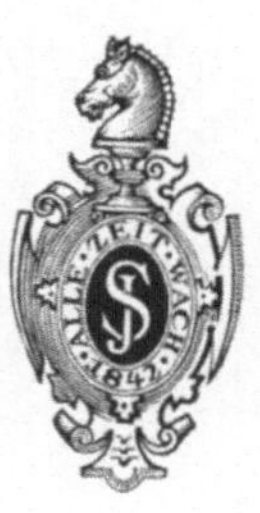

Springer-Verlag Berlin Heidelberg GmbH 1931

ISBN 978-3-7091-3250-0   ISBN 978-3-7091-3253-1(eBook)
DOI 10.1007/978-3-7091-3253-1

Inhaltsverzeichnis.

Einleitung.

Es ist sehr sonderbar, daß wir über die Veränderungen des Skeletes, des wichtigsten Erfolgsorganes der krankhaft arbeitenden Hypophyse, so wenig Sicheres wissen. Die vorliegende Mitteilung stellt sich zur Aufgabe, einiges zur Ausfüllung dieser Lücke durch die Untersuchung der Rippen und Gelenke bei Akromegalie beizutragen. Es ist aber zum Verständnis der akromegalen Veränderungen der Rippe unerläßlich, das *normale Bild* derselben voranzuschicken. Die Vorstellung, daß mit beendetem Körperwachstum alle Vorgänge auch an der Knochenknorpelgrenze der Rippe zum endgültigen Abschluß gelangen, ist unrichtig. Auch sind unsere Kenntnisse von den sehr verwickelten und andauernd im normalen Rippenknorpel bis ins höchste Greisenalter sich abspielenden Vorgänge sowie von ihrer statisch-mechanischen Bedeutung völlig unzureichend. Dies ist ja auch der Grund, weshalb die *krankhaften Veränderungen* an den Rippen bei der Akromegalie bisher zum Teil unerkannt, zum Teil sehr wenig beachtet geblieben sind.

Schon bei der Betrachtung mit freiem Auge kann man bei jungen Individuen auf dem Querschnitt durch den normalen Rippenknorpel eine oberflächliche, subperichondrale, weiße Knorpelschicht von dem gelblichbräunlichen Knorpel im Innern unterscheiden. Wir wollen die beiden Teile *Rinde* und *Kern* des Rippenknorpels nennen. Der Knorpel, der im Gegensatz zum Knochen eines interstitiellen Wachstums sehr wohl fähig ist (SCHAFFER), hat aber, in Übereinstimmung mit dem Knochen, auch ein appositionelles (SCHAFFER), wenn auch nicht ganz gleichartiges Dickenwachstum. So wie der Knochen periostal, so wächst der Knorpel perichondral in die Dicke. Da aber Knorpelgewebe einen Umbau, in dem Sinne wie der Knochen etwa, nicht kennt, so ist es klar, daß die tiefsten Schichten des Rindenknorpels fortschreitend zu Kernknorpel werden (SCHAFFER) und daß sich selbst beim Greis ganz im Innern sogar der Knorpel aus der frühesten Kindheit noch vorfinden muß. Sonderbarerweise geht dieser Alterungsvorgang von Rinde zu Kern auch dann vor sich, wenn im späteren Alter das perichondrale Dickenwachstum des Knorpels stillsteht. Es folgt daraus, daß im späteren Alter die Rinde immer schmäler, der Kern immer dicker werden muß. Umgekehrt ist der Rippenknorpel Jugendlicher durch und durch weiß, besteht somit in ganzer Dicke aus Rindenknorpel. Es ist somit klar, daß sich auch das mikroskopische Bild des Rippenknorpels im Laufe des Lebens ständig und fortschreitend ändert. Wie man sich ferner ebenfalls mit freiem Auge überzeugen kann, ist der Kernknorpel härter und starrer als der Rindenknorpel, da er aber mit zunehmendem Alter immer mehr überwiegt, muß auch der ganze Rippenknorpel, auch wenn er von Verkalkung und Verknöcherung freibleibt, härter und starrer werden. Seine federnde Biegsamkeit ist aber für die richtige Arbeit des Brustkastens beim Atmen nötig. Wir werden sehen, wie diesem starr gewordenen Material die ihm verlorengegangene notwendige Eigenschaft wieder aufgezwungen wird.

Im folgenden sei von der normalen Histologie der knorpeligen und knöchernen Rippe die Rede. Das wird uns erleichtern, die akromegalen Veränderungen zu verstehen, die bei einer 71 Jahre alten Frau erhoben werden konnten (s. Abschnitt II). Die folgenden Ergebnisse entstammen einer zur Kontrolle untersuchten, gleich alten Frau mit normaler Hypophyse, geben also das normale Bild im Greisenalter wieder. Doch sollen hier, zum Teil wenigstens, auch sonstige Erfahrungen an Rippenknorpeln berücksichtigt werden. Der Bericht geht somit über das engere Bedürfnis einer normalen Kontrolle hinaus.

I. Über die Lebensvorgänge im normalen Rippenknorpel.

1. Das Perichondrium und die drei Rindenschichten des Rippenknorpels.

a) Perichondrium. Das Perichondrium (Abb. 1 a) ist dick und derbfaserig. Die Faserrichtung meist längs, seltener schräg; in den tiefsten Schichten auch zirkulär, wobei am Übergang zum Knorpel die Infiltration mit Knorpelkittsubstanz zwischen den Bündeln manchmal sichtbar wird, ausnahmsweise auch tiefer, im schon blauen Knorpel noch nicht maskierte Ringfasern zu sehen sind. Die Grenze gegen den Knorpel kann aber auch ganz scharf sein. Die schmächtigen Bindegewebszellen des Perichondriums sind auffallend spärlich und fehlen stellenweise ganz. Auch Gefäße äußerst spärlich. Nur wo der Rippenknorpel höckerig (s. u.) und das Perichondrium etwas lockerer ist, gibt es vereinzelte, leere Gefäße. Ausnahmsweise mitten im roten Fasergewebe eine vereinzelte bläuliche Knorpelzelle mit angedeuteter Kapsel, sonst ohne Knorpelgrundsubstanz.

Die *Rinde* zeigt als ihre hervorstechendste mikroskopische Eigenschaft eine starke Basophilie, d. h. die Fähigkeit, sich in Hämalaun viel stärker zu bläuen als der Kern. Es ist ferner nach dem schon oben Gesagten klar, daß in der Rinde die Entwicklung des Knorpels 1. von seinen ersten Anfängen bis zu 2. seiner höchsten Stufe zu erwarten ist; aber auch 3. die ersten, den Zustand des Kerns vorbereitenden, mit Entbläuung einhergehenden Erscheinungen des Alterns sind zu tiefst in der Rinde schon anzutreffen. Demnach zerfällt die Rinde in drei allmählich ineinander übergehende Schichten.

b) Erste Rindenschicht. Die erste Rindenschicht (Abb. 1, 1. R.) ist die dünnste von den dreien. Ihre schon hyaline Grundsubstanz bläut sich so wenig (Abb. 2, 1. R.), daß sie im Vergleich mit der stark basophilen zweiten Schicht rot und nur im Vergleich mit dem rein roten Perichondrium leicht bläulich erscheint. Einzelne von den ganz spärlichen Zellen unterscheiden sich, obwohl in Knorpelgrundsubstanz gelegen, in nichts von den Bindegewebszellen des Perichondriums, die meisten aber sind schon etwas dicker oder ganz plumpspindelig, parallel zur Oberfläche gelegen, stets einzelnstehend, der Zelleib schon deutlich basophil, manchmal mit einer schon angedeuteten blauen Kapsel. An Stellen, wo die erste Rindenschicht besonders schmal ist, fehlen Zellen fast ganz (Abb. 2 f) und die Grenze zwischen Perichondrium und dem übrigen Knorpel ist ganz scharf. Stellenweise, so über buckeligen Erhebungen des Rippenknorpels (s. u.) fehlt die erste Rindenschicht (Abb. 1 c) dadurch, daß sie sich in ihrer ganzen Dicke zur zweiten Schicht umgewandelt hat, was man in allen Übergängen verfolgen kann. Zwischen den Buckeln ist dann die erste Rindenschicht immer dicker.

Aus dem Umstande, daß die erste Rindenschicht, die ja das erste Stadium der Knorpelentwicklung darstellt, auch noch im Greisenalter nachweisbar ist, erkennt man, daß beim Abschluß des Dickenwachstums des Knorpels die letzte subperichondrale Schicht zu allermeist die Vollreife gar nicht mehr erlangt, sondern sich auf einer *unreifen Stufe dauernd erhält* und so offenbar eine feste Verbindung zwischen Perichondrium und dem übrigen Rippenknorpel vermittelt. Die unreife Knorpelschicht darf nicht so gedeutet werden, daß noch im Greisenalter das Dickenwachstum andauert. Dieses verlangsamt sich im Laufe des Lebens und bleibt, praktisch genommen, schließlich stehen, wie der Umstand zeigt, daß der Rippenknorpel im Greisenalter an Dicke nicht mehr wächst. Theoretisch möglich ist es aber, daß ein und die andere Knorpelzelle der ersten Rindenschicht auch im Greisenalter ausreift. Unter besonderen Umständen aber kann der Rippenknorpel jederzeit an Dicke zunehmen. Die Ausreifung der ersten Rindenschicht zum vollreifen Knorpel über den genannten Buckeln, wobei auch eine Zellvermehrung statthat, ist aber nur ein solcher besonderer Fall.

Was hier als erste Rindenschicht bezeichnet wird, nennt SCHAFFER subperichondrale, oxyphile, prochondrale Schicht, die er Appositionszone nennt. Zu dieser rechnet er noch eine basophile Schicht, die wir im folgenden nicht als eigene Zone führen, sie stellt bloß den Übergang zwischen unserer ersten und zweiten Rindenschicht dar. In der Appositionszone liegen die Fibrillen der Grundsubstanz parallel zur Oberfläche, sind aber schon maskiert. Auch BÖHMIG hält sich an die SCHAFFERsche Schichteneinteilung und unterscheidet fünf Zonen, von denen seine dritte unserer zweiten Rindenschicht entspricht.

c) Zweite Rindenschicht. Die zweite Rindenschicht (2. R. in Abb. 1, 2) macht einen namhaften Teil der ganzen Rinde aus, nur ausnahmsweise ist sie auf zwei Zellreihen verringert, stellt den Höhepunkt der Knorpelreife dar, zeigt dementsprechend die stärkste Bläuung (Abb. 2, 2. R) und entwickelt sich aus der ersten Rindenschicht in folgender Weise. Die Zellen werden plumper, leicht oval oder kugelig, ihre Kerne fast immer gut gefärbt, das Protoplasma wird recht blau und die Fettvakuole in ihm kann so groß werden, daß der Kern an die Seite gedrückt wird, eine feine dunkelblaue Knorpelkapsel tritt auf und um sie herum der Beginn eines erst hell-, dann dunkler blauen Hofes, der sich unscharf gegen die hellrotviolette Interterritorialsubstanz abgrenzt. In einem Hof liegen meist ein (Abb. 2 g) oder zwei (h) Zellen, die letzteren aus Teilung einer Zelle hervorgegangen. Auch die Knorpelgrundsubstanz vermehrt sich, so daß die Zellen weiter auseinander rücken. Die Höfe werden immer dunkler blau, breiter, fließen zu größeren Komplexen zusammen (Abb. 1 d), zwischen denen allein nur eine ebenfalls etwas stärker blau gewordene Interterritorialsubstanz liegt. Auch die immer dicker werdende Kapsel wird schließlich so dunkelblau, daß dies zusammen mit dem dunkelblauen Hof die Zelle

bis auf die große Vakuole unsichtbar macht (Abb. 1, 2). Manchmal
erhält sich aber um die Knorpelkapsel ein sehr schmaler Ring etwsa
heller. Einzeln eingestreut finden sich manchmal besonders große Knorpel-
kapseln ganz undurchdringlich dunkel, nicht rein blau sondern blau-
violett gefärbt mit einem schmalen, rein blauen Hof.

Was wir zweite Rindenschicht nennen, bezeichnet SCHAFFER als
Expansionszone, mit deutlichstem interstitiellem Wachstum, in der

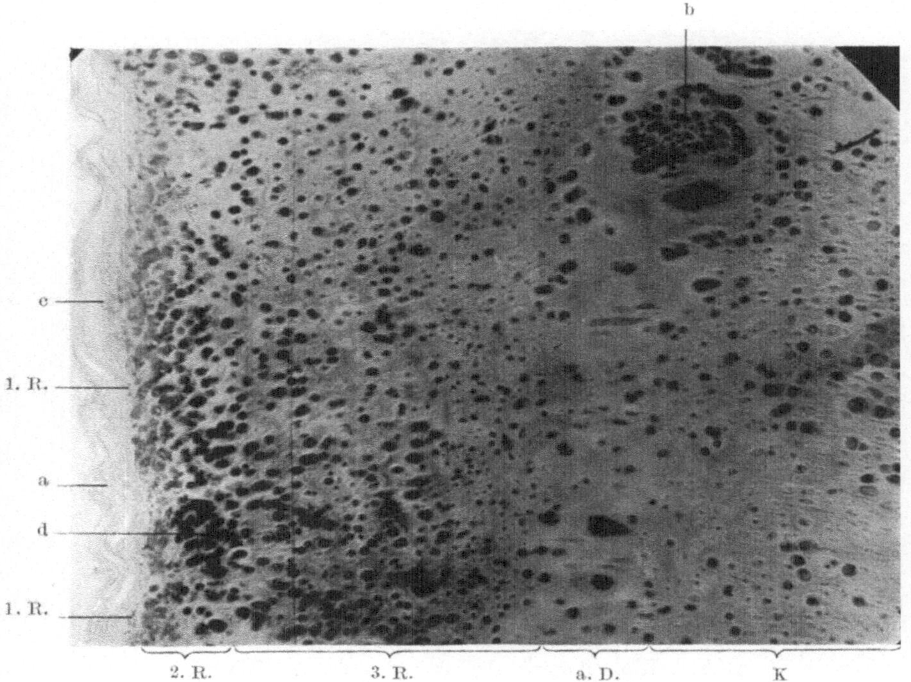

Abb. 1. Rippenknorpel des normalen Kontrollfalles.

28fache Vergr., a Perichondrium, 1. R. erste Rindenschicht, 2. R. zweite Rindenschicht,
3. R. dritte Rindenschicht, K Kern, a. D. Zug asbestartiger Degeneration zwischen Rinde
und Kern mit Brutkapseln b. Da bei dieser Vergrößerung die Kernfärbung nicht
hervortritt, ist die Grenze zwischen zweiter und dritter Rindenschicht nicht klar.

sich die Zellen zu Gruppen vermehren und die Fibrillen so umgeordnet
werden, daß sie senkrecht zur Oberfläche liegen.

Die Vermehrung der Zellen und der Grundsubstanz in der zweiten
Rindenschicht bedeutet *interstitielles Knorpelwachstum*. Daß aber der
Knorpel, der eines solchen Wachstums fähig ist, für seine Dickenzunahme
trotzdem auch noch auf *appositionelles* Wachstum angewiesen ist, hat
darin seinen Grund, daß dieses interstitielle Wachstum an sich beschränkt
ist und beim Übergang der zweiten Rindenschicht in die dritte ganz
aufhört. Das appositionelle Wachstum stellt neue Knorpelzellen ein,
die das Knorpelwachstum nur in beschränktem Maße und nur eine

Zeitlang interstitiell fortsetzen. Darin liegt der große Unterschied gegenüber dem absolut rein appositionellen Wachstum des Knochens, der vom Periost sozusagen auf den ersten Griff in voller Reife[1] gebildet wird, sehr bald dann verkalkt und damit zum interstitiellen Wachstum gänzlich unfähig gemacht wird. Der Knorpel lagert sich hingegen auf der perichondralen Fläche in *unreifer* Form an und reift dann dank seiner Fähigkeit zu interstitiellem Wachstum erst später aus.

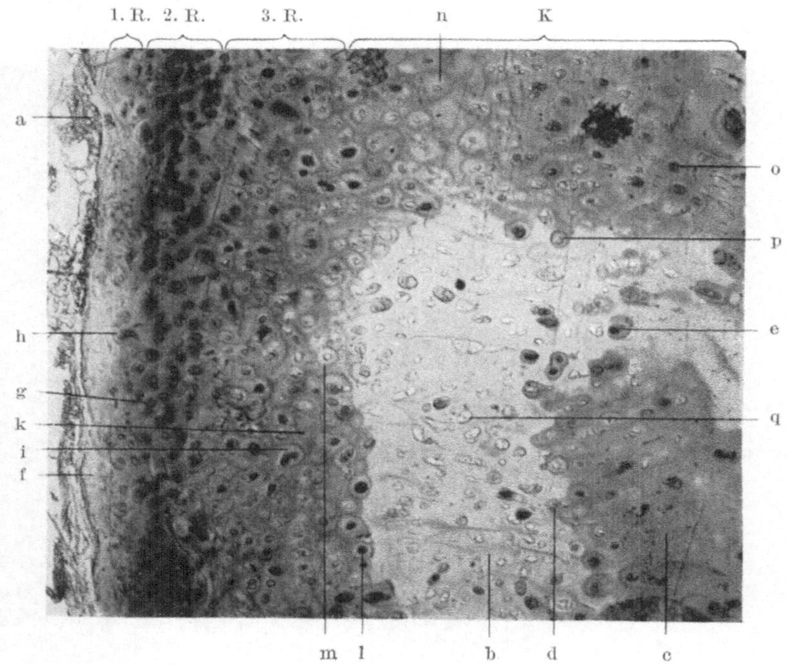

Abb. 2. Rippenknorpel des normalen Kontrollfalles.

37fache Vergr., a Perichondrium, 1. R. erste, 2. R. zweite, 3. R. dritte Rindenschicht, K Kern. Dieser bei b aufgehellt. c der Aufhellung widerstehender Kernanteil, bei d eine Zelle enthaltend und in den aufgehellten Teil vorspringend. e ein solcher Vorsprung schon abgelöst.

d) Dritte Rindenschicht. Die dritte Rindenschicht (Abb. 1, 2, 3. R.) ist die dickste von allen und zeigt bereits den Beginn des *Alterns*, welches im *Absterben* der Zellen und dem Verlust der Basophilie, also in *Entbläuung* aller Gewebsbestandteile besteht (Abb. 1, 2). Wo die Interterritorialsubstanz in der zweiten Rindenschicht etwas dunkler blau geworden ist, entbläut sie sich in der dritten Rindenschicht; zumeist aber ist sie in der zweiten Rindenschicht hellrotviolett und dann

---

[1] Hier sei dem verbreiteten Fehler begegnet, daß geflechtartiger Knochen wegen seiner primitiveren Struktur für ein unreifes Stadium angesehen wird, das allmählich zu lamellärem Knochen ausreift. Das ist unmöglich; der geflechtartige Knochen hat eine Reife so gut wie der lamelläre.

wird sie in der dritten Rindenschicht noch dunkler rotviolett, wobei aber auch hier das Blau zurücktritt und das Rot überwiegt. Daß dies kein reines Dunkelrot ist, sondern doch noch etwas Blau darinsteckt, zeigt der Vergleich mit dem noch stärker entbläuten Kern (Abb. 1, 2, K). Das Blau der Höfe beginnt von ihrer Peripherie zu schwinden, sie geben bald die ehemalige Verbindung untereinander auf, und wenn das Blau des ganzen Hofes verschwunden ist, dann ist er sonderbarerweise heller geworden (Abb. 2 i) als die Interterritorialsubstanz (k), was wie ein photographisches Negativ der zweiten Rindenschicht aussieht. Jetzt schwindet auch das Blau der Knorpelkapsel nach und nach konzentrisch und nur ihr Binnenraum, also die Zelle, die besonders schwer und spät ihre Basophilie aufgibt, ist noch stark blau, was bei flüchtiger Betrachtung (Abb. 2 l) zur unrichtigen Meinung führt, als sei dies der noch färbbare Kern allein. Wenn aber schließlich auch die Zelle völlig ihres Blau entkleidet ist (Abb. 2 m), zeigt es sich, daß sie abgestorben ist, denn der Kern färbt sich auch nicht mehr blau, und nur noch dank dem verschiedenen Brechungsvermögen kann man, Rot in Rot, noch deutlich Einzelheiten, wie Kapsel, Kern usw., unterscheiden. Der Verlust der Basophilie hängt sichtlich von der Zellnekrose ursächlich ab, und so kommt es vor, daß von einem in einem gemeinsamen Hof gelegenen Zellpaar die eine Zelle den Hof um sich noch zum größten Teil hat, die andere nicht mehr. Der ganze hier geschilderte Rückbildungsvorgang spielt sich niemals in allen Zellen der dritten Rindenschicht gleichzeitig und auch nicht etwa konzentrisch Schicht für Schicht ab, denn verschiedene Stadien der Rückbildung liegen neben- und durcheinander (Abb. 2, 2. R.) und einzelne Zellen mit noch ansehnlichem blauem Hof sind in allen Teilen der Schicht unter die vorgeschritteneren Rückbildungsstadien eingestreut. Der Knorpel ist ein Gewebe ohne Umbau im gewöhnlichen Sinne, ohne Zellmauserung; die einmal vorhandene Zelle bleibt liegen, altert, stirbt schließlich den physiologischen Tod und wird auch dann nicht fortgeschafft.

e) Die Dicke der Rindenschichten. Die Dicke der einzelnen Rindenschichten, an einigen Rippen mikrometrisch erhoben, ergibt:

Tabelle 1. Die normalen Maßen der 3 Rindenschichten.

	Durchschnitt	Maximum	Minimum
1. Rindenschicht	55—74 μ	182 μ	18 μ
2. Rindenschicht	361—623 μ	1236 μ	194 μ
3. Rindenschicht	786—1451 μ	1741 μ	452 μ

Es ist somit die erste Rindenschicht bei weitem die dünnste, die dritte Rindenschicht die dickste, etwa zweimal so dick als die zweite Rindenschicht. Die Gesamtdicke der Rinde beträgt etwa 1—2 mm. Es muß immer wieder betont werden, daß auch diese, wie die histologischen Angaben, nur für das Greisenalter gelten.

2. Der Kern des Rippenknorpels.

a) Der Kern. Im Kern (Abb. 1, 2, 3, K) setzt sich das in der dritten Rindenschicht begonnene Altern des Knorpels genau im gleichen Sinne fort, alle Zellen sterben ab und die Entbläuung, d. h. die Aufhellung des gesamten Knorpels macht noch weitere Fortschritte (Abb. 2, 3), wodurch er sich von der dritten Rindenschicht unterscheidet. Er ist nur noch sehr wenig, manchmal fast gar nicht mehr basophil, ganz entfärbte Zellen (Abb. 2 n) sind viel häufiger, solche mit Resten des blauen Hofes (Abb. 2 o) viel seltener als in der dritten Rindenschicht. Die in der dritten Rindenschicht erwähnten, besonders dunkelvioletten Kapseln haben ihren Hof schon ganz verloren, und wieder findet man häufig Zellen, wo nur noch der Binnenraum der Kapsel blau ist. Nach völliger Entbläuung sind manchmal Kapsel und Zellraum von kleinen gelbbräunlichen Schollen besetzt. Im Kern liegen die auffallend kleinen, kugeligen, ganz hellen Zellen mit schmalen Kapseln aus der ersten Kindheit, aber auch besonders große, mehrfach konzentrisch geschichtete Kapseln aus einer Periode sehr üppiger Gewebsentfaltung, wobei diese Kapseln so groß sein können, wie im jetzigen, viel weniger üppigen Rindenknorpel ein ganzer Hof.

Was wir Kern nennen, bezeichnet SCHAFFER als kataplastische Zone, deren Werdegang sich so gestaltet, daß erst die Höfe stärker basophil, die Interterritorialsubstanz aber oxyphil wird; später aber tritt um den basophilen inneren Hof ein oxyphiler äußerer auf, und die Interterritorialsubstanz wird wieder basophil.

b) Rückbildungsvorgänge im alternden Knorpel. Der in der dritten Rindenschicht begonnene Alterungsvorgang des Knorpels geht mit einer makroskopisch feststellbaren Verhärtung desselben einher. Die Ursache könnte im Altern seiner Kolloide liegen; sind doch bei dem fehlenden Umbau des Gewebes die innersten Teile des Rippenknorpels so alt wie das Individuum selbst. Von diesem Altern der Kolloide soll noch weiter unten bei den Rissen im Knorpel die Rede sein. Die Verhärtung und Sprödigkeit des gealterten Knorpels könnte aber auch darauf beruhen, daß mit dem Verlust der auf Chondromucin bezogenen Blaufärbung eine andere, sich mehr rot färbende Substanz in morphologisch nicht darstellbarer Gestalt zuerst in die Interterritorialsubstanz (s. o.) abgelagert wird, die den Knorpel hart und spröde macht. Es ergaben auch die chemischen Untersuchungen MÖRNERS, daß im Knorpel alter Tiere zu den übrigen Substanzen auch noch ein Albumoid dazukommt. Nach BÖHMIG wird der Knorpel im Alter trockener, deutlich brüchig, beim Schneiden schilfernd und der Widerstand gegen das eindringende Messer ist geringer. Auf guten Röntgenbildern kann man manchmal sehen, daß der Kern des Rippenknorpels einen dichteren Schatten gibt als die Rinde, was dafür sprechen könnte, daß die in ihm abgelagerte Substanz sein spezifisches Gewicht erhöht. Durch

Auslaugung, also humorale Entführung, nicht nur der basophilen, sondern auch dieser uns nicht näher bekannten eosinophilen Substanzen aus dem gealterten Kernknorpel, der im übrigen als solcher erhalten bleibt, aber dadurch mikroskopisch eine besondere *Aufhellung* erfährt, wird er wieder viel weicher, ja geradezu völlig erweicht. Diese Veränderung in seinem Kern macht den Rippenknorpel wieder biegsamer, was für die Funktion sehr erwünscht ist. Wie dieses Ziel, das Biegsamerwerden, auch noch auf andere Weise erstrebt wird, wird noch unten gezeigt werden. Hier soll vorläufig von der

Aufhellung des Kernknorpels die Rede sein, die über die Entbläuung noch weit hinausgeht. Infolge der Trägheit des Stoffwechsels im gefäßlosen Knorpel vollziehen sich diese Veränderungen in ihm meist sehr langsam, in dezennienlangen Stadien. An dieses nach Art einer Zeitlupe verlangsamte Tempo muß man sich erst beim Knorpel gewöhnen, wenn man von Weichgeweben herkommt, in denen eine tote Zelle in wenigen Tagen oder gar binnen Stunden spurlos resorbiert ist. Wiewohl es sicher ist, daß das Absterben der Knorpelzelle Entbläuung der sie umgebenden Knorpelgrundsubstanz zur Folge hat, dauert es offenbar sehr lange, bis das ganze vollzogen ist, und selbst im Greisenalter ist dieses Endziel an vielen Zellen noch nicht erreicht. Wenn also von 2 abgestorbenen Knorpelzellen die eine noch einen blauen Hof hat, die andere aber nicht mehr, so heißt das bloß, die erstere sei viel später abgestorben, und nicht etwa, sie lebe noch. Es dauert also lange, bis die Entbläuung um eine tote Zelle beginnt, und sehr lange, bis sie vollendet ist. Auch bei der für den Kern typischen, gegen die Rinde vorrückenden Aufhellung aller Grundsubstanz, die dabei nicht nur das Blau, sondern sehr viel auch vom Rot verliert und schließlich ganz hellrot wird (Abb. 2b), sind es wieder diese erst spät abgestorbenen, überall einzeln eingestreuten Zellen, bei denen nicht nur Kapsel und Hof das Blau festhalten (Abb. 2 e), sondern samt einer konzentrischen Zone von umgebender Interterritorialsubstanz auch der hier in Rede stehenden Aufhellung am längsten widerstehen. Darum ist die Grenze zwischen dem noch nicht aufgehellten Kernteil (Abb. 2 c) und der dritten Rindenschicht (l) einerseits und dem schon aufgehellten Kernteil (b) andererseits höchst unregelmäßig. Denn während zwischen den meist nur einzeln stehenden, der Aufhellung widerstehenden Zellen samt Hüllen die Aufhellung weiter vordringt, ragen diese mit scharfer, seltener unscharfer Grenze halbkreis- bis kugelförmig in das Aufhellungsgebiet vor (d, p), sind mit der nicht aufgehellten dritten Rindenschicht oft nur noch durch einen langen, dünnen, ebenso unaufgehellten schmalen Zug in Verbindung, bis sie ganz isoliert werden (e), frei im sonst aufgehellten Knorpel als dunkle kugelige Ballen liegen und hier erst ganz langsam, konzentrisch nach innen fortschreitend, ebenfalls der Aufhellung verfallen. Die Kugelgestalt des dunklen Ballens hat sichtlich die Zelle als Zentrum und hält sich nicht streng an die Hüllen dieser Zelle. Denn am Rande des Ballens liegen oft völlig ausgeblaßte Schatten von Zellen, die schon vor viel früherer Zeit abgestorben und ihre Hüllen (Kapsel, Hof) der Blaufärbung beraubt worden sind; oder der Rand des Ballens geht mitten durch eine solche Zelle, die dann also schon zur Hälfte im Aufhellungsbereiche liegt; oder die zur zentralen Zelle gehörende Kapsel ist groß und langoval und ragt mit beiden Enden aus dem dunklen Ballen in den Aufhellungsbereich hinein, während der kleinen Achse des Ovals entsprechend, weit über die Kapsel hinaus, sogar noch der blaue Hof erhalten ist. Hat die Aufhellung eines zellhaltigen Ballens die Zelle selbst schließlich erreicht, so wird auch sie ganz aufgehellt und ist kernlos (q); nur wenn die Aufhellung sich in der dritten Rindenschicht abspielt, erkennt man manchmal in der sonst mitaufgehellten Zelle ein dunkelblaues Gebilde, das der pyknotische Kern sein könnte. Zellose, ganz blaue, nicht aufgehellte Globuli findet man in der Knorpelgrundsubstanz nur am Rande eines Aufhellungsgebietes, denn sie verfallen viel schneller der Aufhellung.

Daß die humorale Entführung gewisser Substanzen aus dem Knorpel, auf der ja die in Rede stehende Knorpelaufhellung beruht, die *Folge gesteigerter Saftströmung* ist, erkennt man vor allem daran, daß die Aufhellung sich insbesondere da findet, wo der Kern an der Knochenknorpelgrenze der Rippenknorpel in unmittelbarer Berührung mit dem gefäßhaltigen Knochenmark steht, namentlich wenn dieses eine lebhaftere Tätigkeit entwickelt. Gefäße und Bindegewebszellen gegen den Knorpel und in dessen Spalten hinein (s. u.) entsendet. Der allgemein bekannte Verlust der Basophilie des Knorpels um ein Blutgefäß, das in ihn eingedrungen ist, wird als eine humorale Entführung der chondroitinschwefelsauren Eiweißverbindungen, als eine Säureentführung durch den in der Nähe des Gefäßes lebhafteren Saftstrom angesehen. Bei völlig untätigem Knochenmark aber findet man manchmal den unmittelbar anliegenden Knorpel gar nicht aufgehellt, wenn es sich um Rindenknorpel handelt, oder die Aufhellung in ihm nicht verstärkt, wenn es sich um Kernknorpel handelt. Die Aufhellungszone am Knochenmark ist bald ganz schmal, bald sehr breit. Nicht in Berührung mit dem Knochenmark stehende, kleine und große, oft die ganze Dicke des Kerns einnehmende Aufhellungsherde kann man meist ebenfalls auf gesteigerte Saftströmung zurückführen, denn dann liegt gewöhnlich in ihrem Zentrum ein bis hierher vorgedrungener Knochenmarksraum (s. u.), ein eingedrungenes Gefäß oder ein gefäßführender Rißspalt (s. u.), der aber manchmal auch, vielleicht nur wegen ungünstiger Schnittführung, keine Gefäße zeigt, aber mit anderen, gefäßführenden Spalten in Verbindung steht und daher die gesteigerte Saftströmung. War der Kernknorpel schon vorher aufgehellt, so erfährt er bei der Berührung mit dem Knochenmark eine Steigerung der Aufhellung bis zu Lichtrosa, aber selbst hier gibt es noch, wenn auch schon viel spärlicher und kleiner geworden, unaufgehellt bleibende Ballen. Die mitaufgehellten Zellen aber zeigen, wie bisher, wegen der Unterschiede im Lichtbrechungsvermögen noch immer

Einzelheiten der Kapsel und des Zelleibes, bis schließlich auch diese Strukturen nicht mehr erkennbar, jede Spur der Zellen und ihrer Hüllen verwischt ist, das Zwischengewebe immer substanzärmer wird, die Fibrillen demaskiert werden und das so ganz erweichte Gewebe viele neue Spalten bekommt und schließlich dem Abbau vom Knochenmark aus verfällt. Bevor es aber so weit gekommen ist, treten in den unfärbbar gewordenen Knorpelzellen zuweilen Kalkdrusen auf, die beim Abbau des Knorpels befreit werden, und zwar nicht im Knochenmark mit seinem lebhaften Stoffwechsel, wohl aber in Rissen mit trägerem Stoffwechsel noch eine Zeitlang frei umherliegend angetroffen werden.

Daß aber nicht nur die gesteigerte Saftströmung im fördernden, sondern auch das verspätete Absterben der Knorpelzellen im hemmenden Sinne bei der Aufhellung, ebenso wie früher bei der Entbläuung, ein Wort mitzureden hat, sahen wir schon bei der Ballenbildung. Und ganz in diesem Sinne spricht auch der Umstand, daß da, wo die von Nekrose noch weniger befallene Rinde ans Knochenmark angrenzt, die Aufhellung fehlt oder ganz unbedeutend ist, sowie daß ein Riß da, wo er im Kern liegt, einen sehr breiten Aufhellungshof um sich ausgebildet hat, da aber, wo er sich in die Rinde hinein erstreckt, dieser Aufhellungshof sehr schmal ist oder ganz fehlt.

Bei den bisher besprochenen Rückbildungsvorgängen am alternden Knorpel ist die in der dritten Rindenschicht sich abspielende, durch das Absterben der Zelle eingeleitete humorale Entführung der basophilen Substanz der erste Schritt. Der zweite aber, hauptsächlich erst im Kern sich abspielende, ist eine in Aufhellung sich ausdrückende, weitere humorale Entführung auch noch anderer, noch unbekannter Substanzen. Der dritte Schritt aber ist der der Aufhellung folgende gänzliche Abbau des Knorpels, der an der Berührungsstelle mit dem Knochenmark weitgehend, entfernt von ihm nur geringfügig ist (s. u.), so daß es hier beim Liegenbleiben des aufgehellten Knorpels sein Bewenden hat. Bei allen Stadien dieses Vorganges, bis in das letzte des Knorpelabbaues, üben die noch lebenden oder am spätesten abgestorbenen Zellen auf einen kugeligen Umkreis ihrer Umgebung einen Einfluß von der Art, daß Entbläuung, Aufhellung und Abbau gehemmt werden und erst mit großer Verspätung erfolgen, was diese Vorgänge verwickelter erscheinen läßt, als sie in Wirklichkeit sind.

c) Die Grenze zwischen Rinde und Kern ist gewöhnlich deutlich, obwohl der Kern bloß eine ununterbrochene Fortsetzung der schon in der Rinde begonnenen Rückbildungsvorgänge darstellt. Aber diese Grenze ist, wenn der Kern bloß Entbläuung zeigt, unscharf (Abb. 1) und daher die Rindendicke nicht genau bestimmbar; zeigt aber der Kern Aufhellung, dann ist diese Grenze scharf (Abb. 2) und die Rindendicke ganz genau anzugeben. Manchmal besteht das ganze Innere des Rippenknorpels aus Kernknorpel und die Rindenkerngrenze ist recht ebenmäßig glatt oder der Kern greift etwas buchtig in die Rinde ein. Ein andermal aber spannen sich quer von Rinde zu Rinde über das ganze Innere des Knorpels schmale oder breite Brücken, die aus Knorpel vom Bau der dritten Rindenschicht

bestehen, der also noch nicht den Charakter des Kerns angenommen hat. Das
kommt auf die Weise zustande, daß erst kleine, dann wachsende Inseln vom Bau
des Kerns beiderseits in der dritten Rindenschicht auftreten, sich dann axialwärts
vergrößern und miteinander verbinden. So also hat der Kern seine inselförmigen
Vorposten in der dritten Rindenschicht und diese brückenförmige Reste im Kern.
Im allgemeinen aber finden sich im Kern Reste der dritten Rindenschicht, je näher
dem Knochenmark desto weniger, wiewohl es auch vorkommt, daß gerade am Knochenmark eine noch unaufgehellte Brücke der dritten Rindenschicht sich erhalten kann.

3. Knorpelmarkkanäle, Degenerationsherde und Sprünge im Rippenknorpel.

a) Knorpelmarkkanäle wurden gelegentlich vorgefunden und vervoll-
ständigen den normalen Aufbau. An dem hier ausschließlich untersuchten
knochennahen Abschnitt des Rippenknorpels lagen sie etwa 1 cm von
der Knochenknorpelgrenze entfernt, senkten sich schräg oder senkrecht
von der perichondralen Oberfläche der pectoralen (nicht pleuralen)
Seite in die Tiefe, waren weit und führten in lockerem Bindegewebe
mehrere große, gut gefüllte Gefäße. Wo der Knorpelmarkkanal die Rinde
durchsetzt, geht sein Bindegewebe ganz ebenso ins Knorpelgewebe über
wie das perichondrale Bindegewebe, sogar unter Vermittlung einer der
ersten Rindenschicht analogen Übergangszone, ein Zeichen, daß der
Knorpelmarkkanal von Anbeginn besteht. Doch kann um ihn der
Rindenknorpel typische Aufhellung zeigen. Gelegentlich hat aber der
Knorpelmarkkanal etliche unscharf lacunär begrenzte Buchten aus dem
Rindenknorpel ausgehoben und sie wieder mit neuem, zellreicherem
Knorpel ausgefüllt. Wenn der Knorpelmarkkanal im Schnitt zu tiefst
den Kern erreicht, weitet er sich zu einer scharf ausgefressenen Resorptionshöhle aus, sein Bindegewebe nimmt gelegentlich aus dem Knorpel
emportauchende, demaskierte Knorpelfibrillen in sich auf und führt etwas
Hämosiderin und der umgebende Knorpel ist in weitem Umkreise stark
aufgehellt, wobei die Zellnekrose des Rindenknorpels klar zum Vorschein
kommt. Diese gefäßführenden, bis in den Kern hinabsteigenden Knorpelmarkkanäle können die Quelle für die Vascularisation von Spalten im
Kern werden (s. u.), auch wenn diese entfernt vom Knochenmark liegen.

Degenerationsherde, Risse und Sprünge im Rippenknorpel sind schon
in jüngeren Jahren anzutreffen (Böhmig), beim Greis aber finden sie sich
in einer nicht zu überbietenden Fülle und Mannigfaltigkeit, und zwar
sowohl in der Rinde als auch im Kern. Nur die erste Rindenschicht ist
frei von ihnen, während der Schichtenaufbau der übrigen Rinde von
ihnen oft arg gestört wird. Es wird uns erleichtern, das Wesen der in
Rede stehenden Veränderungen zu erfassen, wenn wir sie nach den
Schichten anführen.

Die regressiven Knorpelveränderungen, von denen hier die Rede sein wird,
hat W. A. Freund[1] am Rippenknorpel als erster und für die damalige Zeit ganz
vorzüglich beschrieben. In den seither vergangenen 7 Jahrzehnten haben viele
Forscher den Gegenstand gefördert, jeder seiner Zeit entsprechend. Pascher, der

---

[1] Freund, W. A.: Beiträge zur Histologie des Rippenknorpels, Breslau 1858.

sie alle bespricht, gehört aber zu den ganz neuen Bearbeitern dieses Gegenstandes. In einer ausgezeichneten, un er POMMER verfaßten Arbeit bespricht er diese Veränderungen an der Hand der Larynxknorpel in systematischer Weise und wendet seine besondere Beachtung der körnig-albumoiden Entartung im Beginn der Asbestfaserung zu. Seine Untersuchungen werden vollinhaltlich an der Hand systematischer Untersuchungen des Trachealknorpels von NEVINNY bestätigt Die neueste, ganz vorzügliche, unter SCHMORL ausgeführte Bearbeitung dieses Gegenstandes an der Hand des Rippenknorpels stammt von BÖHMIG[1]. Er stützt sich auf 484 Fälle, von denen 301 histologisch sehr gründlich untersucht wurden und legt das Hauptgewicht auf den Nachweis, daß die Asbestfaserung dem Verlauf der Gefäßkanäle folgt, worauf noch zurückzukommen sein wird. Schon etwas früher hat auch noch F. J. LANG eine klare Übersicht über die bisher bekannten verschiedenen Arten des Knorpelschwundes gegeben. Woran es hier aber noch sichtlich fehlt, das ist eine stichhaltige Erklärung für diese so mannigfachen Veränderungen, insbesondere für die Asbestfaserung. Bei einem mechanisch-statischen Gewebe, wie es der Knorpel ist, müssen wir mechanischen Erklärungsversuchen nachspüren, das heißt, wir müssen im Material denken. Wir wollen sehen, wohin uns diese Gedankenrichtung führt.

b) Asbestartige Degeneration in der zweiten Rindenschicht. In der zweiten Rindenschicht kommt nur eine Form, die wohl bekannte asbestartige Degeneration vor. Sie bildet verschieden große Herde oder sehr lange, parallel zur Längsachse des Rippenknorpels verlaufende Züge, die gelegentlich an der Grenze zwischen der zweiten und dritten Rindenschicht liegen und in auffallender Weise die pectorale Seite bevorzugen, die pleurale aber meist verschonen. Der Vorgang beginnt damit, daß die Interterritorialsubstanz rein örtlich ihre Blaufärbung verliert, was sonst in der zweiten Rindenschicht nicht vorkommt, rein und ganz dunkelrot wird, sich vergrößert, wodurch die Zellen auseinanderrücken, während in der Mitte eine blaßblaue Färbung und durch humorale Entführung der Kittsubstanz die asbestartige Faserung auftritt, die am Rande der umherliegenden Höfe plötzlich enden und nichts anderes sind als die demaskierten Knorpelfibrillen. Mit der Vergrößerung des Herdes zeigt auch die bis dahin homogene sattrote Peripherie, zum Teil wenigstens, die gleiche Faserung, während im blauen Zentrum die Fasern spärlicher werden, auseinander weichen und zwischen ihnen langovale, breite Räume auftreten, die mit einer blaß- bis dunkelblauen homogenen Flüssigkeit erfüllt sind. Das blaue Zentrum kann schließlich über die rote Peripherie überwiegen, und die mit blauer Flüssigkeit erfüllten schlitzförmigen Räume beginnen sich zu vereinigen. So bereiten sich große Erweichungshöhlen vor, die scharf und vielbuchtig begrenzt sind und deren SCHAFFER bereits Erwähnung tut. Zuweilen findet sich an der Grenze zwischen roter Peripherie und blauem Zentrum eine ganz besonders dunkel-, ja düsterrote homogene Substanz, welche der Faserung des Zentrums folgt und hie und da das Zentrum allein einnimmt. Ausnahmsweise ist die homogene, rote Substanz über die Faserung in Form von Tropfen gestreut.

---

[1] BÖHMIG: Über die kataplastischen Veränderungen im menschlichen Rippenknorpel. Beitr. path. Anat. 81, S. 172 (1928/29). Hier auch Literatur.

Da die asbestartigen Fasern nichts anderes sind als die demaskierten Fibrillen der Grundsubstanz, so haben sie der Hauptsache nach im Rippenknorpel einen queren Verlauf, d. h. etwa senkrecht zum Perichondrium, um Zellen oder Zellgruppen aber zirkulär. Wenn mit der Vergrößerung des Herdes auch Knorpelzellen in ihn einbezogen werden, werden sie und ihre Hüllen entbläut, die Kapsel schwindet, im blassen Protoplasma erscheint der für die zweite Rindenschicht typische, gut gefärbte Kern, aber die Zellen haben dann nichts mehr für den Knorpel Typisches an sich. Nach der Art der Zellanordnung aber erkennt man, daß es sich um einen ehemaligen großen Knorpelzellhaufen handelt. Schließlich aber gehen die Zellen doch spurlos verloren. Die asbestartige Degeneration ist demnach sicher nicht die Folge des Absterbens der Zellen, sondern eine die Grundsubstanz *primär* befallende Veränderung.

Wo in der zweiten Rindenschicht ein Herd asbestartiger Degeneration liegt, da ist die Rinde infolge *Volumsvermehrung* beträchtlich verdickt und springt an der perichondralen Oberfläche buckelig vor, was nur bei einem eines interstitiellen Wachstums noch fähigen Knorpel möglich ist. Die Volumsvermehrung ist nicht nur auf die asbestartige Degeneration allein zurückzuführen, sondern auch auf eine Zellvermehrung und Vergrößerung in ihrer Umgebung, an der sich auch die erste Rindenschicht beteiligt. Diese *kollaterale Hyperplasie und Hypertrophie* (vgl. Abb. 1 b) der Knorpelzellen um einen Herd von asbestartiger Degeneration hat zum Teil seinen Grund in der hier veränderten und zum Teil gesteigerten Saftströmung (s. u.), noch mehr vielleicht aber in mechanischen, scherenden Wirkungen im Bereiche des in sich beweglichen Spaltes (s. u.). Diese Beweglichkeit aber muß ein dreidimensionales Gewebswachstum, wie es eben die Zellvermehrung bedeutet, in hohem Grade begünstigen. Schon mit freiem Auge sieht man bei älteren Leuten sehr häufig auf der pectoralen Oberfläche diese *Höckerchen*, die in ihrer Tiefe gallertig durchscheinen und beim Einschneiden durch Druck etwas Flüssigkeit entleeren. Diese kleinen Höcker beschreibt Böhmig erst im bindegewebigen Ausheilungsstadium der asbestartigen Degeneration. Er spricht auch von Brutkapseln, die mit asbestartiger Degeneration vergesellschaftet sind, gibt aber für sie keine Erklärung, sondern verwertet sie bloß dazu, um die Beziehung der asbestartigen Degeneration zu den Gefäßkanälen zu erhärten, denn um Gefäßkanäle finden sich Brutkapseln ebenfalls oft.

c) Perichondraler Knorpelcallus über abnorm bewegter Rinde. Risse und Sprünge, wie sie im Kern und in der dritten Rindenschicht vorkommen, fehlen der weichen und beweglichen zweiten Rindenschicht ganz. Wenn aber ein Riß des Kerns und der dritten Rindenschicht (Abb. 4 f) senkrecht an die zweite Rindenschicht heranreicht, so zerreißt diese auch dann nicht, sondern sie verändert sich infolge der dadurch eingetretenen abnormen Bewegungen vollständig, verliert ganz ihre normale Struktur, wird wie infolge fibrinoider Infiltration dunkelrot, senkrecht zum Perichondrium, aber nicht asbestartig dicht, gefasert

(Abb. 4 n), mit kleinen und größeren blauen Spritzern, springt an der perichondralen Oberfläche stark vor (o) und trägt zuoberst eine flache Kappe blauen Knorpels (p) mit zahlreichen, dicht und einzelnstehenden Knorpelzellen und schmalen, blauen Höfen, der als perichondraler Knorpelcallus anzusprechen ist. Dieses ganze Verhalten zeigt den Unterschied zwischen der Sprödigkeit des Kerns und der dritten Rindenschicht einerseits, die daher zu Sprüngen neigen, und der weicheren Konsistenz der zweiten Rindenschicht andererseits, die nicht zu Sprüngen neigt, aber bei abnormen Bewegungen dank der noch erhaltenen Fähigkeit zu interstitiellem Wachstum sich stark verändert, aber einen Callus nicht hervorbringt, der erst vom Perichondrium beigestellt wird.

d) Asbestartige Degeneration und Sprünge in der dritten Rindenschicht. In der dritten Rindenschicht spielt asbestartige Degeneration eine untergeordnete Rolle, denn dazu gehört die der dritten Rindenschicht schon sehr wenig eigene Fähigkeit, ihre Teile in sich zu verschieben und interstitiell zu wachsen. Dafür sind Sprünge in diesem schon verhärtenden Gewebe häufiger. So weit asbestartige Degeneration vorkommt, bildet sie ebenfalls parallel zur Rippenachse liegende Züge, die manchmal an der Grenze der dritten Rindenschicht gegen die zweite oder gegen den Kern liegen (Abb. 1, a. D) oder aber in nächster Nähe im Kern selbst. Da die dritte Rindenschicht selbst schon wenig basophil ist, tritt in für diese Schicht sehr bezeichnenderweise auch im Zentrum ihrer asbestartig degenerierten Herde die blaue Faserung zurück und an ihrer Stelle finden sich ganz kleine, regellose, zackige, zusammenfließende, dunkelblaue Fleckchen oder bloß ein schmaler, dunkelblauer Zug in der ganzen Länge des Herdes, der sich zu einer riesigen, mit reiner und hell- oder dunkelblauer Flüssigkeit erfüllten Höhle erweitert oder in eine solche ausläuft. In der Flüssigkeit kann eine einzelne Knorpelzelle und Kapsel frei schweben. Die Demaskierung der Fasern ist unvollkommen, sie ziehen aber typisch quer im Rippenknorpel. Die dunkelrote Peripherie des Herdes überwiegt im Gegensatz zum Bilde in der zweiten Rindenschicht stets, kollaterale Zellhyperplasie (Abb. 1 b) nur ausnahmsweise, und zwar wenn der Herd an der Rindenkerngrenze liegt (Abb. 1, a. D), bezeichnenderweise gewöhnlich nur auf der Rindenseite liegend, ausnahmsweise auch auf der Kernseite und nur zum Teil noch blaue Kernfärbung aufweisend, während die kernlosen unter ihnen zeigen, daß die Zeit dieser Zellvermehrung schon sehr lange zurückliegt und daß auch diese seinerzeit gewucherten Zellen seither schon in die allgemeine Rückbildung der alternden Schicht, in der sie liegen, miteinbezogen werden, ihr aber verspätet verfallen, da sie ja jünger sind als alle anderen Zellen der dritten Rindenschicht. In ihrem heutigen Zustande wäre die dritte Rindenschicht einer solchen Zellwucherung überhaupt nicht mehr fähig. Trotzdem diese kollaterale Zellwucherung geringer ist als in der zweiten Rindenschicht, fällt sie doch mehr auf, und zwar weil sie hier in der schon dem Altern verfallenden dritten Rindenschicht liegt. — Die vereinfachteste, den Sprüngen schon sehr nahestehende, seltene Form der asbestartigen Degeneration stellt einen leer klaffenden, schwarzblau umsäumten Spalt dar, der mit der asbestartigen Degeneration nichts anderes mehr gemein hat als den Verlauf parallel zur Längsachse der Rippe und die rote (manchmal sogar bloß blaßblaue) Peripherie und sich gerade darin von den *gewöhnlichen Sprüngen* in der dritten Rindenschicht unterscheidet, welche im Rippenknorpel stets quer verlaufen und keine rote Peripherie haben. Sie sind häufig zackig oder bloß leicht wellig oder gar nur einfach spindelig, sie klaffen leer, wenn sie weit sind, und haben einen strukturlos schwarzblauen Randsaum; sind sie aber eng, so sind sie ganz mit einer dunkel- oder hellblauen Masse erfüllt. Sie bevorzugen nicht die pectorale Seite und kommen zahlreich in der ganzen Länge der Schicht vor. Da die Zellen dieser Schicht abgestorben sind, können sie keinerlei vitale Reaktion auf den stattgehabten Sprung entfalten. Daher die ganz einfachen Verhältnisse.

e) Asbestartige Degeneration und Sprünge im Kern. Im Kern endlich tritt die asbestartige Degeneration ganz und gar gegen die Sprünge, Risse und Spalten zurück, ist aber immerhin an wenigen Stellen vorhanden, hat aber, wie in der dritten Rindenschicht, die Gestalt eines parallel zur Rippenachse verlaufenden Spaltes mit eosinroten Tropfen, an dessen Rand die umgebende rote, aber manchmal blaßblaue und durch unvollkommene Beseitigung der Kittsubstanz nicht ganz demaskierte Faserung abgerissen endet und einen etwas schwankenden, im ganzen aber typisch queren Verlauf zeigt. Zum Zeichen, daß diese Herde asbestartiger Degeneration des Kernes aus sehr früher Zeit stammen, als hier der Knorpel noch überwiegend lebend war, findet man, wenn auch nur ausnahmsweise und nur nahe der Rinde, die kollaterale Hyperplasie der Knorpelzellen mit dunkelblauen Höfen und zum Teil noch gefärbten Kernen. Diese Auffassung stimmt ganz mit der von Böhmig überein. Einmal griffen die dritte Rindenschicht und der Kern mit langen, zungenförmigen Fortsätzen abwechselnd ineinander, wobei die der dritten Rindenschicht große Gruppen hyperplastischer Zellen mit dunkelblauen Kapseln und zum Teil färbbaren Kernen aber keine asbestartige Degeneration, die des Kerns aber querstehende Spalten aufwiesen.

Außerordentlich groß ist hingegen die Zahl der im Rippenknorpel durchwegs quer verlaufenden *Sprünge und Spalten des Kerns* (Abb. 4, f), die sich ausnahmsweise bis in die Rinde (q), ja bis zum Perichondrium erstrecken können. Bald klaffen sie gar nicht und erscheinen als kurze, zackige, schwarzblaue Linien, bald klaffen sie ganz wenig oder sehr stark. Überaus wechselnd ist dann ihr flüssiger Inhalt, bald homogen, kaum etwas lila, äußerst substanzarm, zumeist aber rein- und dunkelrot in Schollen, kugeligen Tropfen und Körnchen, diese manchmal in blaßbläulicher, fädig oder wabig geronnener Flüssigkeit schwebend. Auch durch Zerreiben durcheinander geworfener und aufgelockerter Bruchstücke demaskierter Faserung oder hyaliner Grundsubstanz sind anzutreffen neben großen, ganz leeren Strecken. Endlich begegnet man im flüssigen Inhalt freischwebend einzelnen Knorpelzellen mit guter Kernfärbung, bald noch jung mit schon blauem Zelleib, feiner blauer Kapsel und beginnendem blauem Hof, bald vollreif und groß. Da diese lebenden Knorpelzellen nicht von den abgestorbenen des umgebenden Kernknorpels herrühren können, kann man annehmen, daß solche Spalten irgendwo, wenn auch nicht im Einzelschnitt, mit lebendem Rindenknorpel oder dem Bindegewebe eines Knorpelmarkkanals (s. o.) oder dem Knochenmark in einer wenn auch mittelbaren Verbindung stehen. Verfolgt man einen langen Spalt von einem Ende bis zum anderen, so sieht man, wie außerordentlich mannigfaltig der Inhalt sein kann. Nur muß man sich davor hüten, erst beim Zerlegen künstlich hineingeratene Bestandteile für ursprünglich zu halten. Sprünge können auch künstlich entstehen; für ihre vitale Entstehung spricht es aber, wenn der Spaltrand Aufhellung zeigt, anders gefärbt ist als der Knorpel sonst, z. B. hellbläulich oder etwas dunkelblauviolett oder dunkelrot, ähnlich einer Infiltration mit Fibrinoid, vielleicht infolge Reibens der Spaltwände aneinander.

Solche an Fibrinoid erinnernde, dunkelrote, faserige, quere Züge findet man im Kern auch ohne klaffenden Spalt, was dafür spricht, daß nicht etwa plötzlich ein klaffender Spalt sich gleich in voller Länge und Breite auftut, sondern durch eine *allmähliche* Zermürbung des Gefüges unter tangentialer Massenverschiebung oder scherender Wirkung eingeleitet wird (s. u.), wobei die fibrinoide Durchtränkung schon vor dem Klaffen des Spaltes erscheint. Gleiches kann man im Bindegewebe bei Pseudarthrosen und kranken Gelenken nicht selten antreffen.

BÖHMIG scheint die Sprünge aus asbestartiger Degeneration abzuleiten, wobei nur die demaskierten Fibrillen ebenso schwinden wie die Kittsubstanz, und damit die Sprünge mit den in der Tat aus der asbestartigen Degeneration hervorgehenden Höhlen gleichzustellen. Darum sei betont, daß asbestartige Degeneration zwar auf gleichartige Ursachen zurückzuführen ist, wenn sie aber trotzdem voneinander verschieden sind, so liegt der Grund darin, daß der Knorpel, in dem sie entstehen, verschieden ist, im Falle der asbestartigen Degeneration noch lebend und reaktionsfähig ist, im Fall der Spalten tot und nur passiver Veränderungen fähig, so daß sich schon von Haus aus verschiedene Bilder ergeben. Befindet sich aber der Knorpel selbst in einem Übergangsstadium (2. R.), so wird auch das Bild des Spaltes dem der asbestartigen Degeneration nahe stehen, was aber nicht besagt, daß ersterer aus letzterer hervorgegangen ist.

4. Heilung der Sprünge und asbestartigen Degeneration.

a) Bindegewebige Heilung der Sprünge und asbestartigen Degeneration. Es gibt eine seit alters her bekannte bindegewebige Ausheilung von

Spalten und asbestartige Degeneration, die entweder vom Knochenmark oder von Knorpelmarkkanälen aus besorgt wird. Der Vorgang beginnt damit, daß einige wenige Bindegewebszellen ohne Gefäße in den Spalt eindringen und dort spärliche Fibrillen erzeugen, und zwischen diesen liegen oft nekrotische Phagocyten mit eosinroten Körnchen. Viel häufiger aber dringt ein gut gefülltes, weites Gefäß mit capillärer Wand in den Spalt ohne begleitendes Bindegewebe ein, legt sich mit seinen Endothelzellen unmittelbar an die Wand des Spaltes, welchen es zum Teil oder völlig einnimmt. Aus den Gefäßen treten frei in den Spaltraum etliche Leukocyten aus, viel häufiger aber eine rote, homogene Flüssigkeit, wohl Serum, welches die Gefäßwand, wenn sie unter Pyknose zugrunde geht, ebenfalls durchtränkt. Auch Thrombose kommt gelegentlich vor. Wenn der Spalt von einem Gefäß betreten wird, beginnt eine lebhaftere Periode seiner Veränderungen, da sich ausgetretener Gefäßinhalt zu der bisherigen Spaltflüssigkeit beimischt, was einen regeren Saftstrom in den Spalt bringt, als wenn er ganz auf sich allein angewiesen ist. Gefäße können in den Knorpel auch außerhalb der Spalten abbauend eindringen. Im Einzelschnitt sieht man oft die Herkunft der in den Spalt eingedrungenen Gefäße, Bindegewebs- und Blutzellen durch ungünstige Schnittführung nicht, doch ist es klar, daß sie nicht etwa aus dem Knorpel selbst entstehen können. In der Wand solcher Spalten kann der unvollkommene Knorpelabbau nach Weichselbaum-Pommer Platz greifen, bei dem die Kittsubstanz aufgelöst, die Fibrillen demaskiert und mit parallel zu ihnen liegenden Bindegewebszellen ausgestattet werden. Wenn solche faserige Bindegewebsherde im Kern gefäßlos sind, so könnte man vielleicht daran denken, daß sie nicht aus Spalten, sondern allein aus diesem unvollkommenen Knorpelabbau mitten im Kern hervorgegangen sind. Deutlich eosinrote, nadelförmige, spitzrhombische, zu Pinseln zusammentretende Krystalle zeigen, daß gewisse Substanzen sich krystallinisch niederschlagen, statt im gelösten Zustande entführt zu werden.

Der Hauptsache nach aber, wenn nicht ausschließlich, sind die alten Risse und Spalten im Kern der vorgezeigte Weg für das raschere Vordringen des Knochenmarks im Knorpel, welches, wenn es einmal einen queren Spalt eröffnet hat, von Spalt auf Spalt übergreift. Daher kommt es, daß das Knochenmark in einer auf den ersten Blick absonderlichen und unverständlichen Weise in 2—3 Stockwerken übereinander quer pleural- und pektoralwärts und unregelmäßig vorgreift und so den starren und spröden Kern zermürbt. Statt der Spalten findet man schließlich innen in der Gestalt ähnliche, glattrandige Räume mit bündeligem gefäßhaltigem Bindegewebe, seltener Fettmark ganz erfüllt. Aber dieses Bindegewebe, das die ehemaligen Spalten und die schmalen Verbindungen zwischen ihnen füllt, war im Kontrollfall zufällig so gut wie immer nekrotisch und die ganz leeren Gefäße sprechen für Ischämie als Ursache, wohl durch Verschluß des zuführenden Gefäßes, was aber sonst in der Regel nicht der Fall ist, auch nicht im Akromegaliefalle (s. u.). Verstreute oder dichte Blutaustritte mit oft bis zur Unkenntlichkeit körnig zerfallenen roten Blutkörperchen sprechen ebenfalls für eine Zirkulationsstörung, aber diesmal durch Verschluß des abführenden Gefäßes. Die Erklärung für diese Gefäßverschlüsse ist die, daß gerade da, wo das ganze, verwickelte Spaltensystem mit dem Knochenmark, also mit seiner Gefäßquelle zusammenhängt, der bindegewebige Inhalt des Spaltes sich in ein ganz gefäßloses Knorpelgewebe umgewandelt hat, der wie ein undurchdringlicher Pfropf den Blutumlauf abschneidet. Der rein mechanische Grund dieser Knorpelbildung kommt unten zur Sprache. Liegt aber nicht Bindegewebe, sondern zelliges und Fettmark vor, so pflegt ein solcher Raum, wenn auch unvollkommen, von Knochengewebe eingerahmt zu sein, das einem zwar abgestorbenen, aber trotzdem oft verkalkten Knorpelgewebe aufruht. Es sind das die allgemein bekannten Herde enchondraler Verknöcherung im Rippenknorpel alter Leute.

b) Heilung durch Füllknorpel. Was aber die Erfüllung einer aus einem Spalt, besser aus einem Herd asbestartiger Degeneration hervorgegangenen Resorptionshöhle mit neuem Knorpel betrifft (Abb. 3 h, 4 r), von dem soeben die Rede war, so kommt dies unter den folgenden, immer gleichen Umständen ausschließlich auf der pectoralen Seite des Rippenknorpels, an der Knochenknorpelgrenze vor. Wie oben beschrieben, ist die Rinde auf der pektoralen Seite meist von großen, langen Herden asbestartiger Degeneration besetzt, in deren Bereich die perichondrale Knorpeloberfläche buckelig vorspringt und das Gefüge des Knorpels durch den Trennungsspalt im Innern des Herdes sehr gelockert ist. Auch der Kern führt solche Herde. Wenn nun im Zuge der allgemeinen, an der Knochenknorpelgrenze sich abspielenden, enchondralen Verknöcherung des Rippenknorpels ein solcher Herd asbestartiger Degeneration von der großen Markhöhle aus, wie in Abb. 4 c, oder von einem tief in den Rippenknorpel eingedrungenen Markraum aus (Abb. 3 o), eröffnet wird, so erfolgt vom Knochenmark aus ein Abbau in seinem Innern, höhlt ihn, manchmal unter teilweiser Zurücklassung des typischen roten Randteiles zu einer scharf und unregelmäßig begrenzten Höhle aus. Der zwischen dieser Höhle und dem Perichondrium liegende, verschieden große Rindenrest (Abb. 4 h) führt gelegentlich selbst noch einen kleinen Sprung, bleibt ober der Höhle mit dem übrigen Rippenknorpel in Verbindung (i), ist aber nach Art eines Spontanbruches ganz abnorm beweglich geworden, um so mehr als in Fortsetzung der Höhle ein erhaltener schmaler Zug asbestartiger Degeneration sich bis zum Perichondrium fortsetzen kann. Dies abnorm bewegliche Knorpelstück (h) wird, wenn auch nicht immer, perichondriumwärts verschoben und kann dann an der perichondralen Oberfläche viel stärker vorspringen als ein asbestartig degenerierter Buckel sonst. Das in die Höhle eingewachsene, ihre Erweiterung besorgende Bindegewebe wird schließlich durch das Reiben des beweglichen Rindenstückes zu Knorpel (Abb. 3 h, 4 r). Dieser ganze eben geschilderte Vorgang spielt sich nicht etwa ringsherum am Rippenknorpel ab, sondern nur pectoral, aber auch da nicht in Form einer halbkreisförmigen Spange etwa, sondern in Abhängigkeit von der asbestartigen Degeneration in eng umgrenzten Herden. Daher kommt es, daß der Einzelschnitt nicht immer so günstig getroffen ist, als daß man alles klar überblicken könnte.

Der Füllknorpel aber, der die an der Stelle einer asbestartigen Degeneration entstandene Resorptionshöhle wieder füllt, ist nicht nur neu, sondern von jugendlichem, unreifem Charakter und für diesen Ort ganz fremd (Abb. 3 h, 4 r). Er besteht aus vielen, kleinen, stets einzeln, nicht in Gruppen stehenden, dicht und regellos liegenden Knorpelzellen, mit stets gut färbbarem Kern, aber nur manchmal vorhandener blaßblauer Kapsel oder gar einer Andeutung eines Hofes. Die Grundsubstanz ist stets rein- aber nicht dunkelblau, fleckig, nicht hyalin, sondern von roten, verwaschenen Fasern regellos durchzogen, also Faserknorpel. Manchmal verlaufen die Fasern quer zur Längsachse des Rippenknorpels, dann sind die Zellen oval oder spindelig und parallel zu ihnen gestellt. Die Fasern des neuen Knorpels tauchen am scharfen Rande des Herdes in den alten hyalinen Knorpel, ein Zeichen, daß sich der neue Knorpel auf der Grundlage eines Bindegewebes entwickelt hat, das hier voranging und zum Teil wenigstens aus demaskierten Fibrillen des alten Knorpels bestand. Es handelt sich also um eine neuerliche Verknorpelung eines Bindegewebes, das aus unvollkommenem Knorpelabbau nach WEICHSELBAUM-POMMER hervorgegangen ist. Das alles kann man an solchen Resorptionshöhlen verfolgen, die zum Teil noch mit solchem Bindegewebe, zum Teil aber schon mit Knorpel erfüllt sind. An solchen Stellen kann die Grenze zwischen altem und neuem Knorpel unscharf sein, sonst aber ist sie ganz scharf (Abb. 3 p, 4 s), wenn auch unregelmäßig buchtig, und der anstoßende alte Knorpel bald noch dunkelrot von der asbestartigen Degeneration, bald aufgehellt von der Berührung mit dem vorangegangenen, gefäßhaltigen Bindegewebe, oft eine alte, tote Zelle samt Hüllen in den neuen Knorpel hineinragend oder frei in ihm schwebend.

Wo der Füllknorpel das Knochenmark, aus dem er ja letztes Endes hervorgegangen ist, berührt, wird er zu derbfibrösem, dunkelrotem, parallel zur Oberfläche gefasertem Bindegewebe mit mäßig vielen Bindegewebszellen. Wo sich aber ein Knochenbälkchen auf den Füllknorpel aufstützt (Abb. 4 l), er also belastet wird, reifen seine Zellen zu großen Formen, seine Grundsubstanz zu hyalinem Bau aus und nimmt, ganz genau dem Bälkchenansatz entsprechend, nach dem calcioprotektiven Gesetz Kalk auf. An anderen Stellen aber vollzieht sich folgendes: Der alte Knorpel, in den der neue eingebettet ist, ist, wie typisch hier, aufgehellt, also substanzarm geworden, kann daher von dem ständig in ihm vorrückenden Knochenmark aus leichter abgebaut, entfernt werden, während der neue, der vollen Blüte erst entgegengehende Füllknorpel der Aufhellung und dem Abbau widersteht und daher aus dem alten, schwindenden Knorpel sozusagen ausgegraben, freigelegt wird wie ein Stein an der schwindenden Oberfläche der Sandpyramide. Dem so freigelegten Füllknorpel kann an einer Stelle seiner Oberfläche ein völlig losgelöstes Stück alten Knorpels anhaften, oder der Füllknorpel ist nur noch an einer ganz kleinen Stelle mit dem Rippenknorpel verbunden, liegt aber sonst frei im Knochenmark, und wenn dies eine statisch unruhige Stelle des Knochenmarks ist, weil z. B. Knochenbälkchen statt sich auf den Knorpel zu stützen, frei ins Knochenmark hineinragen (s. u.), so sieht man am Füllknorpel die randständigen Zellen vergrößert und mit beginnenden Höfen umgeben.

5. Mechanische Deutung der Vorgänge im Rippenknorpel.

Wir haben bisher eine Fülle *mikroskopischer Vorgänge am Rippenknorpel* kennengelernt, und wenn wir daran gehen, ihre *Bedeutung* klar zu machen, so dürfen wir nicht vergessen, daß der Knorpel ein statisch-mechanisches Gewebe ist und daß wir stets im Material denken müssen, d. h. beim Knorpel gut tun, die an ihm festgestellten Vorgänge vom mechanischen Gesichtspunkte zu deuten, ohne aber dabei den Tatsachen Gewalt anzutun.

a) Gewebsspannung als Ursache und erhöhte Beweglichkeit als Folge der Spalten und der asbestartigen Degeneration. Da ist es von Wichtigkeit, daß der *Knorpel* einen *Umbau*, wie ihn etwa der Knochen hat, gar *nicht* kennt, in der Hauptsache *appositionell*, zum Teil aber auch *interstitiell* wächst und daher das Innere des Rippenknorpels, also der Kern älter ist als die Rinde. Durch das *Altern* werden aber, wie schon oben ausgeführt, diese ältesten Anteile des Rippenknorpels steif und *weniger biegsam*, wie schon ein flüchtiger Vergleich zwischen dem Rippenknorpel eines Jugendlichen und dem eines Greises zeigt, auch wenn beim letzteren eine Verkalkung oder Verknöcherung fehlt.

Wenn es richtig ist, daß die sog. Selbstzertrümmerung der Harn- und Gallensteine auf dem *Altern der Kolloide* in ihrer organischen Grundlage beruht, um wieviel mehr muß dies für den Kern des Rippenknorpels gelten, der zum Teil so alt ist als das Individuum selbst. Schon das allein könnte daher die *Ursache* der *Sprünge und Risse* im Kern sein. Es kommt noch dazu, daß der Rippenknorpel, im Gegensatz zu Steinen, bei seiner Funktion, nämlich der Atembewegung des Thorax, ohne Unterlaß deformierenden Belastungen ausgesetzt ist, die die Folgen der abnormen Gewebsspannungen nur verstärken. Wie erst, wenn diese Belastung durch Hustenstöße oder andere kleine Traumen des Alltags verstärkt wird. Dies allein schon müßte bei der Steifheit und Sprödigkeit des Greisenknorpels imstande sein, in seinem Kern Sprünge zu erzeugen oder bestehende zu vergrößern. Daß aber solche *Risse* den Knorpel *beweglicher* machen, leuchtet ein. Somit macht der Gebrauch

allein schon den Altersknorpel gebrauchsfähiger. Es ist dabei nur merkwürdig, daß die aus dieser Ursache entstandenen Sprünge sowie alle
weiteren zu besprechenden Veränderungen im Knorpel als *pathologisch*
bezeichnet werden müssen, und trotzdem dazu dienen, den durch die
physiologische Altersveränderung für die Funktion weniger geeignet
gewordenen Knorpel wieder brauchbarer zu machen, also der *Physiologie*
dienen. Um der Frage aus dem Wege zu gehen, ob diese Vorgänge als
pathologisch aufzufassen sind, nennt sie Böhmig kataplastisch. Alle
gegen die Wirkung des Alterns gerichteten, aber zum Teil schon vor
dem 20. Lebensjahr einsetzenden Maßnahmen machen zwar aus dem
Greisenknorpel keinen jugendlichen, aber biegsamer machen sie ihn
doch. Bei ganz groben Verhältnissen leuchtet das sofort ein, denn,
wenn ein Riß quer durch den Kern zieht und bis in die Rinde hineinragt (s. o.), so besteht in diesem Querschnitt erhöhte Beweglichkeit,
mindestens wie bei einer Infraktion eines Knochens, und man könnte
auch hier in der Tat von einer zentralen *Infraktion des Rippenknorpels*
sprechen mit der Besonderheit eben, daß der Kern der Sitz der Trennung
ist, die Rinde aber in der Regel noch ringsherum standhält.

Außer den angeführten Ursachen, Altern der Kolloide und Beanspruchung des spröden Altersknorpels, gibt es auch noch *andere Ursachen,*
die zu Sprüngen, aber auch zu asbestartiger Degeneration führen, erstere
typisch für den Kern und die dritte Rindenschicht, die eines interstitiellen Wachstums und ebenso der Verschiebung der Gewebsteile gegeneinander nicht mehr fähig sind, letztere typisch für die diese Fähigkeiten
noch besitzende zweite Rindenschicht. Doch wurde schon gesagt, daß
asbestartige Degeneration auch zwischen der zweiten und dritten
Rindenschicht oder zwischen der dritten Rindenschicht und dem Kern
oder sogar nicht weit von dieser Grenze im Kern selbst, wenn auch
in absteigender Häufigkeit vorkommt und an diesen Stellen, wie die
manchmal vorhandene begleitende Zellhyperplasie beweist, wohl aus
früheren Zeiten stammen muß, als diese Knorpelanteile zum Teil
wenigstens noch interstitiell wachsen konnten. Die hier zu besprechenden besonderen Ursachen, die zu asbestartiger Degeneration da und
zu Sprüngen dort führen, beruhen ebenfalls auf *abnormen Gewebs*
spannungen, die aber in den *Wachstumsvorgängen* ihren Grund haben.
Ein klares Beispiel ist das folgende: Rinde und Kern sind ein einheitliches
Gewebe, beide also innigst verbunden. Wenn nun die Rinde nicht nur
appositionell, sondern auch *interstitionell* wächst (s. o.), ihr Volumen
also in allen drei Dimensionen vergrößert, der Kern aber dieses Wachstum nicht mehr mitmachen kann, müssen sich zwischen Rinde und Kern
abnorme Gewebsspannungen ergeben. Das heißt die Rinde wird für
diesen gleichbleibenden Kern sozusagen zu weit und beginnt sich sehr
langsam von ihm abzuheben, was in Form von asbestartiger Degeneration
geschieht, in deren Bereich beide gegeneinander etwas beweglich werden,
ja sich stellenweise voneinander ablösen können (Flüssigkeitshöhlen

in asbestartiger Degeneration). So wird eine *radiale Spannung* ausgeglichen, denn die asbestartige Degeneration läuft meist parallel zur Rippenachse in oft langem Zuge, der Rindenkerngrenze folgend.

Das *interstitielle Wachstum* der Rinde hat aber *auch* das Bestreben, sich *parallel zur Längsachse* der Rippe zu betätigen, da aber der Kern dabei wieder nicht folgen kann, erleidet er diesmal eine *Längsspannung,* deren Folge wieder die quer verlaufenden Sprünge im Kern sind, die sich sehr allmählich auftun. Der im Kern quere Faserverlauf der Knorpelgrundsubstanz leistet queren Sprüngen keinen Widerstand.

Alle diese abnormen *Zug*spannungen im Knorpel führen durch *negativen Gewebsdruck zur Ansaugung* und örtlichen Vermehrung von *Gewebsflüssigkeiten.* Daß diese gleichzeitig auch eine verschiedene pathologische Beschaffenheit oder Zusammensetzung haben, zeigt der Umstand, daß sie sich bald rein blau, bald rein rot färben und daß mit ihrer Anwesenheit ohne jede Zuhilfenahme von Zellen, wahrscheinlich fermentativ erst die Kittsubstanz verflüssigt und dann humoral *entführt* wird. Gleichzeitig bewirkt die Zugspannung, daß die Fibrillen schon vor oder erst nach dem Schwund der Kittsubstanz sich so umprägen, daß sie sich in die Zugrichtung einstellen, also den Spalt meist quer überbrücken. Darüber später noch mehr. Danach können aber auch die demaskierten *Fibrillen* ebenso schwinden, wie das bei asbestartiger Degeneration der Fall ist. Beide Bestandteile der Grundsubstanz schwinden gleichzeitig, wie das bei den ohne Faserdemaskierung einhergehenden Rissen der Fall ist. Daraus geht hervor, daß sowohl die asbestartige Degeneration als auch die Spalten nicht durch die Spannung allein entstehen, sondern unter Zuhilfenahme der fermentativen Verflüssigung und der humoralen Entführung, welche sozusagen auf das zwingende Geheiß der Spannung, an dem von ihr bestimmten Orte und in der von ihr geforderten Richtung durch Abfuhr des Materials den Spalt erzeugt. Demnach setzen die fermentativ-humoralen Vorgänge schon in statu nascendi der asbestartigen Degeneration und der Spalten ein. Dies ist eine überaus beachtenswerte Erscheinung, denn sie besagt, daß nicht nur Zellen, also belebte Materie, auf Reize zu reagieren vermag, sondern auch Gewebssäfte, denen wir ein Leben im gleichen Sinne zuzuschreiben nicht gewohnt sind. Hier führen sie einen *chemischen* Vorgang auf einen *mechanischen* Reiz hin durch. Es wäre durchaus vorstellbar, daß der gleiche Vorgang gelegentlich auch an einem Orte anzutreffen wäre, wo eine mechanische Begründung nicht zu erkennen ist.

Findet man einen parallel zur Längsachse der Rippe sich hinziehenden Herd asbestartiger Degeneration im Kern selbst oder zwischen der dritten Rindenschicht und dem Kern, die ja beide kein interstitielles Wachstum mehr haben, so heißt das, dieser Herd stammt noch aus jener *weit zurückliegenden Zeit,* als sich hier die *Grenze* zwischen dem Knorpel *mit und ohne interstitiellem Wachstum* befand. Jetzt befindet sich im untersuchten Fall der Greisin diese Grenze zwischen der zweiten und dritten Rindenschicht und in der Tat kommen hier Herde asbestartiger Degeneration vor und sind jüngeren Datums. Wenn sich aber Herde von asbestartiger Degeneration auch mitten in der zweiten Rindenschicht finden, so kann das nur so gedeutet werden, daß auch ihre tieferen Anteile nicht mehr in vollem Maße interstitiell wachsen können.

Beim Sitz der asbestartigen Degeneration zwischen Rinde und Kern leuchtet die gegebene Erklärung sofort ein. Was aber für diesen Ort gilt, muß auch für die asbestartige Degeneration auch an solchen Orten gelten, wo ihr Grund nicht so ohne weiteres einleuchtet. Daß aber nicht nur die vielen queren Risse im Kern sondern auch die parallel zur Längsachse der Rippe sich oft lang hinziehenden Herde asbestartiger Degeneration den Rippenknorpel *leichter biegsam* machen, leuchtet ebenso ein, wie daß ein Bündel von Ruten leichter biegsam ist als ein gleich dickes zylindrisches Stück Holz. Die Herde asbestartiger Degeneration mit den Rissen zusammen stellen eben Stellen leichter gewordener Beweglichkeit in dem steifen Knorpel dar und machen ihn so nach allen Richtungen leichter biegsam und dies ist ihr biologischer Sinn.

Auf Grund seiner in den verschiedensten Altersklassen vorgenommenen Untersuchungen kommt Böhmig, der das makro- und mikroskopische Bild sowie die Verteilung der asbestartigen Degeneration ausgezeichnet beschrieben hat, zu der folgenden Auffassung über die Entstehungsart und -ursache der asbestartigen Degeneration. In den Gefäßkanälen des Knorpels beginnt nämlich schon frühzeitig im perivasculären Bindegewebe eine eigentümliche Degeneration, die später auch auf die Gefäßwand übergreift und dies führt zu ausgedehnten Zirkulationsstörungen, welche Asbestfaserung des dem Gefäßkanal anliegenden Knorpels zur Folge hat. Diese Entstehung der asbestartigen Degeneration entlang der Gefäßkanäle, diese strenge Gebundenheit derselben an den Gefäßverlauf führte Böhmig zu der Vorstellung einer Ernährungsstörung durch Gefäßveränderung als Ursache der asbestartigen Degeneration. Da aber nach seiner Beschreibung die Züge asbestartiger Degeneration (seine Längsstreifen), die parallel und nahe dem Perichondrium in der Wachstumszone (seiner 3. Zone) liegen, in ihrer Länge die der Gefäße weit überschreiten, so dürfte wohl Böhmig selbst das nicht ganz Befriedigende seiner vasculären Genese empfunden haben und sucht durch einige Hilfsannahmen diese seiner Genese widersprechende Erscheinung zu erklären. So sagt er, die Wirkung der Ernährungsstörung gehe gerade hier über den Gefäßverlauf hinaus, weil es sich ja um die Zone starker Wachstumsintensität handle, in der eine alimentäre Störung schwerere Folgen haben müsse, oder ferner, weil wegen der oberflächlichen Lage der Schicht die mechanische Beanspruchung bei der Atembewegung mit hineinspiele, oder endlich traumatische Einflüsse seien im Spiele.

Es kommt dazu, daß Böhmig auch die überaus zahlreichen Knorpelspalten (seine Zerklüftung) auf Asbestfaserung zurückführt, und da muß man sagen, daß diese Spalten zusammen mit den Zügen asbestartiger Degeneration in solcher Anordnung und Reichlichkeit das ganze Knorpelmassiv durchziehen, wie sie von Gefäßkanälen nie erreicht wird. Das in der vorliegenden Mitteilung in Rede stehende Greisenalter ist zum Studium der örtlichen Beziehungen der asbestartigen Degeneration zu den Gefäßkanälen nicht geeignet und diese Beziehungen sind nicht bemerkbar, aber dank der großen Sorgfalt, die Böhmig gerade dieser Frage widmete, ist für einen Teil der Asbestfaserung die Lagebeziehung zu den Gefäßen als erwiesen anzusehen. Aber aus dieser Tatsache läßt sich die vasculäre *Genese* der asbestartigen Degeneration in ihrer Gesamterscheinung nicht ableiten. Weshalb sollte denn eine durch eine Zirkulationsstörung bedingte Ernährungsstörung gerade nur örtlich in dem dem Gefäß zunächst liegenden Knorpel asbestartige Degeneration zur Folge haben? Ist aber die Ursache, wie oben ausgeführt, mechanisch und in abnormen Gewebsspannungen zu suchen, so entfallen die oben genannten Schwierigkeiten; was aber *für* diese mechanische Genese spricht, ist schon oben ausgeführt. Daß ein Teil der asbestartigen Degeneration sich gerade um Gefäßkanäle und gerade hier so frühzeitig lokalisiert, könnte seinen Grund darin haben, daß gerade an der Berührungsstelle mit gefäßhaltigem Bindegewebe das oben beim Entstehen der asbestartigen Degeneration erwähnte Ansaugen von Gewebsflüssigkeit besonders leicht erfolgen kann. Die mechanische Genese der asbestartigen Degeneration drängt sich beim Lupenbild des ganzen Knorpels förmlich auf, und wenn man sie einmal erfaßt hat, so empfindet man bei jedem neuen Bilde das Befriedigende dieses Erklärungsversuches und ist die lästige Empfindung los, auf Schritt und Tritt einer Erscheinung zu begegnen, deren Entstehung uns völlig verschlossen ist.

b) Mechanische Ursache und Folge der kollateralen Knorpelhyperplasie und des Füllknorpels. Daß die *örtliche Zellhyperplasie* (s. o.) auch dem Biegsamwerden des Knorpels dient, zeigt schon der Umstand, daß sie fast nur mit asbestartiger Degeneration vergesellschaftet angetroffen wird (s. o.). Jung gewucherter Knorpel beim älteren Individuum ist eben ganz so biegsam wie jugendlicher. Beide—Knorpelwucherung und asbestartige Degeneration — bedeuten Volumvermehrung, haben die gleiche Ursache: negative Gewebsspannung und dienen bei ihrer Vergesellschaftung dem gleichen Zweck, nämlich der Ausgleichung dieser Spannung auf verschiedene Weise. Doch ist es nicht möglich zu sagen, welches von beiden das Primäre ist oder ob sich beide gleichzeitig abspielen. Daß sich Knorpelzellwucherung auch mit queren Rissen im Kern vergesellschaften kann, ist oben gezeigt worden, wo Rinde und Kern in Form von langen Zungen ineinandergriffen, erstere Zellwucherung, letzterer Querrisse aufwies, beide räumlich getrennt, aber doch beide zusammen einen parallel zur Rippenachse verlaufenden Zug bildend, in dessen Bereich die erhöhte Beweglichkeit von beiden Teilen auf verschiedene Weise angestrebt wurde.

Daß Aushöhlung eines Herdes asbestartige Degeneration durch Abbau und nachträglichen Einbau eines jungen biegsamen *Knorpels* in die Höhle eine Verfestigung des Rippenknorpels unter Beibehaltung seiner Biegsamkeit bedeutet, ist klar. Böhmig denkt nur an die Verfestigung, nennt die Knorpelbildung „kompensatorisch" und sagt, sie verhüte eine Infraktion des Rippenknorpels. Auch die Erfüllung von Spalten des Kerns mit *Bindegewebe* verfestigt das Gesamtgefüge, ohne seine mühsam wiedererlangte Biegsamkeit zu beeinträchtigen. Auch die in den Rippenknorpel eingebauten *Knochenherde* zeigen eine so eigentümliche Verteilung der Tela ossea, daß man daran denken kann, auch sie schade der Biegsamkeit nicht. Daß aber das, was am Rippenknorpel am sprödesten ist, der Kern, durch die als *Aufhellung* erscheinende Substanzverarmung weicher und also schon ohne Sprünge biegsamer wird, ist schon oben genau ausgeführt.

6. Die Knochenknorpelgrenze.

a) Der Rippenknochen und seine Verbindung mit dem Knorpel. Über die knöcherne Rippe ist nur wenig zu sagen. Das Periost (Abb. 3 b) besteht im wesentlichen aus der derb- und parallelfaserigen Faserschicht, welche nahe der Knochenrinde manchmal eine sehr geringe Zellvermehrung zeigt, aber ein eigentliches Cambium fehlt. Alles Knochengewebe in Rinde (Abb. 3 c, 4 a) und Spongiosa (Abb. 3 e, 4 b) lamellär und dem Alter entsprechend atrophisch, also die Rinde mit weiten Gefäßkanälen und sehr schmal, die Bälkchen sehr spärlich und dünn, fast nur randständig, nahe der Rinde, von ihr entspringend und schräg gegen den Knorpel ansteigend (Abb. 3 e), mit dem sie nur wenig Berührungspunkte haben, namentlich mit dem Kern fast gar keine (Abb. 3, 4). Die Osteoidsäume überschreiten nirgends die normale Dicke, erreichen meist kaum den normalen Durchschnitt, sind aber an allen Endostflächen in auffallender Häufigkeit anzutreffen, viel weniger an der periostalen Oberfläche, wo An- und Abbau meist stillsteht. Keine Osteoblasten. Das zellige Knochenmark reichlich mit Fettzellen untermischt (Abb. 3 q, 4 d), die in Knorpelnähe bei weitem überwiegen können.

Die *Knochenknorpelgrenze* zeigt verwickeltere Verhältnisse als man erwarten sollte. Was man erwartet, ist völliger Abschluß des Knochens gegen den Knorpel durch eine knöcherne Grenzlamelle (Abb. 3 d, 4 c), also eine knöcherne Schlußplatte, an der die Bälkchen ansetzen. In Wirklichkeit aber spielen sich hier, wenn auch nicht sehr lebhafte, so doch sehr mannigfaltige Vorgänge ab.

Schon der *Verlauf* der Knochenknorpelgrenze ist höchst unregelmäßig, wodurch eine gewisse Verzahnung, somit eine festere Vereinigung beider erreicht wird. Von diesem ausnahmslos in allen Rippen vorhandenen Unregelmäßigkeiten abgesehen, greift aber der Knochen im Kernbereiche, den durch die queren Spalten vorgebildeten Bahnen

folgend, viel weiter in den Knorpel vor (Abb. 3 o) als im Bereiche der
Rinde. Und es ist ja bekannt, daß der Knochen zentral in den Knorpel

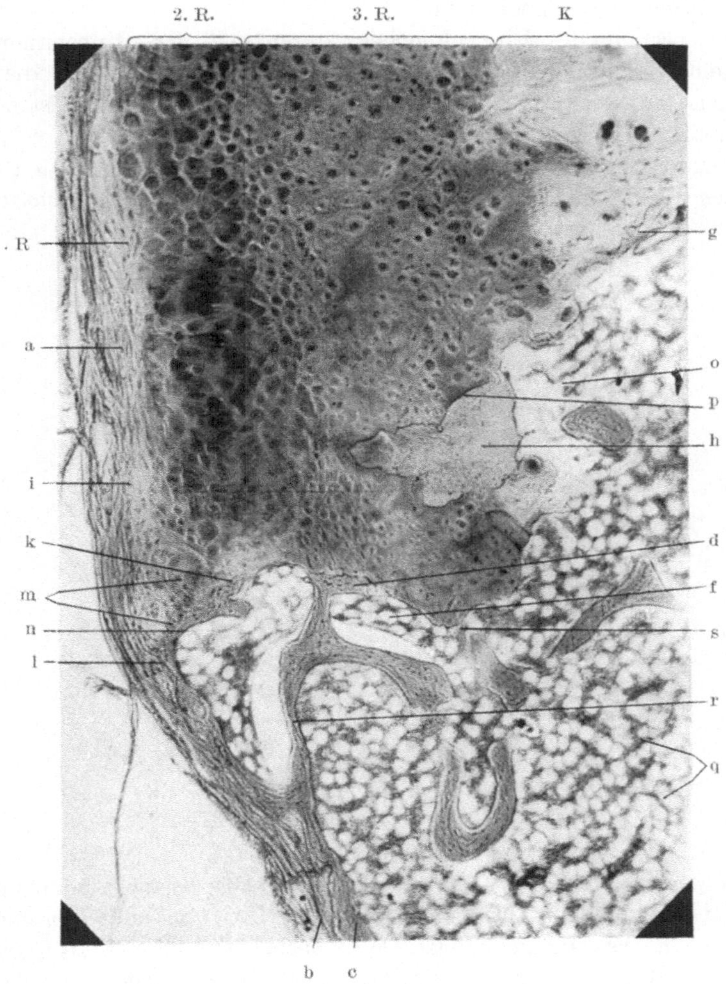

Abb. 3 A.

Abb. 3. Knochenknorpelgrenze der Rippe des normalen Kontrollfalles.

A bei 30 facher, B Ausschnitt aus A bei 38facher Vergr., a Perichondrium des Rippenknorpels,
b Periost des Rippenknochens, c Knochenrinde, 1. R. erste, 2. R. zweite, 3. R. dritte Rindenschicht des Rippenknorpels, K sein stark aufgehellter Kern, d knöcherne Grenzlamelle
im Rindenbereiche mit Stützbälkchen e. Das gemischte Knochenmark reicht im Rindenbereiche bis f, im Kernbereiche viel höher hinauf, bis g. In der dritten Rindenschicht
steckender Füllknorpel h. Der durch i, k, l abgegrenzte dreieckige Knorpelbezirk ist ein
später Zuwachs mit kleinen Brutkapseln m, präparatorischer Verkalkungszone t und ruht
auf eigener knöcherner Grenzlamelle n.

oft tiefe Fortsätze treiben kann. Mikroskopisch und auf den Röntgenbildern kann man aber sehen, wie dieses stärkere Vordringen im Kern-
bereich nach unten abnimmt, im untersuchten Fall z. B. in der 5. Rippe

nur noch schwach ausgebildet war, von der 6. an aber fehlte. In der 7. Rippe gar sprang sogar der Knorpel, wenn auch nur ganz gering, konvex gegen den Knochen vor.

Ein Abschluß des Rippenknochens durch eine den Rippenknorpel unmittelbar anliegende *knöcherne Grenzlamelle* (Abb. 3 d, 4 c), die ja umbiegend aus dem Ende der Corticalis hervorgeht (Abb. 3 n), ist noch einigermaßen häufig, aber oft sehr lückenhaft im Bereiche der Knorpelrinde anzutreffen und dient dann Bälkchen zum Ansatz, selten und unbedeutend aber im Bereiche des Knorpelkerns. Eine *präparatorische*

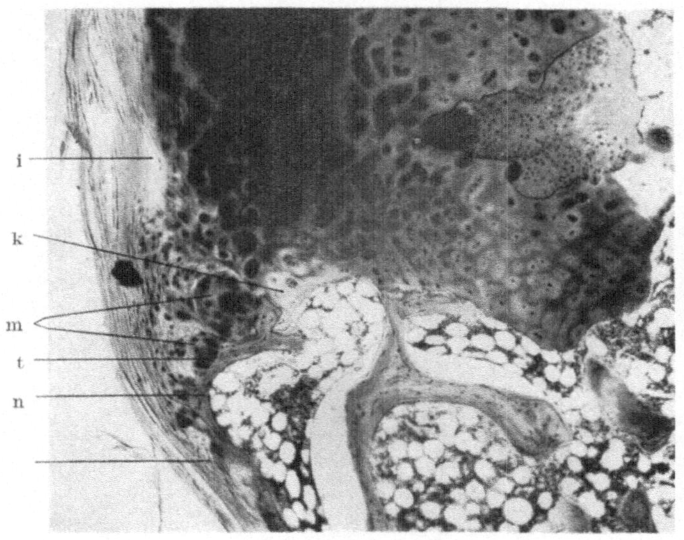

Abb. 3 B.   (Erklärung siehe Seite 27.)

Verkalkungszone, d. h. eine Verkalkung des Knorpels da, wo ihm der Knochen anliegt, ist nur ausnahmsweise anzutreffen, von sehr wechselnder Dicke und höchst unregelmäßig. Der Knorpel, der da verkalkt, zeigt aber genau denselben Aufbau wie außerhalb der Verkalkung, ist also vor der Verkalkung nicht gewuchert, d. h. eine *Knorpelwucherungszone* fehlt absolut (Abb. 3, 4). Das ist das reguläre, wenn auch hier nur noch in Resten erhaltene Bild der Knochenknorpelgrenze der Rippe nach abgeschlossenem Körperwachstum, wobei es bemerkenswert ist, daß in der Rippe auch *nach diesem Abschluß* noch der *Knochen gegen den Knorpel vordringt,* aber die Gesamtlänge der Rippe (Knochen plus Knorpel) *nicht mehr wächst.* Es sei nämlich daran erinnert, daß das enchondrale Längenwachstum eines Knochens ausschließlich durch den Knorpel, und zwar in seiner Knorpelwucherungszone besorgt wird und daß der nachrückende Knochen bloß diesen knorpeligen Längenzuwachs zu einem knöchernen macht. In der Rippe mit schon abgeschlossenem

Längenwachstum jedoch, also mit fehlender Knorpelwucherungszone, rückt die Verkalkung im *ruhenden* Knorpel vor, ihr nach der Knochen, dieser wird also etwas länger, um denselben Betrag der Knorpel kürzer, aber die Summe der Länge beider bleibt die gleiche.

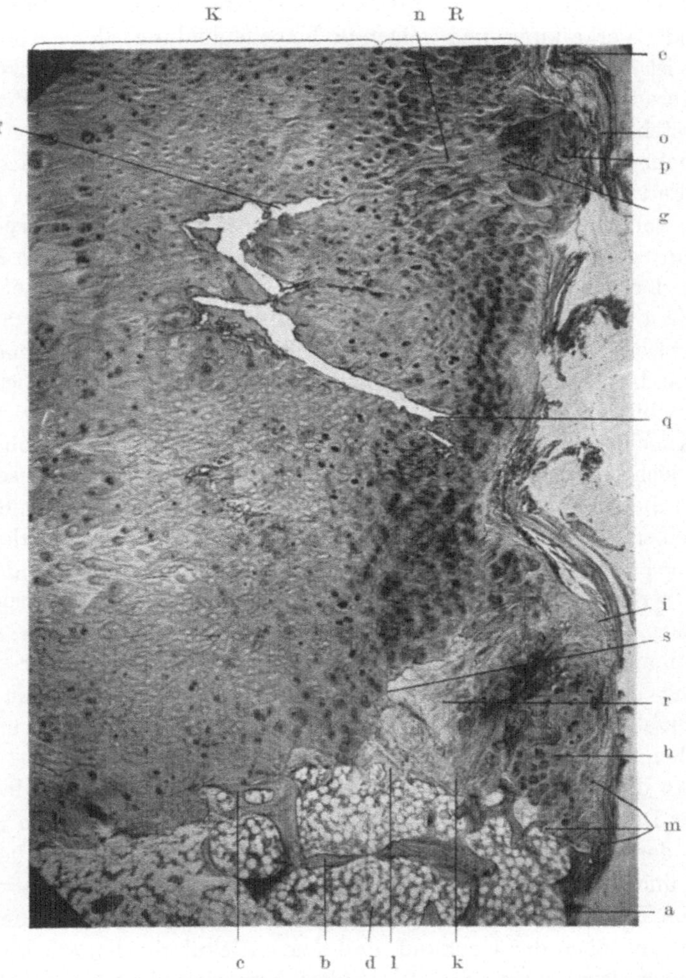

Abb. 4. Knochenknorpelgrenze der Rippe des normalen Kontrollfalles.

19fache Vergr., a Knochenrinde, b Spongiosa, c knöcherne Grenzlamelle, d Knochenmark, e Perichondrium, R Knorpelrinde, K Kern. In der Verlängerung des Spaltenarmes f ist die Knorpelrinde durch den Knorpelcallus g unterbrochen, der buckelig an der Oberfläche vorspringt. Zwischen dem alten Rippenknorpel und dem von ihm abgebrochenen Knorpelstück h ist der callusartige Füllknorpel i—k eingeschoben, bei k aufgehellt und zum Teil von Knochen l gestützt. m dreieckiges Stück neuen Knorpels.

b) Abbau an der Knochenknorpelgrenze und seine Folgen. Dieses eben geschilderte Bild der Knochenknorpelgrenze nach abgeschlossenem Längenwachstum ist aber dadurch nur in Resten erhalten, weil Spongiosa, knöcherne Grenzlamelle und präparatorische Verkalkungszone an den allermeisten Stellen, vor allem im Bereiche des Knorpelkerns, aber auch im Bereiche der Knorpelrinde abgebaut wurden, somit der *kalklose Knorpel* zu allermeist in unmittelbarer *Berührung mit dem Knochenmark* steht (Abb. 3 s). Daß dabei der Knorpel, namentlich des Kernbereiches, besonders stark *aufgehellt* wird und schließlich, ohne vorangehende Verkalkung und folgende Knochenbildung, dem Abbau verfällt, ist schon oben beschrieben. Dabei ist es sehr bemerkenswert, daß gerade jene Zellen samt Hüllen, die der Aufhellung besonders lange widerstehen (s. o.), dann später auch dem Abbau am längsten trotzen und daher oft knollig in das Knochenmark vorragen oder schon zwischen den Fettzellen des Knochenmarks freischwebend angetroffen werden, neben zellfreien Knorpelstückchen. Das alles macht die Knorpelgrenze sehr unregelmäßig, namentlich wenn das Knochenmark in tiefen Buchten gegen den Knorpel vordringt. Da man diese Knorpelstückchen nur in der Nähe des Rippenknorpels findet, müssen sie endlich doch auch der Resorption verfallen. Nur selten sieht man ein Knochenmarkgefäß selbständig abbauend in den Knorpel vordringen. Von all diesen Unregelmäßigkeiten der Begrenzung abgesehen, endet aber der Knorpel am Knochenmark mit *ganz scharfer* Linie (Abb. 3 s), sein Abbau vollzieht sich in einer mikroskopisch nicht wahrnehmbaren Weise, molekular und wohl sehr langsam; man kann daher nach dieser Sachlage von einer bestimmten Stelle z. B. gar nicht sagen, ob sie derzeit in Abbau begriffen ist oder nicht. Nur wenn ein zartes Bindegewebe die Oberfläche überzieht, kann man sagen, daß der Knorpelabbau stillsteht. Hie und da vollzieht sich der Knorpelabbau in der unvollkommenen Weise nach WEICHSELBAUM-POMMER, unter Demaskierung der Knorpelfibrillen und Ausstattung derselben mit Bindegewebszellen, bis schließlich auch dies Faserwerk dem vorrückenden Knochenmark weicht.

Daß dieser molekulare Knorpelabbau dazu führt, daß Herde asbestartiger Degeneration und Spalten des Knorpels eröffnet werden und daß dann das Knochenmark in diesen vorgebildeten Räumen besonders rasch und besonders tief in den Knorpel vordringt und zu den verschiedensten Bildern führt, ist schon oben beschrieben worden. Hier interessiert uns aber der Umstand, daß dem molekularen Knorpelabbau, zu allermeist wenigstens, der Rippenknochen gar nicht nachrückt, daß vielmehr die vorhandenen *Berührungsstellen zwischen Knochen und Knorpel* dadurch aufhören, daß der abschmelzende *Knorpel vom Knochen abrückt* und die Verbindung mit ihm aufgibt. Die Folge ist, daß die Bälkchen zwar gegen den Knorpel hin streben, ihn aber nicht erreichen, vielmehr mit lacunärem Ende frei in das Knochenmark hineinragen, daß Bruchstücke der knöchernen Grenzlamelle zwar noch stehen, aber als solche bloß daran erkennbar sind, daß sie parallel zu dem abgerückten Knorpelrand verlaufen; sie haben aber mit ihm keinen Kontakt mehr

und gehen durch osteoklastischen Abbau an der ehemaligen Berührungsfläche dem Untergange entgegen.

Es ist klar, daß *diese starke Lockerung der Verbindung zwischen Rippenknochen und -knorpel* eine *erhöhte Beweglichkeit* beider gegeneinander
zur Folge hat. Daß dies aber bei der Steifheit des Greisenknorpels ein
sehr erwünschter Zustand ist, ist schon oben an vielen Beispielen erläutert.
Daß aber diese erhöhte Beweglichkeit keine leere Annahme, sondern
eine Tatsache ist, erkennt man an ihren Folgen. Denn frei ins Knochenmark hineinragende Bälkchen werden bei ihrer abnormen Beweglichkeit,
die sich bei der ständigen Atembewegung der Rippen betätigen muß,
durch die Hin- und Herbewegung an dem zwischen Knorpel und Knochen
liegenden Knochenmark zerren und zur *fibrösen Umwandlung* desselben
führen. Und in der Tat findet man nicht selten das freie Bälkchenende
mit dem Knorpel durch einen derbfaserigen, weite Gefäße führenden
Bindegewebszug verbunden, dessen Fasern senkrecht auf beide auf-
stoßen und an beide angeheftet, am Knorpel sogar in tiefen Buchten
verankert sind. Die Zerrungen an diesem Bindegewebe erzeugen in ihm
Blutungen, übertragen sich aber auch auf den aufgehellten, weichen
Knorpel und erzeugen in ihm viele Risse und Spalten. An anderen Stellen,
wo Knochen und Knorpel etwas näher liegen und aneinander reiben
können, verwandelt sich das Bindegewebe in den typischen jugendlichen
Knorpel mit kleinen, dichtstehenden Zellen, oder in Osteoidmassen, wie
sie sonst nirgends vorkommen mit allmählichem Übergang des jugendlichen Knorpels in primitiven Faserknochen. So führen also die abnormen
Beziehungen auch zu abnormen Verbindungen zwischen Knochen und
Knorpel und zu einem oft regellosen Durcheinander an der Knochenknorpelgrenze.

c) Mechanik der Kittlinie. Es gibt aber noch andere Zeichen dafür
daß die lose gewordene Verbindung zwischen beiden zu abnormer Beweglichkeit und zu Zerrungen führt. Man ist beim Knochen gewohnt zu
sehen, daß da, wo Knochen mit Knochen oder Knochen mit Knorpel
sich verbinden, dies gewöhnlich in einer *lacunären Kittlinie* zu geschehen
pflegt. Diese muß als ein punctum minoris resistentiae gesichert werden,
so durch eine besondere Beschaffenheit der ersten Knochenablagerung,
vor allem aber dadurch, daß die Fläche, an die Knochen abgelagert
werden soll, vorerst durch Osteoclasten eine höchst unregelmäßig lacunäre Gestalt erhält. Wenn aber bei der enchondralen Verknöcherung
Knochen an Knorpel abgelagert werden soll, so verkalkt der Knorpel
vorher und wird so in gewissem Sinne dem Knochen, mit dem er sich
verbinden soll, ebenbürtig und bei seinem darauffolgenden Abbau werden
die Knorpelzellhöhlen eröffnet, die Knorpelzelle beseitigt, aber wohl-
weislich ein lacunärer Rest der Höhle belassen und so in die präformierte
Lacune der neue Knochen abgelagert, während im Knochen diese Lacunen
vorher erst eigens dazu hergestellt werden müssen. Diese höchst *unebene*
Kittlinie aber *sichert* die *Verbindung* beider Gewebe, wie auch der Maurer,

bevor er den neuen Bewurf aufträgt, die zu bedeckende Fläche vorerst durch Hammerschläge aufrauht.

Die Knochenknorpelgrenze der *senilen* Rippe aber ist durchaus nicht tief lacunär, vielmehr leicht wellig oder gar ganz *glatt*, wozu noch kommt, daß der die knöcherne Grenzlamelle tragende *Knorpel* sehr oft *unverkalkt*, also dem Knochen durchaus nicht ebenbürtig, im Vergleich mit ihm viel *biegsamer* ist. Wird aber diese Biegsamkeit des Knorpels tatsächlich betätigt, so wird er sich von dem diese Biegungen nicht mitmachenden Knochen ablösen, wie wir, um diese Ablösung zu erleichtern, Gips nicht in einer Metallschale sondern in einer biegsamen Gummischale anrühren. Um wieviel leichter aber wird diese Ablösung erfolgen, wenn die Verbindung zwischen Knochen und Knorpel glatt und diese Rippengegend aus den schon genannten Gründen sogar abnorm leicht beweglich ist. In der Tat findet man recht oft *den Knochen vom Knorpel abgelöst* und manchmal zum Zeichen der *vitalen* Genese dieser Ablösung im Spalt zwischen beiden ein junges Knorpelgewebe mit kleinen, einzelnstehenden Zellen.

d) Das Chondrophyt. Wie wirkt sich nun diese erhöhte Beweglichkeit der Knochenknorpelgrenze an der Rippenoberfläche aus? An Stellen ohne besondere Veränderungen findet man regelmäßig, daß das Perichondrium da, wo es in das Periost übergeht, eine kleine, im Schnittbild dreieckige Knorpelwucherung hervorbringt (Abb. 3 i, k, l, 4 m), die durchschnittlich 170—180 μ dick ist und an der Oberfläche vorspringt. Es ist dies zweifellos eine späte Zutat aus rein örtlicher Wucherung, die recht unvermittelt dem alten Rippenknorpel aufgelagert ist, wie ein Osteophyt dem Knochen, so daß man von einem *Chondrophyt* sprechen könnte, das aber auch dem Übergang der knöchernen Grenzlamelle in das obere Corticalisende anliegt (Abb. 3 n) und in sehr wechselnder Ausdehnung sich auch über die Außenfläche der Knochenrinde erstreckt, namentlich pectoral. Der Übergang des Chondrophyts in die erste Rindenschicht des Rippenknorpels ist bald klar, bald gar nicht zu sehen, wiewohl beide nebeneinander subchondral liegen. Das Chondrophyt besteht aus Faserknorpel mit vielen, kleinen, dicht und einzelnstehenden Zellen, meist mit schon blauem Zelleib, gut sichtbarer Kapsel und schmalem blauem Hof. Mit Annäherung an den Knochen ordnen sich manchmal die größer und mehr blau werdenden Zellen zu Säulen, die aber zuweilen dadurch gestört werden, daß eine noch stärkere Zellwucherung zu stark basophilen Brutkapseln einsetzt (Abb. 3 m). Am Knochen selbst gibt es sogar, aber durchaus nicht immer eine recht unregelmäßige präparatorische Verkalkungszone. Das Ende der Knochenrinde und ihre Fortsetzung, der äußerste Abschnitt der knöchernen Grenzlamelle (Abb. 3 n), gehen eben aus enchondraler Verknöcherung des Chondrophyts hervor und dadurch vergrößert sich der Rippendurchmesser an der Knochenknorpelgrenze um einen kleinen Betrag. Wo die knöcherne Grenzlamelle eine kleine Unterbrechung zeigt, berührt das Chondrophyt das Knochenmark. Die Grundsubstanz des Chondrophyts ist faserig, die Fasern entspringen parallel aus dem Perichondrium, streben aber senkrecht dem Knochen zu, müssen dabei etwas bogenförmig verlaufen, weil auch der Knochen am Übergang von Corticalis zu knöcherner Grenzlamelle einen Bogen macht. Pleural ist das Chondrophyt oft unbedeutend, ja dürftig, mehr faserig und arm an Knorpelzellen, was darin seinen Grund hat, daß hier gerade der Knochen, an dem er anzusetzen hat, fehlt, nämlich der Übergang der Knochenrinde in die knöcherne Grenzlamelle.

Pectoral bleibt das Chondrophyt nur dann klein (Abb. 4 m), wenn das Stück Knorpelrinde (h), welches das Chondrophyt trägt, perichondriumwärts verschoben ist und so beide zu sehr außer den Bereich der Knochenrinde geraten. Diese Verschiebung perichondriumwärts aber erfolgt durch Mobilmachung des Knorpelstückes (h) nach Eröffnung eines Herdes durch das Knochenmark, worüber schon oben das Nötige gesagt wurde. Es kann dann das Chrondrophyt (m) mit dem hier nahen Füllknorpel (r) eine Verbindung eingehen, der den Raum der ehemaligen asbestartigen Degeneration ausfüllt. Indem aber auf diese Weise ein randständiges Stück der Knorpelrinde perichondriumwärts verschoben wird, muß es auch das zugehörige Stück der knöchernen Grenzlamelle mitnehmen, was nur durch einen Abbruch derselben möglich ist. Bei den darauffolgenden Heilungsvorgängen wird aber dieses Knochenstück und etwas vom oberen Ende der Knochenrinde abgebaut, das Chrondrophyt wächst dann in diesen Knochendefekt und noch weiter entlang der alten Knochenrinde bis in das Knochenmark vor, gerät aber dadurch unter ganz andere mechanische Bedingungen. Es wirkt wie ein Polster, der zwischen das obere Ende der Knochenrinde und die Unterfläche der Knorpelrinde eingeschoben ist, wird bei der Bewegung der Knochenknorpelgrenze der Rippe scherend beansprucht, nimmt daher den Charakter eines gewucherten, großzelligen, stärker blauen, hyalinen, also vollreifen Knorpels an, ragt mit einem pilzförmig verbreiterten Ende frei ins Knochenmark hinein und erhält so die Knochenknorpelverbindung der Rippe beweglich. Ein andermal aber verknöchert dieser Knorpelpolster von unten her enchondral, d. h. es entsteht ein neues oberes Corticalisende, das ohne Unterbrechung in die auf gleiche Weise entstandene neue knöcherne Grenzlamelle übergeht, nur daß diese im Gegensatz zur alten nicht mehr dem alten Rindenknorpel anliegt, sondern zwischen diesem und der neuen knöchernen Grenzlamelle bleibt dauernd der junge, hyalin knorpelige, leichter biegsame Fortsatz des Chondrophyts als Polster dauernd eingeschoben. Daß aber bei allen solchen Vorgängen das Chondrophyt einen mechanisch ständig beunruhigten Ort darstellt, erkennt man auch daran, daß das es überziehende Perichondrium selbst eine Vermehrung seiner Zellen aufweist, die zu kleinen typischen Knorpelzellen mit dünnen Kapseln werden. Dieser viel jüngere, ganz anders aussehende Knorpel stellt eben ein noch jüngeres

Chondrophyt dar, welches dem älteren ganz ebenso aufliegt wie ein junges Osteophyt einem alten.

Auf der pleuralen Seite, wo das Chondrophyt ohnehin oft schwach entwickelt ist, fehlt es einmal ganz, denn auch die Verbindung zwischen Knochenrinde und knöcherner Grenzlamelle war ebenfalls unterbrochen. Daß dies wahrscheinlich die Folge eines durch die abnorme Beweglichkeit an der Knochenknorpelgrenze verursachten Bruches ist, war daran zu erkennen, daß die Heilung in einer Weise erfolgte, die nicht die Beseitigung, sondern die Erhaltung der Beweglichkeit anstrebte. Das Perichondrium ging glatt in das Periost über. Zwischen der einer Knochenunterlage entbehrenden Knorpelrinde und dem oberen Ende der Knochenrinde aber bestand eine straff bindegewebige, also bewegliche Verbindung, die auf folgende Weise entstanden ist. Der Knorpel wurde in unvollkommener Weise nach WEICHSELBAUM-POMMER abgebaut, die demaskierten Fibrillen laufen oben nicht quer, sondern parallel zur Rippenachse, und auf dieser bindegewebigen Grundlage hat sich knorpelwärts, von der Knochenrinde fortschreitend und sie fortsetzend ein nicht lamellärer Knochen ausgebildet, der aber den Knorpel noch nicht erreicht hat, so daß ein statisch straff gefaserter, bindegewebiger Abstand noch erhalten blieb. Diese Entstehungsart erklärt es, wie es möglich ist, daß die Bindegewebsfaserung einerseits in den Knochen als Knochenfasern, anderseits in den Knorpel als Knorpelfasern eintaucht.

Wir haben also auch an der Rippenoberfläche viele Zeichen dafür angetroffen, daß die Knochenknorpelgrenze in geringem Ausmaße beweglich ist.

e) Knorpelverkalkung und calcioprotektives Gesetz. Zum leichteren Verständnis eines sehr eigentümlichen Verhaltens der präparatorischen Verkalkungszone im Greisenalter seien die folgenden Bemerkungen vorausgeschickt. Der Vorgang des *enchondralen Längenwachstums im Kindesalter* beginnt damit, daß im Knorpel die Zellen sich vermehren, bis sie ihre maximale Größe erreichen = Knorpelwucherungsschicht. Dieser auf dem Höhepunkt seiner Entwicklung angelangte Knorpel verkalkt dann = *prä*paratorische Verkalkungsschicht. In diese erst dringen Knochenmarksgefäße wie Bohrkanäle abbauend ein = primitive Markbuchten, auf deren knorpeligen Wänden die erste Knochenablagerung stattfindet = enchondrale Verknöcherung.

Uns geht hier der *statische Sinn der Knorpelverkalkung* an. Das Wurmstichigwerden des Knorpels durch die in ihn gebohrten Kanäle würde zweifellos einen Bruch in dieser Schicht zur Folge haben, wenn die Festigkeit des Gewebes nicht schon vorher durch die Verkalkung so erhöht werden würde, daß es nunmehr ohne Gefahr die Bohrkanäle verträgt. Ein zweiter Grund für die Knorpelverkalkung ist der schon oben genannte, sie in bezug auf Biegsamkeit dem kalkhaltigen Knochen etwa ebenbürtig zu machen bei sonstiger Gefahr der Ablösung (s. o.). Daß sich dann aber bei Biegungen der verkalkte Knorpel etwa vom kalklosen Knorpel ablösen könnte, ist gar nicht zu erwarten, denn beide sind ein einheitliches Gewebe mit Fasergemeinschaft; hingegen ist der dem Knorpel sich anlagernde Knochen ihm völlig fremd und ihr Zusammenhalten muß auch noch auf die schon genannte Weise gesichert werden, daß die Anlagerungsfläche die denkbar unebenste wird. So sind der kalkhaltige Knorpel und Knochen zwar einander fremd, aber einigermaßen ebenbürtig gemacht und aufs innigste ineinander verzahnt. Daß beim Fehlen dieser Verzahnung und beim Fehlen der vorangehenden Knorpelverkalkung sich beide Gewebe auch tatsächlich bei gegebener Gelegenheit leicht voneinander ablösen, ist in der Greisenrippe oben schon bewiesen worden.

Wir gebrauchen das Wort *präparatorische Verkalkung* mit der falschen Vorstellung, sie bereite den Boden für das Eindringen der Markgefäße vor, sie sei eine Vorbedingung für den vasculären Abbau, der stillsteht, wenn die Knorpelverkalkung ausbleibt. Wir müssen diese Vorstellung aufgeben, denn unter pathologischen Umständen dringen Gefäße auch in den kalklosen Knorpel ein. Die Knorpelverkalkung bereitet nichts vor, sie hat vielmehr eine mechanische Aufgabe, bildet sich aber kurz *vor* ihrer Indienststellung und natürlich *nicht erst, wenn es schon zu spät wäre*. Daß aber die Knorpelverkalkung auch schon bei der enchondralen Verknöcherung des Fetus besteht, ja schon bei der ersten Anlage der Ossificationskerne, wo sie gewiß noch keiner mechanischen Funktion dienen kann, beruht ebenso auf Vererbung, wie daß der fetale Femur Röhrenform und eine trajektorielle Spongiosastruktur hat, obwohl er noch nicht zum Gehen benützt wurde, die Augenlinse sich bildet, ohne daß das Auge jetzt schon zu akkommodieren braucht usw.

Nachdem wir uns über alles das klar geworden sind, wollen wir zur Greisenrippe übergehen. Daß hier oft die knöcherne Grenzlamelle einem ganz unverkalkten Knorpel anliegt, ist schon erwähnt, sowie die Nachteile, die das mit sich bringt. Die Verhärtung des Greisenknorpels ist kein ganz ausreichender Grund, um das Ausbleiben dieser Knorpelverkalkung zu erklären. Aber da, wo nicht ein langes Stück knöcherner Grenzlamelle breit dem Knorpel anliegt, sondern ein senkrecht auftreffendes Knochenbälkchen (Abb. 5 B) allein sich mit kleiner und daher desto mehr belasteter Fläche auf den Knorpel (K) aufstützt, da findet man *ganz streng* auf diesen Ort *beschränkt* den *Knorpel verkalkt* (b, c, d), sonst aber, wo der Knorpel bloß mit dem Knochenmark in Berührung steht, ist er weit und breit unverkalkt (e, f). Daß hier die Knorpelverkalkung wunderbar zweckmäßig ist, wird niemand bestreiten. Kann man aber behaupten, daß *auch hier* die Knorpelverkalkung der Knochenanlagerung *vorausgegangen* ist, also *präparatorisch war?* Um das zu behaupten, müßte man annehmen, der Knorpel habe Kalk schon im voraus gerade hier, nicht aber rechts und links davon aufgenommen, weil er, sit venia verbo, es schon vorausgewußt hat, wo sich in Zukunft ein Bälkchen anlegen wird und wie breit es sein wird.

Da wir aber eine solche Annahme nicht machen können, bleibt nichts anderes übrig als anzunehmen, der Knorpel habe Kalk aufgenommen, erst *nachdem* sich Knochen an ihn angelegt hat. Dann hat die Beschränkung der Kalkaufnahme auf diese eine Stelle nichts Rätselhaftes mehr an sich und weil sie einem mechanischen Zwecke dient, erscheint sie uns ganz natürlich. Das aber heißt, *örtliche, mechanische* Gründe können die Kalkablagerung im Gewebe fördern und bedingen. Dieses *calcioprotektive Gesetz* konnte an dem hier näher erörterten Beispiel zu wiederholten Malen in den Greisenrippen bestätigt werden. Wenn man den mechanischen Sinn der Knorpelverkalkung erfaßt hat, hat auch der Umstand nichts mehr Befremdliches an sich, daß sie im gegebenen Falle *erst nach* der Anlagerung des Knochens entsteht und *nicht* wie sonst vor ihr. Sie ist aber dann eben nicht *präparatorisch.*

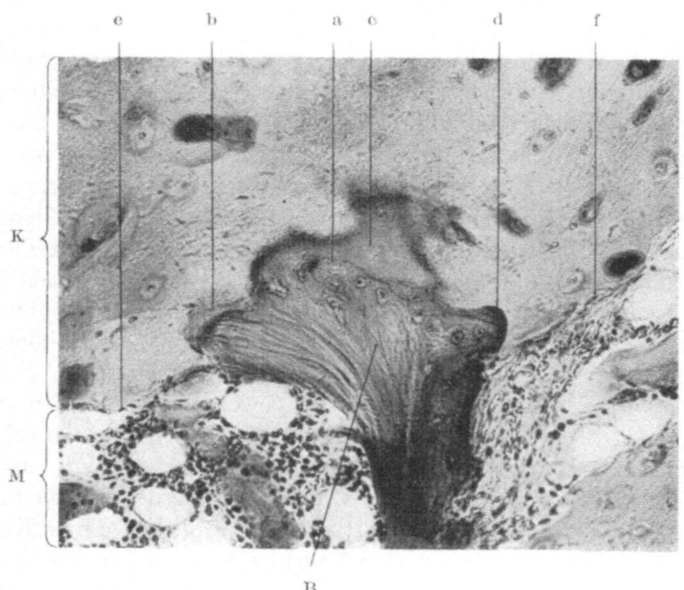

Abb. 5. Calcioprotektives Gesetz. Normaler Kontrollfall.

140fache Vergr., K nekrotischer und völlig aufgehellter Kern des Rippenknorpels. M an ihn angrenzend große Markhöhle mit gemischtem Mark. In diesem ein Knochenbälkchen B, in scharfer, buchtiger Kittlinie a dem Knorpel angelagert und genauest nur in diesem Bereiche der Knorpel verkalkt b, c, d, nicht aber da, wo ein Bälkchenansatz fehlt e, f.

Das aber gibt uns einen tieferen Einblick in das Wesen der Gewebsverkalkung. Bei der normalen enchondralen Verknöcherung ist es ein Knorpel auf dem Gipfelpunkte seiner Gewebsentfaltung, der den Kalk aufnimmt. Man könnte daher annehmen, nur ein lebendes Gewebe könne auf das calcioprotektive Gesetz reagieren. In unserem Beispiele aber ist es der im wesentlichen *schon abgestorbene* Knorpel (K) so gut wie der lebendige, der auf das calcioprotektive Gesetz *reagiert.* Ist aber auch die Grundsubstanz, die ja den Kalk aufnimmt, tot, wenn ihre Zellen absterben? Ihre mechanische Aufgabe erfüllt sie sicher auch nach dem Absterben der Zellen und bleibt auch dauernd liegen, wenn nicht wie beim Knochen (aber auch nicht immer), eine in der Umgebung ausgelöste Reaktion seine Ausstoßung oder Aufsaugung zur Folge hat.

Bleibt der Knorpel nach dem Absterben seiner Zellen, wie zumeist, liegen, so ist ein gewisser Stoffaustausch in ihm sicher anzunehmen. Dafür haben wir oben viele Beweise erbracht. Kalkablagerung aber erfolgt in totes Gewebe, wie gerade der Pathologe weiß, besonders oft. Daß diese Kalkablagerung aber auch im toten Gewebe statischen Gesetzen folgt und mechanische Dienste leistet, ist sehr bemerkenswert.

7. Zusammenfassung der Lebensvorgänge im normalen Rippenknorpel.

Der Rippenknorpel wächst appositionell und interstitiell. Sein äußerster Anteil, die Rinde, ist jünger als das Innere, der Kern. Die Rinde besteht im Greisenalter aus drei Schichten, von denen die äußerste, dünnste die letzte Auflagerung darstellt, die, obwohl wachstumsfähig, doch in ihrer Entwicklung stehenbleibt, also nicht ausreift und eine sichere Verbindung zwischen Rippenknorpel und Perichondrium vermittelt. In der zweiten, wesentlich dickeren Rindenschicht setzt der ursprünglich perichondral und unreif abgelagerte Knorpel sein Wachstum interstitiell fort, d. h. die Zellen und die Grundsubstanz vermehren sich und erreichen den für das Alter, in dem das vor sich ging, charakteristischen Höhepunkt ihrer Reifung, Entfaltung und Basophilie. In der dritten, dicksten Rindenschicht beginnt das Altern des Rindenknorpels, die ältesten Zellen sterben ab (= physiologischer Zelltod), worauf Verlust der Basophilie folgt, welchem Vorgang überall eingestreute Zellen samt ihren Hüllen noch lange widerstehen. Dies sind die beim interstitiellen Wachstum jüngst geschaffenen, verstreuten Zellen. Bei fehlendem Umbau wird die Rinde durch Altern dauernd zum Kern, und zwar auch im späteren Alter, wo sie ja nicht mehr appositionell wächst, und alle diese Vorgänge spielen sich durch Dezennien mit äußerster Langsamkeit wie in der Zeitlupe ab. Im Kern liegen neben den kleinsten Zellen aus der ersten Kindheit auch solche mit den dicksten Kapseln, die aus Zeiten viel üppigerer Gewebsentfaltung stammen als in der späteren Rinde.

Der Knorpel wird im späteren Leben steifer durch das Altern der Kolloide oder durch Einlagerung einer eosinophilen Substanz. Im Kerne des Rippenknorpels, der im späteren Alter seine Hauptmasse darstellt und zum Teil so alt ist als das Individuum selbst, sind bereits alle Zellen abgestorben, der Verlust der Basophilie vorgeschrittener, die eosinophile Substanz wird unter Aufhellung humoral entführt und diese Substanzverarmung macht den Knorpel wieder leichter biegsam. Die Aufhellung ist Folge gesteigerter Saftströmung, findet sich daher besonders an der Berührungsstelle des Knorpels mit Knochenmark, Gefäßen und gefäßführenden Spalten. Wie früher beim Verlust der Basophilie sind es jetzt wieder überall einzeln in den Kern eingestreute Zellen, die vermutlich, weil am spätesten abgestorben, samt ihren Hüllen jetzt auch der Aufhellung am längsten widerstehen.

Außer der Aufhellung ist es eine Fülle pathologischer Veränderungen, die den durch die physiologische Altersverhärtung steif gewordenen Rippenknorpel wieder leichter biegsam macht. Hierher gehört die asbestartige Degeneration, welche auf folgende Weise entsteht. Rinde und Kern stellen eine Gewebseinheit dar, wenn aber zu einer Zeit, als die Rinde noch interstitiell, und zwar dreidimensional wächst, der altersverhärtete Kern dies Wachstum nicht mehr mitmachen kann, so wird die Rinde sozusagen zu weit für diesen Kern, es entsteht daher eine radiäre Zugspannung zwischen beiden, der negative Gewebsdruck führt durch Ansaugung zur örtlichen Vermehrung und pathologischen Beschaffenheit der Gewebsflüssigkeit, die humoral erst die Kittsubstanz entführt, später auch die demaskierten Knorpelfibrillen, und das Ende ist eine mit Flüssigkeit gefüllte Höhle. Diese als asbestartige Degeneration allgemein bekannte Veränderung gleicht somit die Gewebsspannung aus, denn sie geht mit Volumsvermehrung einher, worin sie von einer begleitenden, unter Zellvermehrung einhergehenden Knorpelwucherung ihrer Umgebung unterstützt werden kann; sie ist nur in einem Gewebe möglich, das noch interstitiell wachsen kann; findet sie sich aber in der dritten Rindenschicht oder im Kern, die ja eines interstitiellen Wachstums nicht mehr fähig sind, so stammen sie eben aus lang vergangener Zeit, als *hier* die Grenze zwischen Rinde und Kern stand, allgemeiner gesagt zwischen Knorpel mit und ohne interstitiellem Wachstum. Die asbestartige Degeneration ist primär eine Veränderung der Knorpelgrundsubstanz, die in ihr liegenden Knorpelzellen beteiligen sich erst sekundär und die ganze Veränderung macht den Knorpel biegsamer.

Zu diesem Ziele führen auch noch andere Wege. Die äußeren, noch interstitiell wachsenden Knorpelschichten üben nämlich auch in der Längsrichtung einen Zug auf die schon erstarrten inneren Knorpelanteile aus, der nur noch durch zahllose, quere Risse und Sprünge im erstarrten Knorpel ausgeglichen werden kann, wie sie in dem noch interstitiell wachsenden Knorpel nicht vorkommen; außer durch diese Spannung könnten diese Sprünge auch durch das Altern der Kolloide allein schon, sowie durch die passiven Bewegungen des erstarrten Knorpels bei der Thoraxarbeit verursacht werden.

Diese Sprünge verbessern die Biegsamkeit des Knorpels ebenso wie die asbestartige Degeneration erheblich, beide setzen aber seine Gesamtfestigkeit herab. Diese wird, ohne die Biegsamkeit zu beeinträchtigen, dadurch gebessert, daß in die Spalten und in die Herde asbestartiger Degeneration vom Knochenmark aus oder, fern von ihm, von Knorpelmarkkanälen aus, ein gefäßhaltiges Bindegewebe einwächst, das bei besonderer Beweglichkeit der Stelle zu gefäßlosem Knorpel wird, der die Lücke ausfüllt: Füllknorpel. Liegt dieser bloß am Eingang zum Spalt, so schneidet er alle Gefäßzufuhr zu ihm ab und verursacht so Nekrose des übrigen den Spalt füllenden Bindegewebes. Wird aber später alter, abgestorbener, substanzarm gewordener Knorpel, in den der Füllknorpel eingebaut ist, vom Knochenmark aus abgebaut, so widersteht der junge Füllknorpel selbst diesem Abbau und kommt daher mit der Zeit frei ins Knochenmark zu liegen.

Das Knochenmark samt dem Knochen greifen im späteren Leben, den Bahnen der Spalten im Knorpel folgend, namentlich in den oberen Rippen, besonders weit in den Knorpel vor, wodurch die Knochenknorpelgrenze knorpelwärts verrückt und sehr unregelmäßig wird. Das zu erwartende Bild dauernd abgeschlossener Vorgänge an der Knochenknorpelgrenze wird dadurch aufgehoben, daß die knöcherne Grenzlamelle, die unten den Bälkchen zum Ansatz dient, sowie die präparatorische Knorpelverkalkungszone, der sie anliegt, im Greisenalter abgebaut werden und nur noch in Resten, fast nur im Bereiche der Knorpelrinde, zu finden sind. So wird der kalklose Knorpel vom Abbau erreicht und in unsichtbar molekularer Weise ebenfalls abgebaut, doch ohne vorher eine Knorpelwucherungsschicht oder präparatorische Verkalkungszone hervorzubringen. Auch folgt dem Knorpelabbau keine Knochenbildung. Es geschieht nichts, als daß der vom Knochenmark erreichte kalklose Knorpel im Greisenalter fortschreitend aufgehellt wird und abschmilzt, wobei stets einzelne Zellen samt Hüllen der Aufhellung, dann dem Abbau lange trotzen und noch eine Zeitlang frei im Knochenmark liegen. So rückt der abschmelzende Knorpel von den Bälkchen der Spongiosa ab und die Verbindung zwischen Knorpel und Knochen hört vielfach auf. Dadurch wird an der Knochenknorpelgrenze beim Greis in erwünschter Weise die Beweglichkeit erhöht, wobei aber das Knochenmark, durch die frei in dasselbe hineinragenden Bälkchen mechanisch gereizt, sich zu Bindegewebe, Knorpel und Osteoid verwandelt, welche Gewebe die Verbindung zwischen Knochen und Knorpel wieder verfestigen, ohne ihre gegenseitige Beweglichkeit wieder zu beeinträchtigen. So stehen also auch beim Greis die Vorgänge an der Knochenknorpelgrenze der Rippe nicht still, sondern sind sehr mannigfaltiger Art, wenn auch nur sehr langsam.

Wo aber Knochen und Knorpel noch miteinander verbunden sind, kann sich einer vom anderen infolge der erhöhten Beweglichkeit ablösen, was dadurch erleichtert wird, daß der verkalkte Knochen oft kalklosem, also viel stärker biegsamem Knorpel und noch dazu in einer glatten statt lacunären Kittlinie anliegt. Bei der regelrechten enchondralen Verknöcherung im Kindesalter hingegen wird eine solche Ablösung erstens dadurch verhindert, daß der Knorpel durch vorangehende Verkalkung weniger biegsam, also dem sich anlegenden Knochen in diesem Punkte mehr ebenbürtig gemacht wird und zweitens dadurch, daß Knochen und Knorpel in höchst unebener Kittlinie ineinander verzahnt sind, denn es legt sich der Knochen in die bloß halb eröffneten, ausgeräumten Zellhöhlen des Knorpels ein. Die lacunäre Kittlinie zwischen Knochen und Knochen aber erreicht dasselbe Ziel durch vorangehende lacunäre Benagung der mit neuem Knochen zu belegenden Oberfläche des alten Knochens.

An der beweglich gewordenen Knochenknorpelgrenze bringt auch das Perichondrium eine kleine, faserknorpelige Wucherung hervor, ein Chondrophyt, aus dessen enchondraler Verknöcherung das obere Ende der Knochenrinde und der anschließende Randabschnitt der knöchernen Grenzlamelle hervorgehen. Die beiden letzteren brechen nicht selten infolge erhöhter Beweglichkeit der Knochenknorpelgrenze ab und auch dieser Bruch heilt, ohne die erhöhte Beweglichkeit zu beeinträchtigen, entweder in sehr eigentümlicher Weise bindegewebig aus oder das Chondrophyt schiebt in den Bruchspalt einen Knorpelfortsatz ein, der scherend beansprucht, zu vollreifem Hyalinknorpel ausreift und zum Teil, nicht ganz, enchondral verknöchert.

Bei der enchondralen Verknöcherung im Kindesalter hat die präparatorische Knorpelverkalkung einen zweifachen statischen Sinn: 1. die Festigkeit des Knorpels zu erhöhen, bevor er durch vasculären Abbau geschwächt wird und 2., wie oben ausgeführt, den Knorpel, an den sich kalkhaltiger Knochen anlegen soll, durch Verkalkung diesem etwa ebenbürtig zu machen, bei sonstiger Gefahr der Ablösung des einen vom anderen bei Biegungen. Diese Knorpelverkalkung erfolgt kurz *vor* ihrer Indienststellung und natürlich nicht erst nachher, wenn es zu spät ist. Im Greisenalter hingegen steht der Knorpel zumeist bloß mit dem Knochenmark in Berührung und ist kalklos; wo sich aber ein Bälkchen auf ihn aufstützt, verkalkt er *nachträglich*, da nach dem calcioprotektiven Gesetz örtlich mechanische Beanspruchung die Kalkablagerung fördert und die Knorpelgrundsubstanz folgt diesem Gesetz, auch wenn die Knorpelzellen in ihr abgestorben sind.

II. Über akromegale Veränderungen des Rippenknorpels.

Für die folgende Mitteilung wurde absichtlich ein Fall von Akromegalie ausgesucht, der bei noch kleinem Hypophysentumor *wenig vorgeschritten* war und eine *Greisin* betraf. Die noch nicht zu vorgeschrittenen Veränderungen waren wegen der leichteren Übersichtlichkeit der ohnehin schon verwickelten Verhältnisse sehr erwünscht. Auf die Akromegalie gerade des Greisenalters aber fiel die Wahl aus folgendem Grunde. Wie wir im Verlaufe der Mitteilung sehen werden, besteht das Wesen der akromegalen Veränderung am Skelet in einer Wiederaufnahme des Knorpelwachstums und damit der enchondralen Verknöcherung, die in den Hauptzügen der der normalen Wachstumsperiode gleicht. Wenn nun gezeigt werden kann, daß die Akromegalie dies sogar im hohen Greisenalter noch herbeizuführen vermag, so ist es so, wie wenn man einen Versuch auf seine Spitze treibt. Der Fall war der folgende:

Marie Sch., 71 Jahre. Die *klinische* Diagnose Akromegalie wurde gelegentlich einer ärztlichen Untersuchung vier Jahre vor dem Tode nach der sehr großen Zunge und den plumpen Händen gestellt. Der *anatomische* Befund ergab als Todesursache frische Apoplexie und Lobulärpneumonie.

Körperlänge 158 cm, Haut auffallend blaß, Panniculus adiposus verringert, Knochenbau normal kräftig, Muskulatur schlaff. Orbitalbogen etwas hervorstehend, Augenbrauen für eine Frau auffallend buschig, haselnußgroßes Osteom der Nasenwurzel, sich vor dem inneren Augenwinkel links vorwölbend. Die Nase für eine Frau auffallend groß, weit vorstehend, die Nasenlöcher sehr groß. Stark ausgeprägte Prognatie, Gebiß sehr schadhaft, im Unterkiefer die Schneidezähne und der rechte Eckzahl vorhanden, stark schräg nach vorne gestellt, fächerartig auseinandergerückt. Oberlippe und Kinn mäßig stark behaart. Zunge auffallend stark vergrößert. Finger dick und fleischig, Hände plump. Ungewöhnlich hochgradige, thrombosierte Varizen im rechten Saphenagebiet. Hyperostose des Schädeldaches. Arthritis deformans im Schulter- und Kniegelenk.

Im rechten Seitenlappen des *Hypophysen*vorderlappens ein 15:13 mm großer, scharf begrenzter, hellgrauweißlicher Tumor mit homogener Struktur, zahlreichen kleinen Gefäßquerschnitten und auffallend scharf gegen das viel dunklere Vorderlappengewebe begrenzt, das nur wenig vermindert ist. Die Geschwulst erhöht das Gewicht der Hypophyse auf 2,35 g, die im queren Durchmesser 22, im anteroposterioren 19, im Höhendurchmesser 5 mm mißt, aber im Geschwulstbereiche 10 mm hoch ist. Die Geschwulst hat rechts das Operculum sellae emporgewölbt, den Stielansatz stark nach links verdrängt, die Sella rechts erweitert und vertieft, die Lehne ganz usuriert, die Entfernung beider Processus clinoidei vergrößert. Der nach links verdrängte Hinterlappen ist gegen die Basis der Lehne angepreßt, wovon sie durchusuriert ist.

Die *Schilddrüse* namentlich links erheblich vergrößert, ihre Läppchen durch vermehrtes Kolloid vergrößert, mehrere Adenome. Alle vier *Epithelkörperchen* deutlich größer als normal. Die *Thymus* nicht vergrößert, aus Fettgewebe bestehend. Die *Nebennieren* rechts 6 und links 7,5 g schwer, mit diffuser und herdförmiger Wucherung des Rindengewebes, davon das an Menge normale Mark verdrängt. Drei kleine Rindenadenome rechts und ein größeres links, von bunter Farbe, weißgraugelblich bis rein gelb. Die Ovarien 23 : 17 : 8 und 27 : 16 : 11 mm groß, beide ebenso wie die Tuben in Adhäsionen eingehüllt. Operativer Defekt des Uterus und der Appendix.

Die *mikroskopische* Untersuchung der Blutdrüsen ergab: Die *Hypophysengeschwulst* ist ein balkig-netzig aufgebautes, typisch akromegales, eosinophiles Adenom. Kern und Protoplasma der Geschwulstzellen weit größer als bei den größten Chromophilen, eosinophil granuliert, die Granula etwas feiner als normal, ausnahmslos in allen Geschwulstzellen vorhanden und nach MALLORY rot, nach HEIDENHAIN schwarz. Gleichmäßig über die Geschwulst verstreut einzelne Geschwulstzellen mit besonders reichlicher Granulierung, die aber in jeder sonstigen Zelle auch sehr reichlich ist. Es liegt somit ein typisch akromegales, vollfunktionierendes, eosinophiles Hypophysenadenom vor. Die meist lang geformten Zellen bilden, im Balken quer stehend, gewöhnlich einreihige, unregelmäßige Palissaden; in jeder Masche des Balkennetzes eine Capillare mit meist wenigem, feinfaserigem Bindegewebe. Eine ganz dünne Bindegewebskapsel nur ausnahmsweise vorhanden. Meist ist der randständige Geschwulstbalken von der ersten benachbarten Vorderlappenalveole durch eine ebenso zarte Scheidewand geschieden wie zwei normale Alveolen. Hie und da mischen sich Geschwulstzellen den erstbenachbarten Vorderlappenalveolen bei und bringen wohl später deren Zellen zum Schwund. Kleine Cystchen des Vorderlappens finden sich aber im Geschwulstrand eingeschlossen und ihr auskleidendes Epithel durch daruntergewachsene Geschwulstzellen von der Wand abgedrängt. Hinten, zwischen die RATHKEschen Cysten entsendet die Geschwulst Fortsätze, die nach außen gelegene dünne Schicht von Vorderlappengewebe verdrängt sie etwas, auf der entgegengesetzten Seite hingegen erfahren die der Geschwulst benachbarten Vorderlappenalveolen eine bedeutende Vergrößerung durch starke Vermehrung der Chromophilen, welche fast ganz allein vertreten sein können, aber den Geschwulstzellen nicht ähnlich werden. Das Vorderlappengewebe ist noch in fast normal reichlicher Menge vorhanden, hat eine ganz normale Zusammensetzung, d. h. die Eosinophilen überwiegen und trotz der Verunstaltung ist noch deutlich zu sehen, daß die Eosinophilen den Seitenlappen, die Basophilen die vorderen Anteile bevorzugen. Hauptzellen mäßig reichlich, sind am spärlichsten; ihre Schwangerschaftsvermehrung (bloß 1 Partus) im Greisenalter eben rückgebildet. In den RATHKEschen Cysten die gewöhnliche Buntheit der auskleidenden Zellen, die schönsten Flimmerzellen, indifferente kubische bis platte Zellen, typische Chromophile, in einzelnen Cysten fast nur Basophile. Hinter der Schicht der RATHKEschen Cysten wachsen besonders reichlich Basophile mit bald feiner, bald grober Granulierung in den Hinterlappen hinein, den sie vorn schon in dichter Schicht durchwachsen, an einer Stelle aber sogar schon die Kapsel des Hinterlappens durchbrochen haben, zwischen den extrakapsulären Gefäßen weiter sich ausbreitend. Der Hinterlappen nur wenig pigmentiert.

Die *Schilddrüse* zeigt bei Wahrung ihrer Läppchenstruktur eine ausgesprochene Neigung zur Kolloidvermehrung ihrer Follikel. Dies ist überall feststellbar, örtlich aber besonders gesteigert und selbst die Adenome zeichnen sich durch besonderen Kolloidreichtum aus. — In allen vier *Epithelkörperchen* dem Alter entsprechend sehr reichliche oxyphile Zellen in besonders großen Haufen, sowie örtliches Ausreifen von Alveolen zu dem Schilddrüsengewebe zum Verwechseln ähnlichen Kolloidfollikeln mit niedrigem Epithel. Davon abgesehen reichliche, örtliche Wucherungsherde aus soliden, netzig zusammenhängenden Balken, deutlich vom sonst typischen Parenchym unterschieden und stellenweise aus hohlen, leeren Follikeln mit auffallend kräftigem Zylinderepithel bestehend. Solche Wucherungsherde stehen in ununterbrochenem Zusammenhang mit dem normalen Parenchym. — Die *Thymus* zum typischen Fettkörper rückgebildet, aber die die HASSALschen Körperchen einschließenden zellreichen Stränge im Zentrum der Fettläppchen entschieden etwas reichlicher und dicker. — In den *Nebennieren* ist die Glomerulosa wenig entwickelt; die Fasciculata besteht aus einer oberflächlicheren, lipoidarmen, dunkelzelligen und einer tieferen, lipoidreichen, hellzelligen Lage; die Reticularis stark pigmentiert, nicht immer hyperämisch; das Mark ohne Besonderheiten. Fettzellen im Stroma selten, Rundzellenherde reichlich. Eine Wucherung der lipoidreichen Lage der Fasciculata beherrscht das ganze Bild und stört überall den Schichtenaufbau des Organes. Diese Wucherung erfolgt in dicht gedrängten Herden, in deren Bereiche mit der Zeit die äußere Fasciculatalage und sogar die Glomerulosa schwindet und auch die pigmentierten Zellen der Reticularis werden durch diese maximal lipoidreichen, wuchernden Zellen ersetzt unter Beibehaltung des reichlichen Gefäßnetzes. Der Lipoidreichtum steigert sich bis zu dem Maße, daß das Protoplasma nicht zahllose kleine, sondern eine einzige Fettlücke zeigt. Schließlich artet diese Zellwucherung bis zu dem Grade aus, daß das Bild des sog. Rindenadenoms vorliegt, und zwar oft in ganz diffuser Weise, stellenweise aber unter stärkerer Verdickung des Organes und völliger Aufhebung seines Aufbaues zu einer ganz regellosen Wucherung führt, wobei auch lipoidarme Züge ohne jede Gesetzmäßigkeit in das sonst sehr lipoidreiche Gewebe eingestreut sind. — In den *Ovarien* konnte nicht ein einziger Follikel mehr nachgewiesen werden, hingegen sehr reichlich weiße Körper (Menses vom 15.—44. Lebensjahr. Ein Partus).

Nun zu den Veränderungen an den *Rippen,* die, namentlich die unteren, an der Knochenknorpelgrenze auffallend *rosenkranzartig verdickt* und höckerig waren (Abb. 6, obere Reihe), was beim Vergleich mit einem gleich alten normalen Individuum (untere Reihe) stark auffällt. Das gleiche tritt am Röntgenbilde (Abb. 7) noch besser hervor.

Ferner sieht man auf der Sägefläche aller akromegalen Rippen den Rippenknochen samt seinem Knochenmark axial tief in den Knorpel hineinwachsen (Abb. 6 k, 7, 8 a), was im normalen Kontrollfall (Abb. 7, 8 a) nur unbedeutend ist; diese zentrale Markbucht soll mikroskopisch

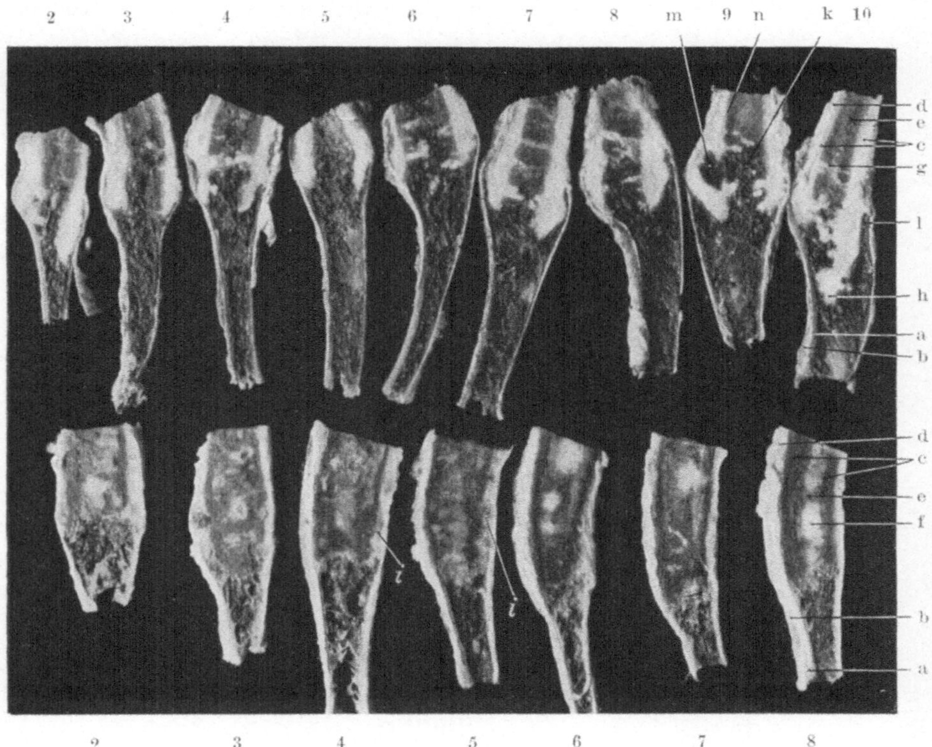

Abb. 6. Sägefläche der Rippen, obere Reihe 2. bis 10. Rippe bei Akromegalie, untere Reihe 2. bis 8. Rippe des normalen Kontrollfalles.

a Rinde, b Periost der knöchernen Rippe, d Perichondrium, c Rinde, e Kern des Rippenknorpels mit Aufhellungsherden, f im normalen Kontrollfall. Buchstabenbezeichnung a — e in der akromegalen Rippe dieselbe. g Füllknorpel führender querer Riß im Kern fast in jeder Rippe zu sehen. Der akromegale Rosenkranz am besten in der 7. bis 9. Rippe. In der 10. Rippe bildet die Achse des Rippenknorpels mit der des Rippenknochens einen stumpfen, thoraxeinwärts gerichteten Winkel und die äußere Knorpelrinde ragt bis h, somit viel tiefer als die innere, also tief in die Spongiosa des Rippenknochens hinein. In allen normalen Rippen ist die Rinde c dunkelgelb, im Bilde dunkel, ihre äußere, weiße, sehr unscheinbare Schicht i, i tritt in den Bildern nur wenig hervor. Die weiße Schicht d ist nicht Knorpelrinde, sondern Perichondrium. In allen akromegalen Rippen hingegen ist die Knorpelrinde c dick, weiß, sehr auffallend.

noch genauer besprochen werden. Ebenso wird bei Akromegalie der Rippenknorpel vom Knochen hülsenartig hoch hinauf umgriffen, was sich auf der Sägefläche (Abb. 6 l) und den Röntgenbildern (Abb. 7, 8 b) wie zwei Gabelzinken ausnimmt; diese sind im Kontrollfall viel geringer (Abb. 7, 8 b). Ihre Bedeutung soll erst gelegentlich des mikroskopischen Bildes besprochen werden. Die *wichtigste, für die Akromegalie spezifische*

Veränderung findet sich aber am Rippenknorpel selbst. Der alternde normale Rippenknorpel verliert seine weiß-opake Beschaffenheit, wird gelblich, später sogar bräunlich und hornartig durchscheinend. Nach dem mikroskopischen Befund (s. o.) ist es klar, daß diese Veränderung vor allem den Kern des Rippenknorpels betrifft und dieser ist bei Akromegalie etwa von der gleichen Beschaffenheit wie im Kontrollfall

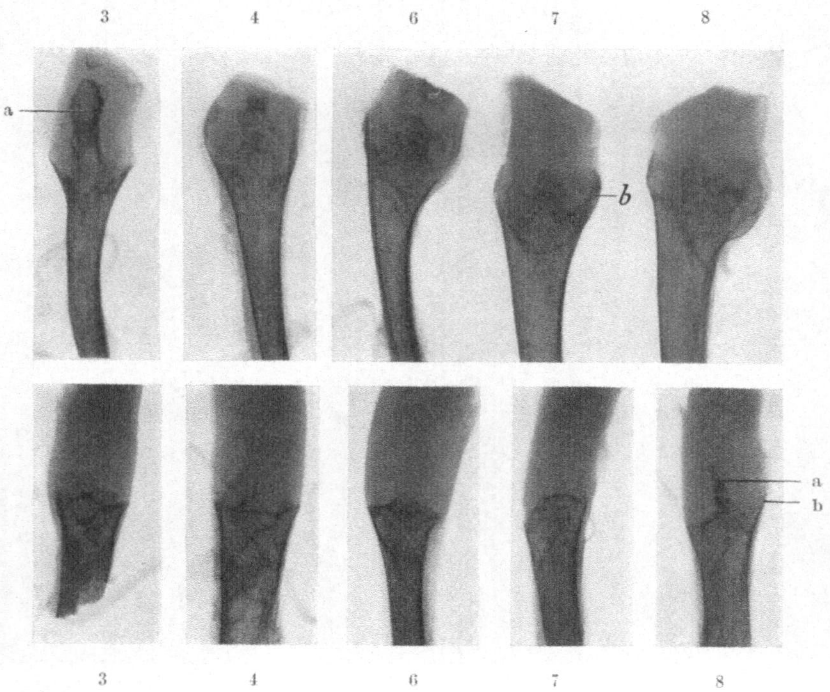

Abb. 7. Röntgenbilder der akromegalen und Kontrollrippen von der Kante.

Oben Akromegalie-, unten Kontrollfall. Der akromegale Rosenkranz durchwegs vorhanden und in den unteren Rippen zunehmend. Der in den Knorpel vorgetriebene zentrale Fortsatz von Knochen mit Knochenmark a in der 8. normalen Rippe schmächtig, bei Akromegalie in allen fünf Rippen vorhanden, von oben nach unten abnehmend. Die Gabelzinke b im normalen Fall bloß angedeutet oder fehlend, bei Akromegalie sehr kräftig.

(Abb. 6 e); bloß zahlreiche, wieder mit weißem Knorpel ausgefüllte quere Sprünge im Kern (Abb. 6 g) fallen bei der Akromegalie auf. Im Greisenalter ist aber auch die Rinde in ihren tieferen Schichten gealtert und wie der Kern gelbbraun durchscheinend; dies ist die uns schon bekannte dritte Rindenschicht, welche den größten Teil der Rinde einnimmt (Abb. 6, untere Reihe, c), während ganz zu äußerst von der ehemals in ganzer Dicke weißopaken Rinde nur noch ein schmaler Rest (Abb. 6 i) verbleibt und im Bilde nicht überall gut hervortritt; dies ist die uns schon bekannte zweite Rindenschicht. Die akromegale Veränderung besteht nun darin, daß diese zweite Rindenschicht enorm

verdickt ist (Abb. 6, obere Reihe c) und durch ihre blendende, bläulich-
weiße Farbe stark hervorsticht und damit an die Knorpelrinde Jugendlicher erinnert. Es sieht aus, als wäre die ganze Rinde in dieser Weise
verändert, doch zeigt das mikroskopische Bild, daß dem nicht so ist,
denn die dritte Rindenschicht bleibt bei Akromegalie unverändert; im
vorliegenden Falle der Greisin ist sie hornartig gelb durchscheinend,
daher hat es den Anschein, als wäre sie bloß ein Bestandteil des Kerns,

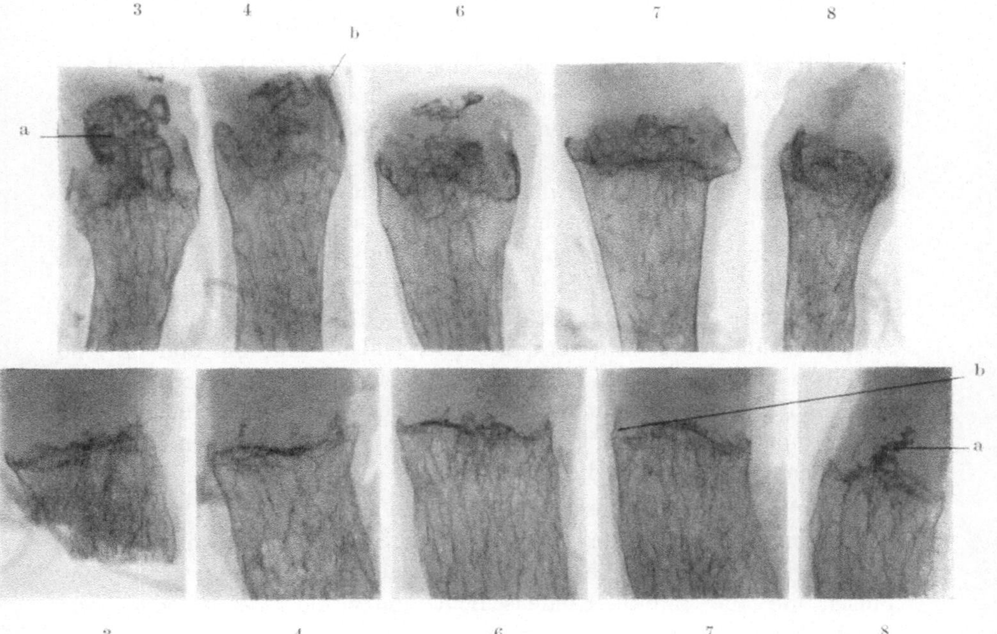

Abb. 8. Röntgenbilder der akromegalen und Kontrollrippen von der Fläche.
Oben Akromegalie-, unten Kontrollfall. Im Vergleich mit den normalen Rippen ist die
Knochenknorpelgrenze bei Akromegalie besonders unregelmäßig, der zentrale
Knochenfortsatz a und die knöchernen Gabelzinken b viel kräftiger.

doch stellenweise ist sie als solche schon mit freiem Auge unterscheidbar
(Abb. 6 n). Die eben geschilderte, auf Neubelebung der Knorpelwucherung beruhende, spezifisch akromegale Veränderung der Knorpelrinde
klingt bei dieser Greisin mit der Entfernung von der Knochenknorpelgrenze ab, bei schweren, lang dauernden, schon in jüngeren Jahren auftretenden Fällen von Akromegalie aber erstreckt sich diese Rinden-
knorpelwucherung über die ganze Länge des Rippenknorpels. Den
höchsten Grad erreicht diese akromegale Wucherung am unteren Ende
der zweiten Rindenschicht (Abb. 6 h), wo sie knollig anschwellen kann
und mikroskopisch (s. u.) ganz in der Art wie in der Wachstumsperiode
in enchondraler Verknöcherung begriffen ist, und dies bei einer Greisin.

Dieses enchondral verknöchernde untere Ende der Knorpelrinde taucht tief in die knöcherne Rippe ein, was einerseits dadurch zustande kommt, daß es von den Knochenzinken umgriffen wird, andererseits dadurch, daß der Knochen im Bereiche des Knorpelkerns besonders hoch in den Rippenknorpel eindringt (Abb. 6 k). Nun zum histologischen Bilde der akromegalen Rippe.

1. Der Anteil der einzelnen Knorpelschichten an der akromegalen Wucherung.

a) Das Perichondrium zeigt durchaus keine auffallendere Abweichung (s. in Abb. 9, 10, 11), was deshalb sehr erstaunlich ist, weil der Knorpel selbst, wie wir sehen werden, sich in lebhafter Wucherung befindet und wir vom Knochen her gewohnt sind zu sehen, daß Wucherungsvorgänge der Tela ossea auf der Grundlage eines Keimgewebes vor sich gehen, welches vom Periost hervorgebracht wird (Cambium). Nur bei sehr genauem Suchen kann man feststellen, daß die an sich unveränderten Bindegewebskerne hie und da etwas zahlreicher sind, sehr lang und dünn, in einer Kette von 4—6 hintereinander liegen, sonst aber sehr spärlich, schwer färbbar sind, streckenweise ganz fehlen. Nur hie und da eine Capillare. Der Übergang in den Knorpel gestaltet sich meist recht rasch, nur manchmal mehr allmählich. Daß aber das Perichondrium einer Wucherung sehr wohl fähig ist, erweist sich bei rein örtlichen Anlässen, von denen weiter unten die Rede sein soll.

b) Die erste Rindenschicht (1. R. in Abb. 9, 10, 11) erscheint unter dem Perichondrium an sehr vielen Stellen im wesentlichen unverändert, wenn auch dicker und etwas zellreicher, und zwar gleichgültig, ob die zweite Rindenschicht unter ihr wenig oder sehr erheblich gewuchert ist. Doch muß dies nicht unbedingt bedeuten, daß die alte erste Rindenschicht in fast völliger Ruhe verharrt, denn es könnte sein, daß das, was jetzt als erste Rindenschicht erscheint, bloß ihre jüngste, schon unter dem Einfluß der Akromegalie entstandene, appositionelle Wucherung ist, während die frühere, ebenso beschaffen gewesene, inzwischen so gewuchert ist, daß sie bereits ganz in die zweite Rindenschicht einbezogen worden ist. Das wäre ja bloß die Wiederholung des normalen Wachstumsvorganges unter pathologischen Umständen. Doch läßt sich das durch Feststellung der Rippenknorpeldicke nicht beweisen, da diese schon unter normalen Umständen sehr wechselt und das Ausmaß des pathologischen Dickenzuwachses nur gering sein kann.

Darum erscheint es von Wert festzustellen, daß auch unmittelbar unter dem Perichondrium stellenweise Wucherungsvorgänge in der ersten Rindenschicht zu finden sind, wie sie sonst nicht vorkommen. So können sich hier schon recht blaue, hyaline Höfe um Zellen finden, die selbst noch ganz wie Bindegewebszellen aussehen, bei sonst noch faseriger Grundsubstanz. Oder zu oberst hat die erste Rindenschicht den normalen Aufbau: In hellvioletter Grundsubstanz kleine, platte, einzeln und parallel gestellte Zellen. Tiefer aber wird die Grundsubstanz immer dunkler blau, die Zellen rund und immer größer, treten zu immer größeren Gruppen mit immer zahlreicheren Zellen zusammen, die 2—3, aber auch 8, ja 10—15 Zellen enthalten, und so entsteht eine Übergangszone in die zweite Rindenschicht, die dieser schon viel ähnlicher ist als der ersten Rindenschicht, aus der sie hervorgegangen ist. So wird appositionell neu hinzugekommenes Knorpelgewebe der zweiten Rindenschicht einverleibt, wobei die Grenze noch einigermaßen erkennbar oder schon ganz verwischt ist. An umschriebenen, manchmal hügelig vorspringenden Stellen kann diese Wucherung und Anähnelung an die zweite Rindenschicht bereits die ganze Dicke der ersten Rindenschicht erfassen (Abb. 9 a, 10 e, 11 g), der blaue Knorpel reicht bis zum Perichondrium, eine erste Rindenschicht von ursprünglichem Aufbau gibt es da nicht mehr. Mit ganz scharfer Begrenzung kann da aber vom Perichondrium eine frische Schicht aufgesetzt werden, die ganz den Bau der alten ersten Rindenschicht besitzt.

An Stellen, wo die Wucherung die erste Rindenschicht schon bis zum Perichondrium erfaßt hat, wo es also aussieht, als sei die erste Rindenschicht gar nicht mehr da, findet man *tief unter* der perichondralen Oberfläche des gewucherten Knorpels zuweilen einen kurzen schmalen Zug, der vollkommen den Bau der ursprünglichen ersten Rindenschicht besitzt (d. h. kleine, spindelige, dicht und parallel stehende Zellen in blaßvioletter Grundsubstanz), also aus unbekannten Gründen an der allgemeinen Wucherung nicht teilgenommen hat und von wucherndem Knorpel überschichtet wurde, wie ein Relikt den Ort anzeigend, wo einst die alte Knorpeloberfläche lag. Alles das sind Beweise dafür, daß die erste Rindenschicht mitwuchert und daß ein Teil der heutigen zweiten Rindenschicht aus Einverleibung dieses appositionellen Zuwachses der ersten Rindenschicht hervorgegangen ist. Die alte Grenze zwischen beiden Schichten ist zumeist nicht mehr zu erkennen, denn sie ist verwischt, fließend, verschiebt sich ständig und, was heute als Grenze erscheint, ist sicher nicht mehr die alte Grenze. Doch wird die Wucherung der ersten Rindenschicht, von der der zweiten Rindenschicht ganz und gar in den Schatten gestellt (s. u.). Von örtlich sehr erheblichen Wucherungen der ersten Rindenschicht näher der Knochenknorpelgrenze soll weiter unten die Rede sein.

Bevor wir zur zweiten Rindenschicht übergehen, sei noch von gewissen *basophilen Zügen* die Rede, die sich an oder nahe der Grenze der ersten und zweiten Rindenschicht finden, hier nur vereinzelt vorkommen, sonst in normalen Fällen aber oft in viel größerer Ausdehnung anzutreffen sind, also mit Akromegalie nichts zu tun haben. Die Züge haben parallele Ränder, laufen spitz aus, hängen netzig zusammen und verlaufen etwa parallel zum Perichondrium zirkulär. Sie bestehen aus einer hyalinen Grundsubstanz, die dunkler blau ist als die Umgebung und aus im Zug querstehenden, ovalen Gruppen von vergrößerten, spärlichen Zellen. Es handelt sich um striäartige Dehiszenzen, aber nicht etwa degenerativer Art wie asbestartige Degeneration oder Spalten, sondern rein aus Knorpelwachstum hervorgegangen und zum Ausgleich von Spannungen besonderer Art dienend.

c) Die zweite Rindenschicht (2. R. in Abb. 9, 10, 11) wuchert nahe der Knochenknorpelgrenze der Rippe vielmehr (Abb. 10, 11)

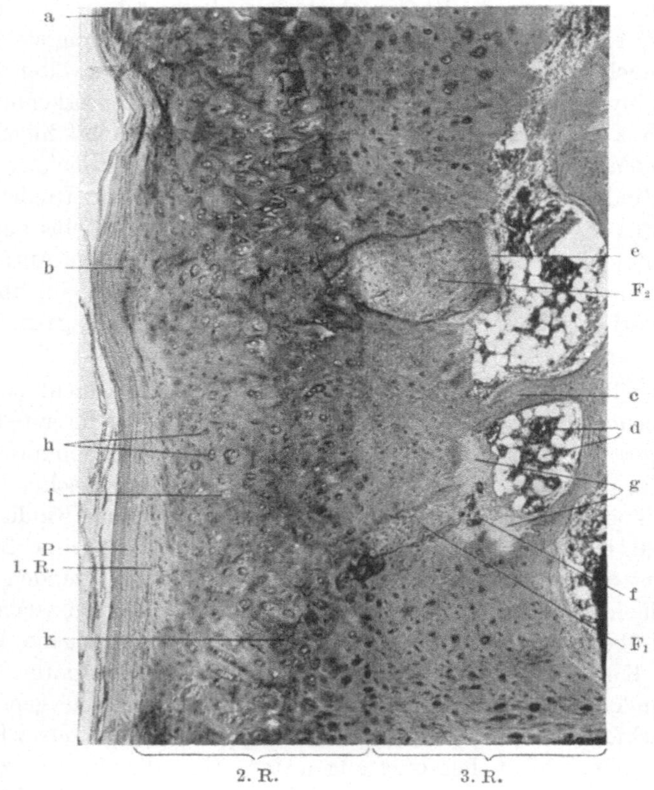

Abb. 9. Akromegale Wucherung der zweiten Rindenschicht des Rippenknorpels, etwa 1 cm von der Knochenknorpelgrenze entfernt.

28fache Vergr., P Perichondrium. Der Rippenknorpel hat eine höckerige Oberfläche a, b, seine erste Rindenschicht 1. R. ist nur wenig, die zweite Rindenschicht 2. R. beträchtlich akromegal gewuchert und stark basophil. (Vgl. normale zweite Rindenschicht in Abb. 1 bei gleicher Vergr.) 3. R. unveränderte dritte Rindenschicht. An diese angrenzend Spongiosa c mit gemischtem Mark d, die an die Stelle des Kerns getreten ist. Zwei ehemalige weite Spalten der dritten Rindenschicht mit Füllknorpel F₁, F₂ vermauert, dieser an der Berührungsstelle mit dem Knochenmark aufgehellt e, zum Füllknorpel F₁ führender, gefäßhaltiger Markraum f, zu dessen beiden Seiten die dritte Rindenschicht aufgehellt ist g.

als weiter weg von ihr (Abb. 9); wieweit weg diese Wucherung sich erstreckt, kann nicht gesagt werden, da meist nur ein nicht ganz 1 cm langes Stück untersucht wurde. Sie fehlte aber an keiner der untersuchten Stellen. Etwa 1 cm von der Knochenknorpelgrenze ist sie aber schon unbedeutend. Denn hier sieht man, wie unter normalen Umständen, in den breiten, blauen Höfen noch zumeist bloß 1—2 Zellen liegen

(Abb. 9 h), doch öfter 2 als 1, aber deutlich vergrößert. Und plötzlich erscheinen einige oder viele Höfe mit 3—4—5 Zellen (Abb. 9 i), die sogar allein vertreten sein können. Das ist der Beginn der Hyperplasie. Gleichzeitig beginnen die Zellhöfe miteinander zu verschmelzen (Abb. 9 k, 10 f), d. h. die Interterritorialsubstanz schwindet auf große Flächen völlig und so entsteht das abweichende Bild einer überall ganz

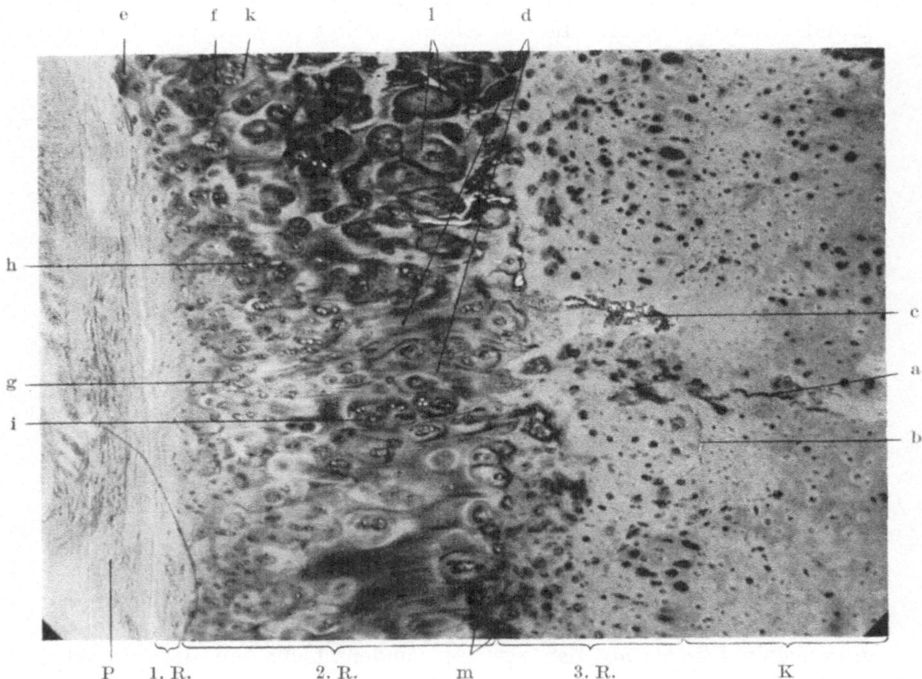

Abb. 10. Wucherung der Knorpelrinde des Rippenknorpels bei Akromegalie näher der Knochenknorpelgrenze.

28fache Vergr., P Perichondrium, 1. R. unwesentlich verdickte erste Rindenschicht, 2. R. durch akromegale Knorpelwucherung beträchtlich verdickte und stark basophile zweite Rindenschicht. (Vgl. zweite Rindenschicht des normalen Kontrollfalles bei gleicher Vergr. Abb. 1 und bei etwas stärkerer Vergr. Abb. 2.) 3. R. unveränderte dritte Rindenschicht; K unveränderter Kern des Rippenknorpels, a noch nicht klaffender, dunkelblauer Riß im Kern, b ein ebensolcher, leicht klaffend, c Capillaren und Blutungen in einem weiteren Spalt und in dessen Verlängerung die zweite Rindenschicht in asbestartiger Degeneration d.

gleichmäßig blauen hyalinen Grundsubstanz (Abb. 9 k) mit den in sie eingestreuten Zellen. Meist hat auch schon die Schichtdicke deutlich zugenommen.

Näher der Knochenknorpelgrenze *nimmt die Wucherung der zweiten Rindenschicht sehr erheblich zu* (Abb. 10), damit auch ihre Basophilie, und die Schichtdicke steigt wesentlich, wenn auch in verschiedenem Grade. Höfe, in denen nur eine Zelle liegt, werden immer seltener und sind schließlich kaum irgendwo anzutreffen. Gruppen von 5—7 (g) oder 6—8 (h) Zellen bilden die Mehrzahl, solche mit 10—15 Zellen sind häufig und manchmal in Untergruppen unterteilt (i), dabei jede Zelle ungewöhnlich groß, also Hyperplasie und Hypertrophie. Das sind schon ansehnliche Gebilde, die man Brutkapseln (k) nennen könnte, unter denen ausnahmsweise eine bis 23 Zellen zählt. In den Zellen fast immer eine große kugelige Fettvakuole, um die einzelne Zelle eine junge, schmale Kapsel oder diese auf Kosten der sich verkleinernden Zelle zentripetal erheblich verdickt. Infolge gleichzeitiger Vermehrung der Knorpelgrundsubstanz werden die einzelnen, weiter auseinanderrückenden Gruppen von immer breiteren, blauen Höfen (l) umgeben, deren äußerster Rand manchmal besonders dunkelblau ist. Unter Schwund der Interterritorialsubstanz verschmelzen bei erheblicher Wucherung die Höfe, wie schon oben geschildert (f), was in der ganzen Schicht platzgreift oder nur in ihrem äußeren Anteil, wo sie zum Teil wenigstens aus der ersten Rindenschicht hervorgegangen sein dürfte. Dann erweisen sich die tieferen, mehr zurücktretenden Anteile der zweiten Rindenschicht als viel weniger wucherungsfähig (m), denn die Zellgruppen enthalten meist nicht über 4 Zellen, die Höfe sind nur mäßig verbreitert und nicht zusammengeflossen, so daß hier der alte Charakter der Rinde noch gewahrt ist. Daß auf den akromegalen Reiz der äußere Anteil der zweiten Rindenschicht stellenweise viel lebhafter reagiert als der innere, ist deshalb von Interesse, weil schon unter normalen Umständen ein solcher Unterschied im interstitiellen Wachstum angenommen werden mußte (s. o.), wo die große Häufigkeit von asbestartiger Degeneration in der Mitte der Dicke der zweiten Rindenschicht darauf hindeutete, daß ihre äußere Hälfte ein normales interstitielles Wachstum besitzt, nicht aber mehr die innere, weshalb sich zwischen beiden ein Spalt von asbestartiger Degeneration auftut. Es ist ferner bemerkenswert, daß die akromegale Wucherung der zweiten Rindenschicht auf der pleuralen Seite geringer ist als auf der pectoralen.

Ganz nahe der Knochenknorpelgrenze erreicht offenbar dank der besseren Saftströmung vom Knochenmark her die zweite Rindenschicht den *Gipfelpunkt der rein akromegalen Wucherung* (Abb. 11) und damit das höchste Dickenmaß. Die Brutkapseln (h) enthalten bis 24 Zellen, sind also schon ganz riesig groß, und in Untergruppen geteilt, die sie umgebenden Höfe mächtig vergrößert und heller blau, die dunklerblaue Interterritorialsubstanz nur in schmalen Zügen erhalten oder durch Zusammenfließen der Höfe fehlend. Von dem hier herrschenden Gewebsdruck gibt das folgende Verhalten eine Vorstellung. An einer Stelle ist der Knorpel am Knochenmark von einem Knochenbelag überzogen und wo dieser auf eine ganz kleine Strecke unterbrochen ist, da wuchert der Knorpel durch diese enge Lücke mit sehr dünnem Stiel in Form eines rein kugeligen, blaßblauen, etwas faserigen Knopfes mit rein roter Oberfläche ins Knochenmark hinein, von dessen Fettzellen er leicht konkave Gruben erleidet. — Die völlige Umwälzung und Erneuerung des Aufbaues, man kann sagen der gänzliche Umbau, den hier der Knorpel gelegentlich der fortdauernden Zellvermehrung erfährt, ist am besten aus folgendem zu ersehen. Während an Stellen geringerer Wucherung große Herde asbestartiger Degeneration häufig anzutreffen sind (s. u.), fehlen sie hier, am Orte der höchstgradigen Wucherung so gut wie vollkommen, oder sind nur in immer kleineren, zwischen den Brutkapseln liegenden, zwickelförmigen, schwindenden Resten der sattroten Randzone solcher Herde zu erkennen. Da, wie wir noch hören werden, enchondrales Längenwachstum an der Knochenknorpelgrenze vor sich geht, wobei der Abbau immer weiter in den Rippenknorpel vorgreift, so müßten

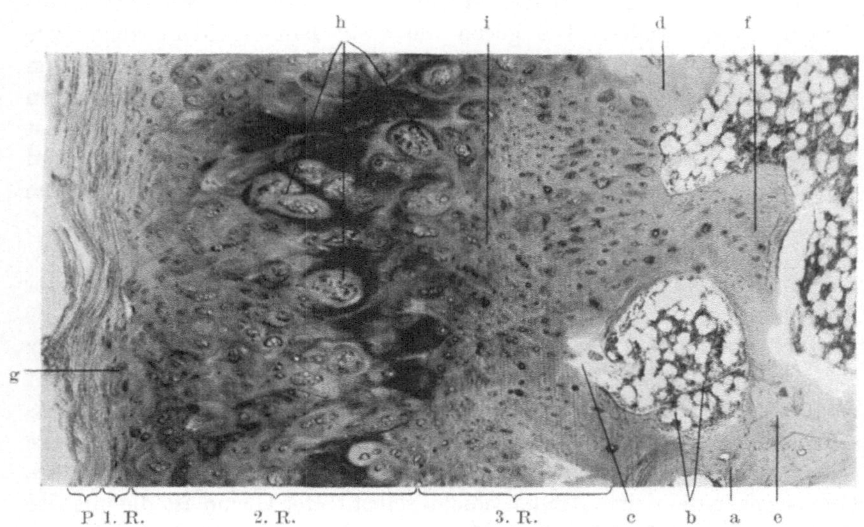

Abb. 11. Zunahme der akromegalen Wucherung der 2. Rindenschicht des Rippenknorpels in nächster Nähe der Knochen-Knorpel-Grenze.

28fache Vergr., P Perichondrium, 1. R. erste Rindenschicht kaum verdickt, 2. R. zweite Rindenschicht mit maximalster Knorpelwucherung und Brutkapseln, 3. R. unveränderte dritte Rindenschicht, bei c, d am gemischten Knochenmark b bloßliegend und aufgehellt. a die an die Stelle des Knorpelkerns getretene Spongiosa mit Knorpeleinschlüssen f.

schließlich asbestartige Degeneration führende Rindenabschnitte hierher, an die Knorpelgrenze vorrücken. Da dies aber niemals der Fall ist, so müssen diese Herde bei Gelegenheit der gewaltigen Zellwucherung humoral resorbiert worden sein, der Knorpel hat sich gänzlich erneuert und nichts vom Alten ist mehr an ihm vorhanden, so auch nicht die Degenerationsherde.

Die eben geschilderte Wucherung der zweiten Rindenschicht ist in gewisser Hinsicht wichtiger als die später zu besprechende, noch viel erheblichere Knorpelwucherung im Rahmen der enchondralen Verknöcherung an der Knochenknorpelgrenze der Rippen. Denn diese Wucherung der zweiten Rindenschicht hat mit dem Längenwachstum und mit mechanischen Gründen nichts zu tun. Sie ist ganz rein die Folge fehlerhafter Hypophysenfunktion und hat keinen statischen Sinn.

Sie ist daher ein besonders wichtiger Beweis für diesen Zusammenhang zwischen Hypophyse und Knorpel und schon makroskopisch so auffallend, daß an ihr zuerst die akromegale Veränderung der Rippe überhaupt erkannt wurde. Freilich gehört dazu die genaue Kenntnis des Schnittbildes des *normalen* Rippenknorpels. DIETRICH[1] dem, wie noch zu erwähnen sein wird, die an der Knochenknorpelgrenze sich abspielende ungeheure Knorpelwucherung im Rahmen der enchondralen Verknöcherung nicht entgangen ist, erwähnt die akromegale Wucherung der zweiten Rindenschicht nicht.

Beide Grenzen der zweiten Rindenschicht verhalten sich grundverschieden voneinander. Die gegen die erste Rindenschicht zeigt, wie schon oben ausgeführt, den Ort an, wo das rein interstitielle Wachstum der zweiten Rindenschicht in eins verschmilzt mit dem appositionellen und interstitiellen Wachstum der ersten Rindenschicht. Hingegen ist die Grenze zwischen der vollwuchernden zweiten Rindenschicht und der toten, selbst durch Akromegalie nicht mehr zu belebenden dritten Rindenschicht (3. R. in Abb. 9, 10, 11) zu allermeist ganz scharf, wobei die dritte Rindenschicht keine Spur von Wucherung zeigt, und mit ihren auffallend vorgeschrittenen Verödungsvorgängen, der Aufhellung sowie stellenweiser Abplattung der Zellen (Abb. 11 i), die parallel zur Schichtgrenze liegen, den denkbar schroffsten Gegensatz zur stark basophilen, üppigst hyperplasierenden zweiten Rindenschicht darbietet (Abb. 9, 10, 11). Nur ausnahmsweise ist der Übergang etwas allmählicher. Wie schon oben ausgeführt, kommt es vor, daß die ganze tiefere Hälfte der zweiten Rindenschicht weniger wuchert, wie erst ihre Grenze gegen die dritte Rindenschicht selbst. Der Grund ist die mit der Entfernung vom Perichondrium immer schlechter werdende Ernährung des Knorpels. In der Tat sieht man gegen die Grenze die Zellgruppen immer kleiner werden (Abb. 10 m), meist nur 2—3 Zellen enthalten, oft auch bloß eine, die sie umgebenden Höfe immer kleiner werden, immer weiter auseinanderliegen und in der immer breiteren Interterritorialsubstanz schon tote Zellen mit entfärbten Hüllen auftreten. Das Bild ist als Ausklingen der akromegalen Knorpelwucherung zu deuten und nicht etwa als fortschreitende Umwandlung der vollakromegal gewucherten zweiten Rindenschicht zur dritten Rindenschicht. Sonst müßten hier nicht 1—2, sondern 10—15 Zellen in einer Gruppe liegen. Auch stand hier seit der Akromegalie noch nicht so viel Zeit zur Verfügung, als für eine solche Umwandlung zum Typus der dritten Rindenschicht erforderlich wäre.

d) **Wucherungsfähigkeit des Greisenknorpels.** Der den Rippenknorpel treffende akromegale Wucherungsreiz kann sich nur an seinen noch lebenden Anteilen, der ersten und zweiten Rindenschicht auswirken, welche Hyperplasie, Hypertrophie und Grundsubstanzvermehrung zeigen.

---

[1] DIETRICH: Verh. dtsch.-path. Ges. **1909**, 78.

So große Knorpelzellen, wie man sie bei dieser akromegalen Greisin in der Rinde findet, begegnet man in diesem Alter unter normalen Umständen, aber tot und aufgehellt, nur im Kern, und zwar in der schon überreifen Form mit auf Kosten der verkleinerten Zelle enorm verdickten Kapseln; dies sind dann Zeugen einer vergangenen Periode, in der das Zelleben des Knorpels in besonders hoher Blüte stand. Was aber beim normalen Greis noch Rinde ist, stammt aus späteren, minder lebhaften Wachstumsperioden. Es ist daher besonders bemerkenswert, daß die *Akromegalie* auf den *Knorpel* einen solchen *Reiz zur Wucherung* ausübt, daß er sogar noch im *Greisenalter* eine solche Blüte der Zellvermehrung und -vergrößerung bewirkt. Von diesem Standpunkt ist die Akromegalie gerade des Greisenalters von ganz besonderem Interesse. Die Einzelzelle im Organismus hat eine beschränkte Lebensdauer und stirbt schließlich den physiologischen Tod, wie man das im Kern des Rippenknorpels erkennt. Gerade der Knorpel mit seinem fehlenden physiologischen Umbau ist dafür ein gutes Beispiel. Teilt sich aber eine alte Zelle, so entstehen zwei junge und ein reges Leben beginnt von neuem. Die *Knorpelzellen* in der Rinde sind auch *im Greisenalter nicht erschöpft*, denn werden sie vom Akromegaliereiz getroffen, so wuchern sie sehr stark. Unter normalen Umständen tun sie das nicht, weil der Reiz fehlt, nicht weil sie dazu unfähig sind. Auch der physiologische Schwund der Epiphysenfugen beruht, wie ich 1916 gelegentlich des hypophysären Zwergwuchses gezeigt habe, nicht auf einer physiologischen Erschöpfung der Knorpelwucherung, sondern auf phylogenetisch ererbten Gesetzen, sowie auf einer Hemmung der Knorpelwucherung durch die einsetzende Keimdrüsenfunktion. Denn bleibt die letztere aus, so wuchert der Fugenknorpel weiter und die Knochen werden pathologisch lang. Der Fugenknorpel ist „mit einer viel größeren und für viel längere Zeit reichenden Wucherungsfähigkeit ausgestattet, als sie normaliter verwertet wird".

e) Die dritte Rindenschicht und der Kern. Daß die *dritte Rindenschicht* (3. R. in Abb. 9, 10, 11), weil in diesem Alter schon abgestorben, an der akromegalischen Wucherung auch nicht spurenweise teilnehmen kann, ist schon oben gesagt und eigentlich selbstverständlich. Sie zeigt dann auch nichts anderes als im normalen Kontrollfall und nichts davon Abweichendes. Die Grenze gegen den Kern (K. in Abb. 9, 10, 11) ist häufig, wie bei diesem, sehr gut zu sehen (Abb. 10), manchmal aber undeutlich oder ganz fehlend. Im letzteren Falle kann man oft von einer dritten Rindenschicht eigentlich nicht mehr sprechen, denn sie ist ganz zu Kern geworden und von ihm weder zu unterscheiden noch abzugrenzen. Bei der zweiten Rindenschicht kommt dies selbst im hohen Alter nicht vor, wo sie zwar vieles von sich an die dritte Rindenschicht abgibt, und sich dadurch verschmälert, aber nicht als solche zu sein aufhört. Bei dem tiefen Vordringen des Knochenmarks (Abb. 9 d, 11 b) in den Rippenknorpel wird mit dem Kern auch die dritte Rindenschicht auf eine Strecke weit ganz oder teilweise abgetragen (s. u.). Gelegentlich sieht man, von einem weiten Aufhellungshof umgeben, ein einzelnes Gefäß selbständig, ohne vorausbestimmte Bahn eines Spaltes, in die dritte Rindenschicht vorgedrungen.

Der *Knorpel des Kerns* zeigt, weil völlig abgestorben, ebenfalls keine Spur einer akromegalischen Wucherung (Abb. 10 K) und unterscheidet sich in gar nichts von dem des Kontrollfalles.

f) Der zahlenmäßige Ausdruck der akromegalen Knorpelwucherung. Die in der folgenden Tabelle 2 enthaltenen Maße der einzelnen Rindenschichten geben den zahlenmäßigen Ausdruck der akromegalen Knorpelwucherung. Des Vergleiches halber sind die entsprechenden normalen Maße in der Klammer hinzugefügt.

Tabelle 2. Maße der drei Rindenschichten bei Akromegalie.

	Durchschnitt	Maximum	Minimum
1. Rindenschicht	76— 185 μ (55—74)	360 μ (182)	54 μ (18)
2. Rindenschicht　I	390—1097 μ (361—613)	1550 μ (1236)	284 μ (194)
2. Rindenschicht　II	1186—2008 μ	2356 μ	930 μ
2. Rindenschicht III	2182—3131 μ	3720 μ	1984 μ
3. Rindenschicht	601—1116 μ (786—1451)	1488 μ (1741)	744 μ (452)

Die Maße der zweiten Rindenschicht sind in drei Rubriken untergebracht, je nach der Entfernung von der Knochenknorpelgrenze, oder was dasselbe ist, je nachdem, ob es sich um den ersten Beginn (I), das vorgeschrittenere Stadium (II) oder den maximalsten Grad (III) der akromegalen Knorpelwucherung handelt. Die normalen Kontrollmaße der zweiten Rindenschicht sind bloß in der Rubrik I mit der geringsten akromegalen Knorpelwucherung enthalten. Die Tabelle ergibt, daß nur die dritte Rindenschicht keine Verdickung erfahren hat, was mit dem Fehlen jeglicher Wucherung auch im mikroskopischen Bilde übereinstimmt. Ja die Maße sind hier sogar durchwegs um einiges geringer als im Kontrollfall, was natürlich nur auf einem individuellen Unterschied beruhen kann. Hingegen sind die Maße der ersten Rindenschicht bei der Akromegalie deutlich, die der zweiten Rindenschicht in der Rubrik II und III sehr erheblich verdickt, nicht aber in der Rubrik I, wo die zweite Rindenschicht trotz schon mikroskopisch begonnener Wucherung noch unerheblich verdickt ist. Damit ist nicht, wie im normalen Fall, die dritte, sondern die zweite Rindenschicht im Bereiche ihrer mikroskopisch vollen und stärksten Wucherung (II, III) zur bei weitem dicksten Schicht von allen geworden. Daß aber die zweite Rindenschicht mit der Annäherung an die Knochenknorpelgrenze an Dicke beträchtlich zunimmt, stimmt aufs beste mit der Zunahme der Knorpelwucherung im mikroskopischen Bilde überein. Die gemessene Strecke betrifft, wie schon erwähnt, meist nicht ganz 1 cm, und zwar an der Knochenknorpelgrenze.

2. Einfluß der Akromegalie auf die regressiven Veränderungen des Rippenknorpels.

Mit der bisher abgehandelten Veränderung im Rindenbereiche ist aber das Bild der akromegalischen Knorpelwucherung an der Rippe noch lange nicht erschöpft, denn es kommt noch, von Nebenbefunden abgesehen, an der Knochenknorpelgrenze zur Ausbildung einer Knorpelwucherungszone, die eine vollwertige enchondrale Verknöcherung einleitet und alle normalen Ausmaße dieser Art in den Schatten stellt. Bevor aber auf die Schilderung dieser Verhältnisse eingegangen wird, seien noch einige auf *Rückbildung* beruhende Veränderungen des Knorpels besprochen, wie sie schon unter normalen Umständen oben beschrieben wurden, hier aber einiges für Akromegalie Bezeichnende an sich haben.

Bei der schon unter normalen Umständen beschriebenen *Knorpelaufhellung* finden sich keine auf die Akromegalie zu beziehenden Besonderheiten. Sie kommt unter den gleichen Umständen, an denselben Fundstellen vor, hat das gleiche Aussehen, findet sich aber im allgemeinen viel spärlicher. Neu ist, daß an der Aufhellungsgrenze der nicht aufgehellte Knorpel zuweilen mit einer dunkelblauen Linie abschließt.

a) Schwund asbestartiger Degenerationsherde in der zweiten Rindenschicht. Asbestartige Degeneration in der zweiten Rindenschicht (Abb. 12 k, l) findet sich in den oberen Rippen wenig oder gar nicht, in den unteren aber reichlich, und es ist mit Sicherheit anzunehmen, daß sie aus vorakromegaler Zeit stammt, denn der in regem interstitiellem Wachstum befindliche Knorpel kann in ihm selbst sich gelegentlich ergebende Zugspannungen durch Wachstum sicher viel leichter ausgleichen als durch asbestartige Degeneration. Dementsprechend bildet die asbestartige Degeneration, wie unter normalen Umständen, so auch hier meist lange Züge, die in der Mitte der Dicke der zweiten Rindenschicht liegen, oder näher der dritten Rindenschicht (k, l) oder zwischen beiden. Für den sehr langen Bestand der Veränderung spricht es auch, daß an nicht wenigen Stellen die asbestartige Degeneration schon zur Bildung großer, plumper, flüssigkeitserfüllter Erweichungshöhlen geführt hat, an deren glatter, regelloser Innenwand die demaskierten Fibrillen in gleicher Höhe scharf abschneiden oder schon ganz fehlen und in deren Bereiche die perichondrale Oberfläche des Rippenknorpels buckelig vorspringt, wobei die erste Rindenschicht in lebhafte Wucherung gerät und den Buckel durch appositionelles Wachstum mit aufbauen hilft. Dieses Verhalten der ersten Rindenschicht zeigt, daß bei Akromegalie der Knorpel nicht nur in der oben geschilderten, *diffusen* Weise zur Wucherung angeregt wird, sondern auch bei jeder rein *örtlichen* Ursache mit lebhafter, spezifisch akromegaler Wucherung antwortet. Dafür besonders bezeichnend ist ferner die in Begleitung der asbestartigen Degeneration vorkommende *kollaterale Hyperplasie,* wie sie in bescheidenem Maße schon unter normalen Umständen oben geschildert wurde, bei Akromegalie aber ganz exzessive Maße erreicht. Denn man findet um die asbestartige Degeneration besonders große Zellgruppen zu wahren Brutkapseln heranwachsen, die oval sind und senkrecht zum Zug der asbestartigen Degeneration stehen und in sich eine bald nur mäßige, bald sehr große Zahl stark vergrößerter, zu Untergruppen geordneter Zellen führen, vor allem aber von einem besonders breiten Hof umgeben sind, manchmal sogar von einer dunkelblauen Kapsel, die außen gegen den Hof scharf begrenzt ist, innen aber in die Septula zwischen den Zellen übergeht. Diese örtliche, mit Beteiligung der Grundsubstanz einhergehende Wucherung sticht von der jedesmaligen Umgebung ab, wiewohl ja auch diese von der diffusen akromegalen Wucherung betroffen ist, die auf diese Weise eine rein örtliche Steigerung erfährt und damit zugleich eine Störung der sonst gleichmäßigen Zunahme der diffus-akromegalen Knorpelwucherung mit der Annäherung an die Knochenknorpelgrenze. Diese Summation der diffusen und rein örtlichen Wucherung ergibt, namentlich auf der pcetoralen Seite, wo ja asbestartige Degeneration und damit auch die akromegal gesteigerte kollaterale Hyperplasie eine große Rolle spielt, eine besondere Dickenzunahme der Rinde. Solche Stellen wurden daher *nicht* gemessen, als es galt festzustellen, um wieviel durch die diffus-akromegale Wucherung die Rindendicke des Rippenknorpels zunimmt (s. Tabelle 2). Ist schon die diffus-akromegal gewucherte, also aus ganz jungem Knorpel bestehende Rinde als weich und daher besonders beweglich zu denken, so natürlich noch mehr an Orten kollateraler Hyperplasie. Denn, wenn die dunkle, rotviolette oder blaue Interterritorialsubstanz zwischen den großen Brutkapseln, wie für asbestartige Degeneration typisch, durch Entführung der Kittsubstanz zu zerfallen beginnt, dann werden die kugeligen Brutkapseln mit ihren dicken Höfen gegeneinander leicht beweglich, funktionieren bei der deformierenden Beanspruchung des Rippenknorpels wie ein Kugellager und steigern damit nur die Biegsamkeit des Knorpels. Dergleichen kann unter normalen Umständen gelegentlich auch vorkommen, fehlte aber im angeführten Kontrollfall.

Die akromegal gesteigerte kollaterale Hyperplasie verwischt den Dehnungscharakter der asbestartigen Degeneration und indem sie da, wo die diffus-akromegale Knorpelwucherung schon ansehnlich ist, mit ihr in eins verschmilzt, beginnt *das Bild der asbestartigen Degeneration langsam zu schwinden.* Dieser Schwund kann natürlich nur so zustande kommen, daß gleichzeitig mit der akromegalen Neubildung von Zellen und Grundsubstanz, die zur asbestartigen Degeneration gehörenden demaskierten Fasern, die Flüssigkeit zwischen ihnen und die in der Mitte des Herdes zugrunde gegangenen Knorpelzellen humoral entführt werden, der Gewebswucherung Platz machend. Bei dieser Resorption erweist sich die um die asbestartige Degeneration liegende sattrote Grundsubstanz als am längsten widerstehend und bleibt, wie schon oben kurz erwähnt, in Form kleiner Zwickel noch einige Zeit als letzter Rest liegen. Je näher der Knochenknorpelgrenze, d. h. je vorgeschrittener die allgemeine Knorpelwucherung ist, desto spärlicher diese Reste, sie sind oft noch an der Knochenknorpelgrenze zu finden, aber fast nicht mehr da, wo am Knochenmark selbst die Rinde den Gipfelpunkt ihrer Hyperplasie erreicht und zum Zwecke der enchondralen Verknöcherung eine akromegal luxurierende Knorpelwucherungszone hervorbringt. Dieses spurlose Schwinden so bedeutender Degenerationsherde im Zuge der akromegalen Knorpelwucherung hat für diese völlige Gewebsumwälzung etwas sehr Bezeichnendes und wurde nur aus diesem Grund hier angeführt. Daß aber Herde asbestartiger Degeneration auch noch auf andere Weise zur Ausheilung gelangen können, nämlich so, daß sie in offene Verbindung mit Spalten in der dritten Rindenschicht und im Kern treten und von da aus ausgehöhlt und mit Bindegewebe, Knorpel oder Knochenmark ausgefüllt werden, soll noch weiter unten ausgeführt werden.

Nebenbei sei noch bemerkt, daß ausnahmsweise auch im Kern ein langer, längs verlaufender Zug asbestartiger Degeneration sogar genau in der Achse des Rippenknorpels sich findet, die demaskierte Faserung in typischer Weise senkrecht zur Achse, aber nur ausnahmsweise mit Spaltbildung und vielen rötlichvioletten Tropfen darin. Auch typische kollaterale Hyperplasie kann man antreffen mit noch dunkelblauen Kapseln und zum Teil noch blauem Hof, aber, wie für den Kern selbstverständlich, sämtliche Zellen abgestorben. Es stammt somit die ganze Veränderung, wie im Kontrollfall, aus jener, Dezennien zurückliegenden Zeit, als der Kern noch aus lebendem Knorpel bestand und das Bild hat sich dank der mangelnden Umbaumöglichkeit im Knorpel dauernd erhalten wie eine Mitose im Fossil. Daß unter solchen Umständen die kollaterale Hyperplasie keine akromegale Steigerung mehr erfahren konnte, versteht sich aber von selbst.

b) Vermehrung der Sprünge im Kern und in der dritten Rindenschicht. Daß unter normalen Umständen das interstitielle Rindenwachstum zu einer Zeit fortdauert, als der Kern schon abgestorben ist und dieses Wachstum daher nicht mehr mitmachen kann und daß dies parallel zur Längsachse Spannungen im Kern und damit Querrisse in ihm zur Folge hat, ist schon oben beim Kontrollfall erwähnt. Um wieviel mehr wird dies erst beim akromegal enorm gesteigerten interstitiellen Rindenwachstum der Fall sein. Die Folge ist eine ganz enorme Zahl von Sprüngen und Rissen im Kern und in der dritten Rindenschicht (Abb. 10 a, b, c, 12, 13, 14). Es spricht für die Richtigkeit der Annahme eines solchen ursächlichen Zusammenhanges, wenn die Spalten sich hauptsächlich dort finden, wo auch das akromegal gesteigerte Rindenwachstum seinen Höhepunkt aufweist, nämlich nahe der Knochenknorpelgrenze (Abb. 12, 13, 14). Hier liegen die Querspalten nicht in 2—3, sondern in 4—5 und mehr Stockwerken übereinander (Abb. 12, 13, 14) und bieten so dem späteren Abbau beim Vordringen des Knochenmarkes in den Knorpel eine enorm große Oberfläche dar, diesem die Bahn weisend und Vorschub leistend. So entsteht ein oft nicht zu beschreibender Wirrwarr von Spalten und Markräumen (Abb. 13, 14). In den unteren Rippen sind die Spalten viel spärlicher und nur nahe der Knochenknorpelgrenze zu finden. Die

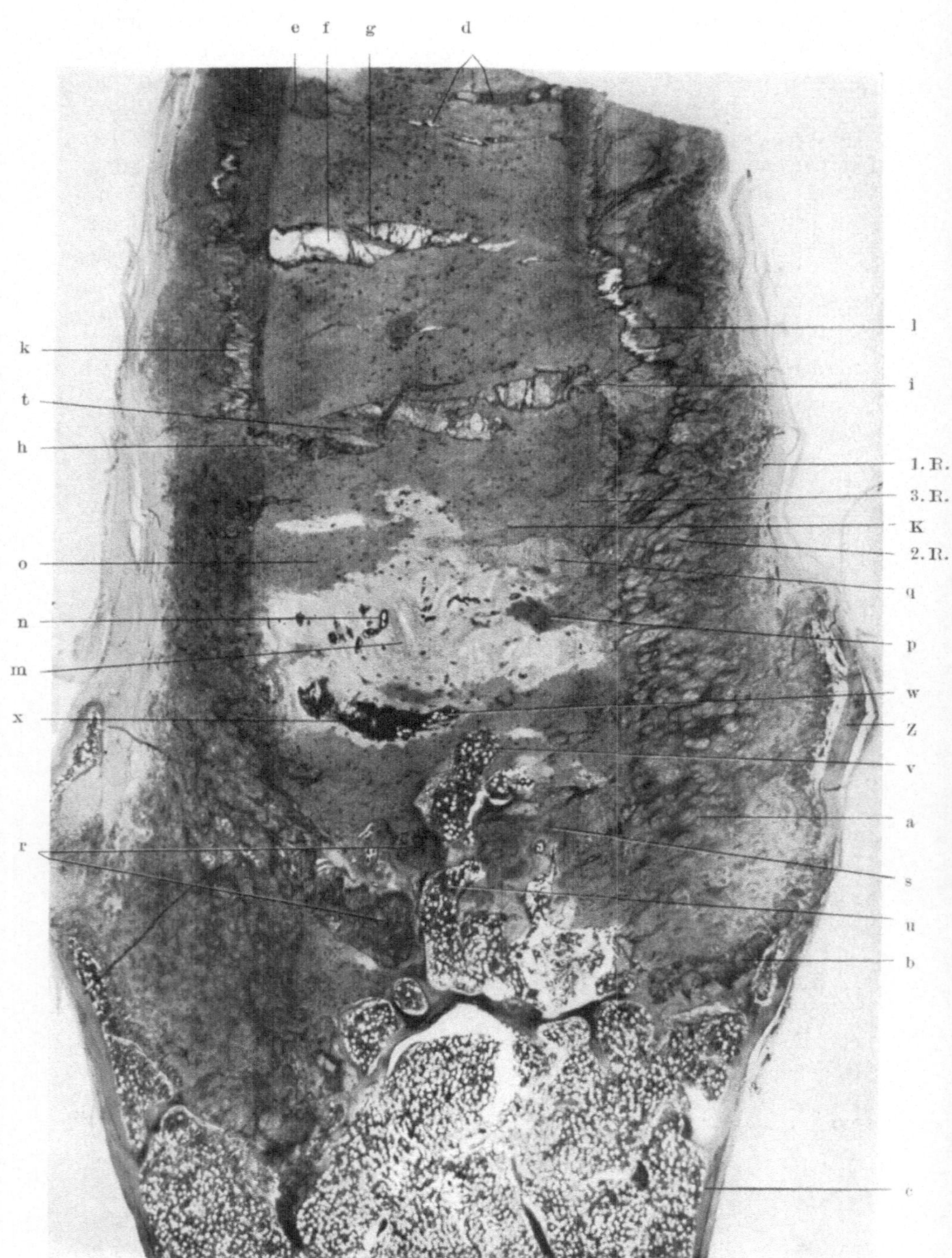

Abb. 12.

ausnahmslos queren Risse (senkrecht zur Längsachse der Rippe) können so lang sein, daß sie den Kern und die dritte Rindenschicht beiderseits durchqueren (Abb. 14 i), an der zweiten Rindenschicht aber machen sie, wie ganz natürlich, meist Halt (Abb. 12 f, h, 13 o, p), auch wenn sie schon sehr breit geworden und mit neuem Knorpel (Abb. 9 F_1, F_2) erfüllt sind (s. u.). Wie aber ein solcher Riß schließlich auch die zweite Rindenschicht in Mitleidenschaft ziehen kann, ist schon unter normalen Umständen gezeigt worden und kommt auch hier noch später zur Sprache. Mittelgroße Spalten wieder treten in langen Scharen auf, die quer den Knorpel durchsetzen, von der zweiten Rindenschicht der einen bis zu der der anderen Seite (Abb. 12 h—i), zwischen ihnen noch schmale, schräge erhaltene Scheidewände (t), so daß der Eindruck der Zerziehung wie bei Striae gravidarum entsteht. Bei der späteren Verbreiterung zu plumpen Höhlen weit über das mechanisch erforderliche Maß hinaus (Abb. 12 m) und Ausfüllung derselben mit Binde- und Knorpelgewebe (s. u.) erfährt oft eine solche Scheidewand an einem Ende eine Unterbrechung und ragt wie eine Halbinsel in die Höhle hinein (g, o, p), was man nur aus Übergangsbildern heraus verstehen kann. Der Spalt ist, noch bevor er klafft, ganz dunkelblau (Abb. 10 a), ebenso sein Saum, wenn er klafft (b), und im Spalt eine blaßblaue Flüssigkeit mit Pseudostrukturen infolge der Härtung oder mit kleinen blauen Tröpfchen.

c) Demaskierung und Umprägung der Knorpelfibrillen. Die nähere Betrachtung der Spalten gibt die Gelegenheit, die Frage nach den Knorpelgrundsubstanz*fibrillen* zu besprechen. In den parallel zur Rippenachse verlaufenden Zügen asbestartiger Degeneration in der zweiten Rindenschicht sieht man die demaskierten Fasern diesen Zug ganz straff-geradlinig überqueren, also senkrecht zur Längsachse der Rippe verlaufen, und man gewinnt dabei die Vorstellung, daß dies die seit jeher in der Grundsubstanz enthaltenen, hier bloß durch Entführung der Kittsubstanz „demaskierten" und durch Zug straff angespannten Knorpelfibrillen sind. Demnach hätten diese in dieser Schicht des Rippenknorpels einen queren Verlauf, also senkrecht zur Längsachse der Rippe. Anders ein Spalt im Kern und der dritten Rindenschicht, dieser zieht quer, also senkrecht zur Längsachse der Rippe und zeigt zumeist keine demaskierten Fibrillen; nur ausnahmsweise nimmt man

---

Abb. 12. Übersichtsbild des Rippenknorpels samt Knochenknorpelgrenze im Längsschnitt.

9,5fache Vergr., 1. R. erste Rindenschicht, 2. R. zweite Rindenschicht in akromegaler Wucherung, a deren mächtige Anschwellung am unteren Ende mit Knorpelwucherungszone b. Der Rosenkranz von der Knochenzinke Z umgriffen. c Rinde der knöchernen Rippe. 3. R. dritte Rindenschicht, K Kern. In diesem zahlreiche quere Spalten, erst spärlich und eng d, dann aber in Scharen f, h—i, den ganzen Kern durchsetzend mit schrägen Schneidewänden t zwischen den Spalten, die durch Zerreißen zu Halbinseln g werden. An das Spaltensystem h—i schließt beiderseits in der zweiten Rindenschicht ein Längszug asbestartiger Degeneration an k, l. Noch näher der Knochenknorpelgrenze vereinigen sich die breiter gewordenen Spalten zu großen Räumen, die mit zahlreiche Gefäße n führendem Bindegewebe m erfüllt sind, in das zungenförmige Kernreste o, p hineinragen. Dieses Bindegewebe bei q zu Knorpel geworden. e, r, s gänzlich verknorpelte Spalten. u, v, w in den Knorpel vordringendes Knochenmark mit großer Blutung x.

in seinem dunkelblauen Randsaum vereinzelte Fäserchen wahr, welche ganz nach Erwarten *senkrecht* zur Längsachse der Rippe verlaufen, also parallel mit dem Rißrand, nicht den Riß überquerend. Es ist dies ein Zeichen ganz passiven Verhaltens dieses toten Knorpelgewebes, denn im lebenden Knorpel kommt es unter solchen Umständen zur Umprägung der Fasern, wie wir sofort sehen werden.

Zu wiederholten Malen aber fanden sich große oder kleine, den Kern und die dritte Rindenschicht ebenfalls quer durchziehende Spalten, welche, im Anklang an die asbestartige Degeneration in der zweiten Rindenschicht, nach außen vom blauen Innensaum ebenfalls einen, wenn auch schmalen, sattroten Hof aufweisen und auch ebenso parallele, dunkelblaue und straff geradlinige Fasern, die den Spalt überqueren, d. h. *parallel* zur Längsachse der Rippe verlaufen, was unserer oben entwickelten Vorstellung von ihrem Verlauf senkrecht zur Rippenachse widerspricht. Die Erklärung könnte die durch SCHAFFER bei anderer Gelegenheit entwickelte sein, daß sich die Fasern umgeprägt haben, am ehesten vergleichbar einer Umkrystallisierung, wobei die neue, auf die ursprüngliche, senkrechte Richtung der Fasern von dem Zug bestimmt wird, indem die Fasern in der Richtung des Zuges neu entstehen. In der Tat wirkt ja hier ein Zug parallel zur Längsachse der Rippe, also im Spalte quer, der ja seine Entstehung und Lage eben diesem so gerichteten Zuge verdankt. Demnach wären dies nicht seit jeher bestehende und jetzt bloß „demaskierte", sondern neu geprägte Fasern. Es fragt sich unter solchen Umständen dann aber, ob denn bei dem Herde asbestartiger Degeneration, der die zweite Rindenschicht parallel zur Rippenachse durchzieht, die diesen überquerenden, straff-geradlinig angespannten Fasern, die also senkrecht zur Längsachse der Rippe liegen, nicht auch neu geprägt sind und nur eben deshalb diesen Verlauf in der Zugrichtung aufweisen, nicht aber deshalb, weil sie seit jeher diese Richtung hatten. Dann wären auch sie nicht „demaskierte" alte, sondern umgeprägte neue Fasern und weder die Spalten noch die asbestartige Degeneration wären dann imstande, irgend etwas über den normalen Verlauf der Knorpelfibrillen auszusagen. Wenn dann der Zug asbestartiger Degeneration oder der Riß sehr breit werden, erfahren die überbrückenden Fibrillen eine Unterbrechung, was so aussieht, als wären sie schließlich durch den Zug zerrissen, denn sie ragen mit freien Enden in die Höhle. In Wirklichkeit ist das nicht eine mechanische Zerreißung, sondern ein molekularer Abbau, wie denn auch die Verbreiterung des Spaltes selbst nicht Folge des Zuges, sondern des gleichen Abbaues ist (s. u.).

Diese Vorstellungen zu überprüfen ergibt sich an solchen Stellen Gelegenheit, wo ein in der zweiten Rindenschicht längs hinziehender Herd asbestartiger Degeneration und ein im Kern und der dritten Rindenschicht quer verlaufender großer Spalt mit ihren Enden zusammentreten oder T-förmig aufeinanderstoßen und unter Vereinigung ihrer Höhlen sich verbinden. Dann sieht man an der Vereinigungsstelle, wo

die senkrecht zur Längsachse der Rippe stehende Faserung der asbestartigen Degeneration und die parallel zu ihr stehende des Spaltes sich
einander nähern, die Faserrichtung einen allmählichen Übergang zeigen
von quer durch schräg zu längs. Oder die asbestartige Degeneration der
zweiten Rindenschicht und der Riß des Kerns nähern sich einander,
vereinigen sich aber nicht und zwischen beide eingeschaltet liegt in der
hier sattroten dritten Rindenschicht eine große Zahl ganz kurzer und
schmaler, höchst regellos durcheinander liegender länglicher Herde
asbestartiger Degeneration, deren Fasern jeweils den Herd überqueren,
also wie diese höchst regellos durcheinander liegen. Wollte man da
voraussetzen, daß alle diese Fasern seit jeher diesen Verlauf hatten, so
müßte man die kaum zu begründende Annahme machen, daß der Faserverlauf es ist, der die Richtung der senkrecht zu ihm gerichteten Spalten
und Herde asbestartiger Degeneration vorausbestimmt und nicht die
Richtung der Zugspannung im Gewebe. Selbstverständlich hingegen
erscheint die gegenteilige Vorstellung, daß die Längsspannung im Kern
einen Querriß, die Querspannung in der zweiten Rindenschicht einen
längsverlaufenden Herd asbestartiger Degeneration zur Folge habe, und
wo beide Spannungen in der dritten Rindenschicht aufeinanderstoßen,
die Spannungsrichtung von Ort zu Ort wechselt; wie immer aber diese
Zerdehnungen (asbestartige Degeneration bzw. Spalt) verlaufen mögen,
stets werden sie von den Fasern überquert, was nur möglich ist, wenn diese,
im Falle der Nichtübereinstimmung mit der jetzt erforderlichen Richtung,
neu geprägt wurden. Der Riß und der Herd asbestartiger Degeneration
stehen quer zur Zugrichtung, die Fibrillen parallel zu ihr. Der Verlauf
beider wird also von der Richtung der Gewebsspannung bestimmt. Mit
diesen Ausführungen soll nicht geleugnet werden, daß es eine Demaskierung
und Beibehaltung von Fibrillen gibt, wenn ihre ursprüngliche Richtung
auch nach der Demaskierung in der derzeitigen Zugrichtung liegen.

Diese Fähigkeit zur mit Richtungswechsel einhergehenden, leicht und
genau der Zugrichtung folgenden Umprägung müßte als eine erstaunliche
funktionelle Anpassung leimgebender Fasern im allgemeinen und der
des Knorpels im besonderen bezeichnet werden, der sonst als torpid
angesehen wird. Sie ist nach SCHAFFERS Vorstellung nicht nur erst
nach Entführung der Kittsubstanz, also erst nach der Demaskierung,
sondern schon an den *in ihr* steckenden Fasern möglich. Dies wäre ein
Analogon des statischen Umbaues der Knochenspongiosa, bei der aber
der Werdegang nichts Rätselhaftes an sich hat, da man den Abbau des
alten und den Anbau des neuen Gewebes klar verfolgen kann; den
näheren Vorgang der Faserumprägung kann man jedoch nicht verfolgen.
Es entspricht aber in gleich hohem Maße dem statischen Bedürfnis,
denn die Kollagenfaser dient der Zugspannung und muß mit ihr die
gleiche Richtung haben. Ändert sich die Zugrichtung, so haben die
alten Fibrillen ihre Bedeutung verloren, schwinden und der neuen
Richtung angepaßte bilden sich neu. Von dieser Art des Knorpelumbaues

spricht BENNINGHOFF, erkennbar an der Umordnung der Spaltlinien
von HULTKRANZ infolge wiederholten örtlichen Druckes auf den Gelenkknorpel. Der Begriff der Umprägung der Knorpelfibrillen aber stammt
von SCHAFFER[1], die er sich so vorstellt, daß die in der Kittsubstanz
steckenden alten Fibrillen aufgelöst werden können, wonach neue Fibrillen
mit ganz anderer Richtung ebenfalls in der Kittsubstanz darin entstehen.
So kann der Knorpel in bezug auf seine Fasern eine völlige innere Umwandlung erfahren.

3. Heilung der Knorpelsprünge und asbestartigen Degeneration.

a) Unterbrechung und abnorme Beweglichkeit des Rippenknorpels.
Bei der für Akromegalie typischen, besonderen Reichlichkeit und Größe
von queren Spalten im Kern und in der dritten Rindenschicht (Abb. 12,
13, 14) kommt die eben erwähnte Vereinigung derselben (Abb. 12 h—i)
mit längsverlaufenden Zügen asbestartiger Degeneration (k, l) in der
zweiten Rindenschicht beiderseits häufig vor. Das gibt eine fast völlige
Unterbrechung und abnorme Beweglichkeit des Rippenknorpels, der
dann nur noch durch die äußere Lage der zweiten Rindenschicht, die sehr
dünne erste Rindenschicht und das Perichondrium zusammengehalten
wird. Dieser letzte Rindenrest gerät infolge der abnormen Beweglichkeit
in Wucherung und wird auch geschädigt, wie das im Kontrollfall schon
geschildert wurde. Schließlich scheint dieser zermürbte Knorpel vom
Perichondrium abgebaut zu werden; so wenigstens müßte man den
Umstand deuten, daß ein solcher Spalt durch einen breiten Kanal weite
Blutgefäße zugeführt bekommt, der im Gegensatz zu den schon geschilderten, von Haus aus vorhandenen Knorpelmarkkanälen von einer
Abbaufläche begrenzt wird. Eine solche reichliche, perichondrale Gefäßzufuhr (Abb. 14 f) führt zu einer bindegewebigen oder knorpeligen Zumauerung des Spaltes (e), wie sie noch viel leichter nach einer Gefäßzufuhr vom Knochenmark aus zustande kommt.

b) Bindegewebige Heilung der Spalten und asbestartigen Degeneration.
Die schon unter normalen Umständen zu beobachtende bindegewebige
Ausheilung von Spalten spielt bei der Akromegalie, wo ja die Spalten
selbst eine bedeutend größere Ausdehnung haben und daher ein end-
gültiger Bruch des ganzen Rippenknorpels droht, eine sehr viel größere
Rolle. Erfahren doch auch die Spalten auf verschiedene, noch zu be-
schreibende Weise eine sehr beträchtliche Erweiterung. Es kommt
vor, daß sie sich zu einem Riesenraum vergrößern (Abb. 12 m), der von
der zweiten Rindenschicht der einen bis zu der der anderen Seite reicht,
wobei die beiderseitige dritte Rindenschicht und der Kern auf eine lange
Strecke spurlos geschwunden ist. So ist der Rippenknorpel förmlich

---

[1] SCHAFFER: Die Stützgewebe. Handbuch der mikroskopischen Anatomie des
Menschen.

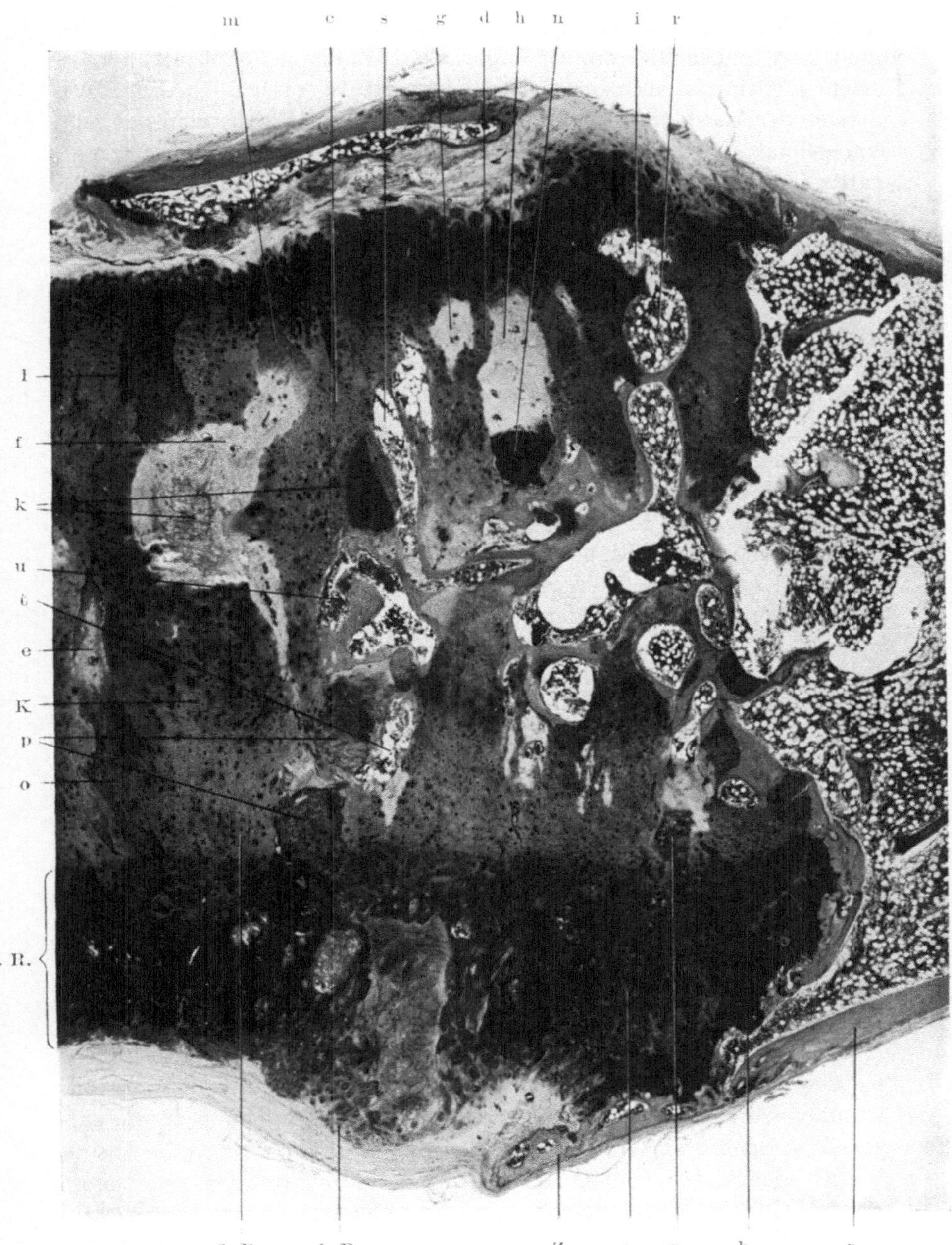

Abb. 13. Zerklüftung des Rippenknorpels nahe der Knochengrenze.

11,6fache Vergr., 1. R. erste Rindenschicht, 2. R. zweite Rindenschicht, in akromegaler Wucherung, bei a stark verdickt und am unteren Ende enchondral verknöchernd b. Der Rosenkranz von der Knochenzinke Z umgriffen. 3. R. dritte Rindenschicht. Vom Kern K oft nur noch schmale Reste c, d erhalten, da er von zahlreichen queren Spalten durchsetzt ist. Diese teils mit gefäßhaltigem Bindegewebe e—i ausgefüllt, das bei k—q bereits zu Knorpel geworden ist. r—u Knochenmark, den Spalten folgend, in den Knorpel vordringendt. r Rinde des Rippenknochens.

ausgehöhlt. Die Spalten und die aus ihnen hervorgegangenen Höhlen sind von einem an strotzend gefüllten Capillaren (Abb. 12 n, 15 b) reichen, hier niemals nekrotischen Bindegewebe ausgefüllt (Abb. 12 m), dessen derbe, starr und straff-geradlinig (Abb. 15 a), scheinbar ganz unregelmäßig, wirr, kreuz- und querverlaufenden Faserbündel klar verraten, daß sie auf Zug beansprucht sind, eine mechanische Aufgabe erfüllen, den Spalt, also einen Ort abnormer Beweglichkeit, wie durch Taue in sich wieder verfestigen. Sie sind auch dementsprechend an beiden Spalträndern im Knorpel verankert (Abb. 15 c, d) (s. u.). Wo, wie schon oben beschrieben, ein Spalt im Kern mit der Höhle einer asbestartigen Degeneration in der zweiten Rindenschicht beider Seiten in offene Verbindung getreten ist, wird auch diese vom Spalt aus mit Bindegewebe ausgefüllt. Die vielen frischen und älteren Blutungen (Abb. 12 x) in dem straffen Bindegewebe zeugen von bei seiner Beanspruchung erfolgenden Verletzungen der weiten Gefäße mit capillärer Wand. Ob die Capillaren und mit ihnen das Bindegewebe von Knorpelmarkkanälen (Abb. 14 f), also vom Perichondrium oder vom Knochenmark der knöchernen Rippe (Abb. 12 w) stammen, ist im Schnitt gewöhnlich nicht ersichtlich, wohl meist vom ersteren, denn die Spalten sind vom letzteren oft weit entfernt (Abb. 12 e, 14 e). Aber wie unter normalen Umständen sind es auch hier die Blutcapillaren, die zuerst in den Spalt eindringen, zu einer Zeit, wo von Bindegewebsfasern noch kaum die Rede ist und die Capillaren in einer farblosen Flüssigkeit schweben, darin ausgetretene rote Blutkörperchen, Wanderzellen und zuweilen Chondroclasten an der Arbeit. Eine Capillare kann vom Spalt aus auch ganz selbständig in den Knorpel abbauend vordringen, wobei sie von einem breiten Aufhellungshof umgeben ist.

Die Spalten können schon vor ihrer Erfüllung mit Bindegewebe auf eine unten noch zu besprechende Weise eine namhafte Verbreiterung erfahren (Abb. 12 e, h—i). Diese Verbreiterung schreitet aber auch während ihrer bindegewebigen Ausheilung auf eine andere, sofort zu besprechende Weise fort und erfährt dadurch eine Umbildung zu großen Höhlen (Abb. 12 m), denen man später nicht mehr ansieht, daß sie aus Spalten hervorgegangen sind. Diese Erweiterung der Spalten geschieht so, daß sie, wie im Kontrollfall geschildert, an ihren Rändern unvollkommen nach WEICHSELBAUM-POMMER abgebaut werden, d. h. am aufgehellten Spaltrand wird die Kittsubstanz humoral entführt, die Fasern werden demaskiert, unter Ausstattung mit Bindegewebszellen sofort zu straffem, gefäßführendem Bindegewebe umgeprägt, wobei dieses neu, viel reichlicher, gröber und auch mit seiner Faserrichtung der neuen Aufgabe angepaßt ist. So wurzelt also dieses Bindegewebe (Abb. 15 a) im Knorpel, seine Bündel sind wie Taue im Knorpel verankert und dieses seiner mechanischen Aufgabe bestens angepaßte Verhältnis des Bindegewebes zum Knorpel erhält sich unbeschadet des rings am Spaltrand fortschreitenden Knorpelabbaues. Stößt dieser an die zweite Rinden-

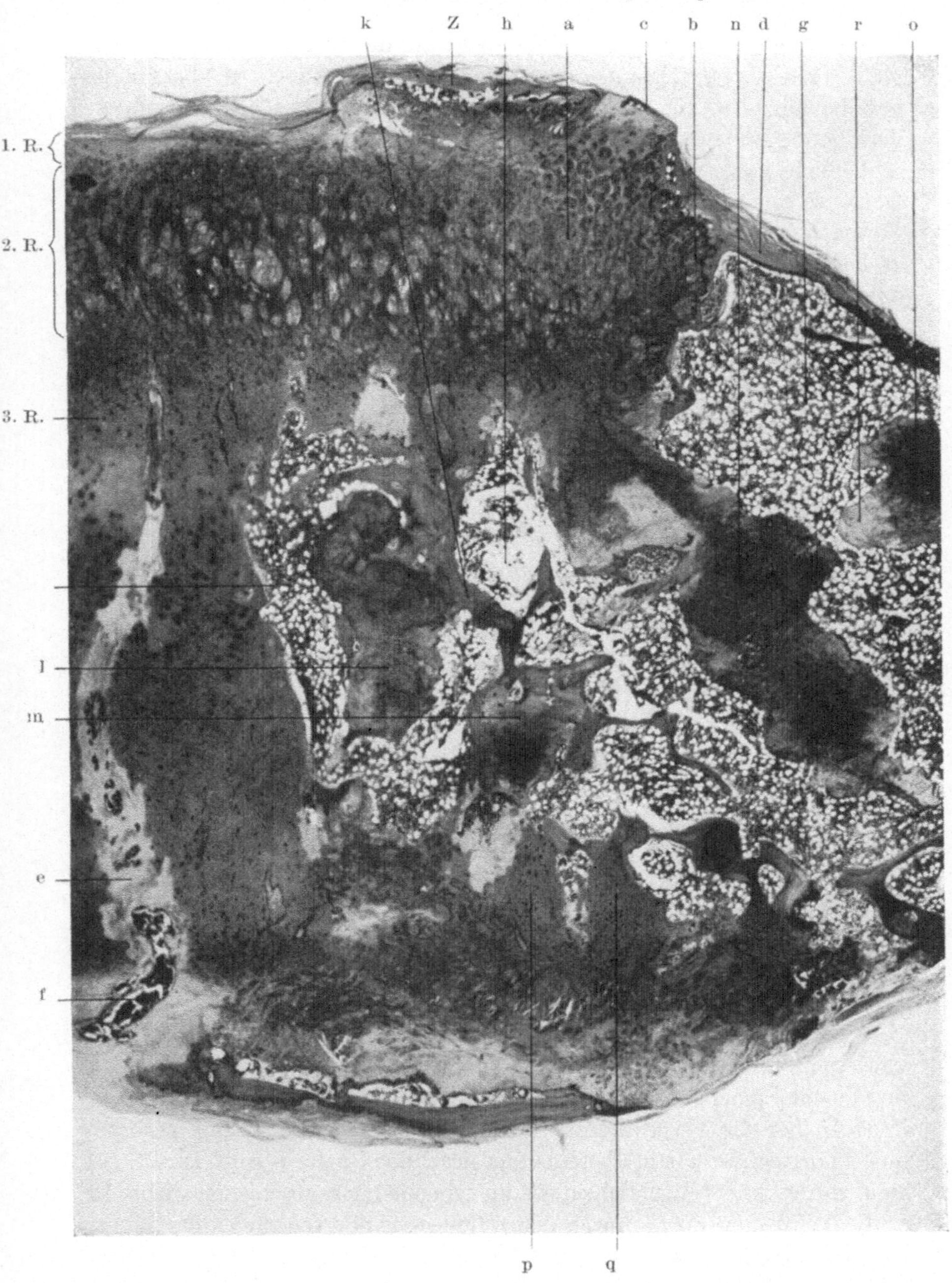

Abb. 14. Dem Abbau widerstehender Füllknorpel, Rippenlängsschnitt.

15,4fache Vergr., 1. R. erste Rindenschicht, 2. R. zweite Rindenschicht in akromegaler Wucherung, am unteren Ende a am dicksten und bei b in enchondraler Verknöcherung. Der Rosenkranz von der knöchernen Z umgriffen, die bei c unterbrochen ist, d Rinde des Rippenknochens, e gefäßhaltiger bindegewebeführender Spalt von einem perichondralen Gefäß f gespeist. Das Knochenmark g den Spalten folgend, hoch in den Knorpel vorgedrungen h, i, unter Ausbildung einer neuen Spongiosa k und völligem Abbau des alten Rippenknorpels. Nur der junge Füllknorpel widersteht diesem Abbau l, m, n und findet sich noch im Knochenmark der knöchernen Rippe als Knorpelinsel o.

schicht (Abb. 15 h), so greift er sie nicht an, der lebende Knorpel widersteht. Wo Chondroclasten den Knorpel abgebaut haben, ist das Bindegewebe nicht im Knorpel verankert, sondern grenzt sich ohne Faserverbindung scharf von ihm ab. Der bindegewebserfüllte Raum wird schließlich ganz unregelmäßig und wie früher in die leeren Spalten (s. o.), so ragen jetzt in das ihn erfüllende Bindegewebe halbinselförmige Fortsätze aufgehellten, älteren Knorpels hinein (Abb. 12 o, p, 15 i), oder es liegen gar große und kleine solche, zellhaltige oder zellose, schwindende Knorpelinseln frei im Bindegewebe (Abb. 15 e).

Es sei ausdrücklich erwähnt, daß wir uns, der heutigen Vorstellung von der Entwicklung und Regeneration des Bindegewebes entsprechend, die Entstehung des Bindegewebes in den Spalten und Höhlen nach asbestartiger Degeneration in folgender Weise vorstellen müssen: Mit den Gefäßen gelangt aus dem Knochenmark oder Perichondrium auch neues Bindegewebe in die Höhlen, dessen mesenchymales Syncytium in seinem Protoplasma *neue* Kollagenfasern entwickelt. Diese vereinigen sich sekundär mit dem alten, kollagenen, demaskierten Faserwerk des Knorpels, indem sie es unter Ausstattung mit von außen her kommenden Bindegewebszellen durchwachsen. Dieser Vorgang liegt dem unvollkommenen Abbau von WEICHSELBAUM-POMMER zugrunde, für den die bindegewebige Ausheilung der Knorpelhöhlen bloß ein spezielles Beispiel ist. Das klar auszusprechen war deshalb nötig, weil BÖHMIG eine ganz andere Vorstellung entwickelt, nach der die seit Jahrzehnten in der Kittsubstanz eingeschlossenen Knorpelfibrillen als solche nach ihrer Demaskierung baumartig aussprossen, sich verzweigen und sie sind es also, die das neue Bindegewebe erzeugen. Er sah nichts, was dafür spricht, daß das Bindegewebe „von der Gefäßneubildung herrührt". Wenn er aber trotzdem das neue Bindegewebe „unter Mitwirkung der eintretenden Gefäße" entstehen läßt, so kann das wohl nur so gemeint sein, daß die Gefäße bloß das Baumaterial herbeischaffen.

c) Ersatz des Spaltenbindegewebes durch Knochenmark. Von der Umwandlung des die ehemaligen Spalten füllenden Bindegewebes zu Knorpel soll weiter unten die Rede sein. Hier sei nur noch darauf hingewiesen, daß das ganze Spaltensystem für das Vordringen von Knochenmark samt Spongiosa (Abb. 12 u, v, w, 13 r—u, 14 g, h, i, k) vom Rippenknochen her die vorbestimmte Bahn bedeutet. Die im Rippenknorpel quer und stockwerkartig übereinander liegenden Spalten (Abb. 12, 13, 14) sind durch knorpelige Scheidewände voneinander geschieden (Abb. 13 c, d). Wird eine solche durch den schon geschilderten molekularen Abbau an einer kleinen Stelle durchbrochen, so dringt das Knochenmark schnell im Bindegewebe des Spaltes vor und so sprunghaft von Spalt zu Spalt, wobei die schwerer abzubauenden knorpeligen Scheidewände der Hauptsache nach stehenbleiben (Abb. 12 o, p, 14 p, q). Nach eben erfolgtem Durchbruch einer Scheidewand hat man Gelegenheit, das Vordringen des Knochenmarkes (Abb. 12 w) in einen bindegewebserfüllten Spaltraum zu beobachten, und sieht z. B., wie das bereits von einem Knochenbalken umrahmte Knochenmark durch eine Unterbrechung dieser knöchernen Umrahmung pilzförmig in das Bindegewebe des Spaltes ersetzend eindringt und mit ihm auch Knochenmarksgefäße, um die herum ausgedehnte Blutungen Platz greifen und Pigmentkörnchenzellen auftreten. Diese Blutungen mögen zum Teil darin ihre Ursache haben, daß hier die vom Knochenmark herkommenden Gefäße mit dem bisher von einem Knorpelmarkkanal, also vom Perichondrium her gespeisten Gefäßsystem des bindegewebsführenden Spaltes anfangs unharmonisch zusammenstoßen. Die seitliche Zufuhr perichondraler, weiter Gefäße durch einen Knorpelmarkkanal zu einem sich von unten her mit Knochenmark füllenden Spalt kann man gelegentlich in voller Klarheit feststellen. Bei Spalten, die, obwohl weit von der Knochenknorpelgrenze liegend, doch mit Knochenmark erfüllt sind, kann man annehmen, daß das Knochenmark ausschließlich durch Knorpelmarkkanäle aus dem Perichondrium mit Blut gespeist wird. In der Hauptsache aber dringt Knochenmark samt Bälkchen vom Rippenknochen, und zwar in der Rippenachse in den Knorpel vor; dabei erhalten sich die perichondralwärts gerichteten, bindegewebserfüllten Ausläufer der Spalten unverändert noch geraume Zeit, stehen in offener Verbindung mit dem axialen Markraum, aber auch *ihr* Bindegewebe wird langsam vom Knochenmark ersetzt.

Nebenbei sei kurz eines Zerfallsherdes Erwähnung getan, der mit der Akromegalie nicht zusammenhängt und unter Verschonung der ersten und dritten bemerkenswerterweise ausschließlich die zweite Rindenschicht betrifft. Diese ist in ganzer Dicke von einem großen Aufhellungsherd eingenommen, der an vielen Stellen nach WEICHSELBAUM-POMMER abgebaut wird, wobei ein ödematöses Bindegewebe mit kreuz- und querziehenden Fasern, spärlichen, pyknotischen Kernen und leeren, mäßig zahlreichen Capillaren entsteht, das sich stellenweise wieder zu neuem Knorpel umwandelt, mit zahlreichen kleinen, dichtstehenden Knorpelzellen. Die Abstammung der Gefäße im Schnitt ist nicht ersichtlich, aber in nächster Nähe finden sich viele Spalten im Kern und der dritten Rindenschicht. Der alte aufgehellte Rindenknorpel ist in großen, zellhaltigen oder kleinen zellosen Inseln erhalten.

d) Der akromegal massige Füllknorpel. Die Umwandlung des die Spalten füllenden Bindegewebes zu Knorpel erreicht in einer für die Akromegalie sehr kennzeichnenden Weise eine geradezu imposante Ausdehnung (Abb. 12 e, r, s, 13 k—q, 14 l—o, z, 15 f) und beruht vor allem darauf, daß die Akromegalie in ganz spezifischer Weise die Knorpelentwicklung anregt, wie das schon oben in der alten Rinde geschildert ist. Solcher Füllknorpel fand sich im Kontrollfall in äußerst beschränktem Maße, ausnahmslos nur auf der pectoralen Seite da, wo ein eine Erweichungshöhle enthaltender Herd asbestartiger Degeneration in der zweiten Rindenschicht an der Knochenknorpelgrenze eröffnet und so der am Perichondrium verbliebene Rest der zweiten Rindenschicht abnorm beweglich und durch den Füllknorpel wieder festgemacht wurde. In anderen normalen Fällen kommt Füllknorpel auch reichlicher und auch an anderen Orten vor. Bei der Akromegalie hingegen sind weit ausgedehnte, zusammenhängende Systeme riesiger, stockwerkartig übereinander liegender Spalten im Kern und in der dritten Rindenschicht von einem geradezu massenhaften Knorpel erfüllt (Abb. 9 F_1, F_2, 19 F, F_2, 18 F, k, 20 F_1, F_2, 21 F), aber fast nur in der Nähe der Knochenknorpelgrenze (Abb. 12 e, r, s, 13 k—q, 14 l—o). Eine solche riesige Knorpelplombe dehnt sich quer über den ganzen Kern und die dritte Rindenschicht beiderseits (Abb. 19 k) und kann überdies auch noch in die zweite Rindenschicht auf beiden Seiten eine längsverlaufende, lange Fortsetzung entsenden, die hier die ehemalige Erweichungshöhle aus asbestartiger Degeneration erfüllt. Der von Spalten und Höhlen kreuz und quer durchsetzte, daher abnorm beweglich gewordene, alte, ehemals steife Rippenknorpel wird so in sich wieder verfestigt, und zwar dank der Weichheit des neuen, jungen Füllknorpels unter Beibehaltung der erlangten erhöhten Biegsamkeit. Ein Schnitt durch einen solchen Rippenknorpel hat die größte Ähnlichkeit mit der Schliffffläche einer Marmorplatte (Abb. 12, 13), in der ein Spaltensystem im alten Gestein von neuem, andersartigem, leicht unterscheidbarem Gestein wieder ausgefüllt ist. Selbst die Entstehung dieser Spalten durch Zug und Biegung ist bis zu einem gewissen Grade in beiden Fällen ähnlich. Füllknorpel kommt schon unter normalen Bedingungen vor, seine überraschende Massenentfaltung aber ist für Akromegalie kennzeichnend.

In bezug auf die Struktur des primitiven, stark blauen, faserigen Füllknorpels (Abb. 16 F), den BÖHMIG noch niedriger stellt als Faserknorpel und ihn bloß „fibrillären" Knorpel nennt, ist zu dem schon im Kontrollfall Gesagten nichts wesentlich Neues hinzuzufügen, höchstens nur, daß die nicht sehr stark hervortretende Faserung meist quer zu dem Spalt steht, den der Füllknorpel plombiert (Abb. 16 F), daß, wie die Spalten selbst, so jetzt der Füllknorpel sich oft gabelt und daß, wie ehedem im Bindegewebe, so jetzt im Füllknorpel sehr oft kleine und große, dann aber noch zellhaltige, lacunäre Reste alten, toten Rippenknorpels sozusagen freischwebend eingeschlossen liegen; oder aber der alte Knorpel ragt mit halbinselförmigen Fortsätzen in den neuen hinein, die nichts anderes sind als durchbrochene Scheidewände zwischen ehemaligen, benachbarten Spalten.

Der Werdegang des neuen Knorpels, der ausschließlich auf der Grundlage des die Spalten schon vorher erfüllenden Bindegewebes entsteht, läßt sich hier viel besser verfolgen als unter normalen Umständen, und zwar weil hier dazu reichlichst Gelegenheit gegeben ist. Diese Verknorpelung des Bindegewebes (Abb. 15 g) beginnt mit einer Infiltration seines Faserwerkes mit blauer Knorpelkittsubstanz. Dabei werden die Bindegewebsfasern (a), so wie sie sind, in den Knorpel (g) eingeschlossen und anfangs noch ganz unvollkommen maskiert. Die Bindegewebszellen behalten noch lange ihren Charakter und verwandeln sich erst ganz langsam zu typischen Knorpelzellen (f). Im Gegensatz

zu den Zellen und Fasern aber bilden sich die Gefäße (b) des Bindegewebes bei seiner Verknorpelung ganz zurück. Diese direkte Umwandlung des den ehemaligen Spalt füllenden Bindegewebes zu Knorpel
beginnt fast immer am Spaltrand (f) und schreitet gegen das Spaltinnere
fort (g), wobei in aller Klarheit an der Grenze zwischen Bindegewebe
und Knorpel (g) die Fasern des ersteren in die des letzteren übergehen,

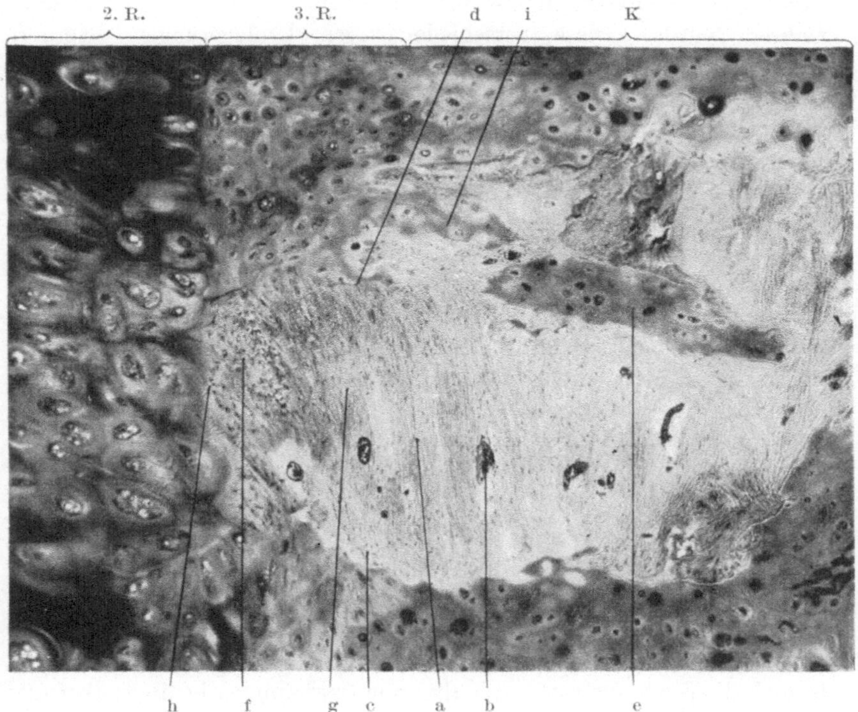

Abb. 15. Füllknorpelbildung auf bindegewebiger Grundlage.

40fache Vergr., 2. R. Teil der akromegal wuchernden zweiten Rindenschicht, 3. R. dritte
Rindenschicht, K Kern. Ein ehemaliger Spalt im Kern und der dritten Rindenschicht
derzeit mit Bindegewebe ausgefüllt a, das straff quer gefasert ist, Gefäße b führt und bei c, d
im alten Knorpel verankert ist. e Insel alten Knorpels im Bindegewebe. Dieses bei g in
fortschreitender Verknorpelung. f schon fertiger Füllknorpel.

wo sie ja noch unvollkommen maskiert sind. Die Faserkontinuität,
besser Fasergemeinschaft sichert die feste Vereinigung beider Gewebe.
Ebenso fest ist die Verbindung des Füllknorpels am Rande des ehemaligen
Spaltes (c, d) mit dem alten Rippenknorpel, denn zwischen dem Binde-
gewebe, aus dem der Füllknorpel hervorgegangen ist und dem alten
Rippenknorpel besteht, wie schon oben ausgeführt, Faserkontinuität; die
Faserung erfährt also keine Unterbrechung, wenn wir uns vom alten
Rippenknorpel in den Füllknorpel und von diesem in das Bindegewebe
begeben. Bei dieser Umwandlung von altem Knorpel zu Bindegewebe

und von Bindegewebe zu neuem Knorpel nach WEICHSELBAUM-POMMER wird die Knorpelkittsubstanz erst spurlos beseitigt, dann wieder aufgebaut; die alten Zellen vielleicht zum Teil beibehalten, jedenfalls aber durch viele neue vermehrt; die Fibrillen erst demaskiert, dann wieder maskiert, dabei vom Grund auf umgebaut, d. h. die alten zum großen Teil durch neue ersetzt, ohne daß in der ganzen Zeit dieses Umwandlungsvorganges die Fasergemeinschaft der Gewebe eine Unterbrechung erfahren würde. Diese verschiedenartigen Umlagerungen erfordern einen lebhafteren Stoffaustausch, wie er nur durch Gefäßzufuhr möglich ist; diese erfolgt vom Knochenmark, ausnahmsweise nur vom Perichondrium aus auf dem Wege einer neu hergestellten Verbindung zwischen diesem und dem der Heilung zuzuführenden Spalt. In dem Maße, als das Bindegewebe von seinen perichondriumwärts gerichteten Ausläufern und seiner ganzen Peripherie aus verknorpelt, verliert es fortschreitend an Boden und liegt in seinen letzten Resten oft im Zentrum des Füllknorpels (Abb. 13 e), meist axial im Rippenknorpel, in fortschreitender Verknorpelung begriffen und noch mit strotzend gefüllten Gefäßen versehen. Dieses Sichzurückziehen des Bindegewebes erfolgt Schritt für Schritt, nicht aber sprunghaft, denn es würde das übersprungene Stück Bindegewebe durch den gefäßlosen Knorpel von der Gefäßzufuhr abgeschnitten und nekrotisch werden, was aber nirgends der Fall ist.

4. Die weiteren Schicksale des Füllknorpels.

a) Der fermentativ-humorale Abbau der Spaltwand und der Knorpelplombe. Hier ist der Platz, an der Hand der im Falle der Akromegalie gewonnenen Erfahrungen die im normalen Falle gewonnene Erkenntnis (s. S. 19) weiter zu begründen, daß sowohl die asbestartige Degeneration als auch die Spalten zwar durch abnorme Spannungen bedingt, aber erst unter Zuhilfenahme fermentativer Verflüssigung und humoraler Entführung der Kittsubstanz und der Fibrillen zustande kommen. Daher dienen diese fermentativ-humoralen Vorgänge einer mechanischen Aufgabe, nämlich der Ausgleichung von Zugspannungen im Gewebe, wie man das aus der Lage und Verlaufsrichtung der asbestartigen Degeneration und der Spalten erkennt. Würden sie diese mechanische Aufgabe nicht haben, so wären die fermentativ-humoral entstandenen Höhlen mehr weniger kugelig. Dieser Form streben sie aber auch in der Tat zu, wenn die humoralen Abbauvorgänge, einmal in Gang gebracht, ihre Tätigkeit sonderbarerweise fortsetzen, auch nachdem die Zugspannungen schon ausgeglichen sind, also ohne mechanisches Bedürfnis. So wird aus dem erst langgestreckten Herd asbestartiger Degeneration eine große, flüssigkeitserfüllte Erweichungscyste, die an der Knorpeloberfläche buckelig vorspringt und ein Spalt, der ursprünglich eine unverkennbare Ähnlichkeit mit einem Materialsprung, im Holz etwa, hat — schmal, lang, parallelrandig, spitz auslaufend —, erweitert sich zu einer plumpen

Höhle und verliert so seinen ursprünglichen, der mechanischen Entstehung entsprechenden Charakter völlig. Dabei runden sich die spitzen Ausläufer ab und die Spalten werden enorm breit. So lange ein den Kern quer durchsetzender Spalt sehr eng ist, leuchtet es ein, daß er die Zugspannung ausgleicht, die im toten Kern entsteht, wenn die ihn umgebende, lebendige Rinde interstitiell in der Längsrichtung wächst. So groß kann aber dieses Längswachstum und diese Zugspannung gar nicht sein, daß so enorm breite Spalten zu ihrer Ausgleichung erforderlich wären. Vielmehr werden eben die Spalten durch den Vorgang des fermentativen Abbaues an ihrer Innenfläche weit über das mechanische Bedürfnis hinaus erweitert und zu plumpen, den Rippenknorpel aushöhlenden Räumen umgewandelt. Da bei der Akromegalie die Spalten besonders reichlich (s. o.) und eng benachbart nebeneinander liegen, so werden bei ihrer eben erwähnten Erweiterung die sie trennenden Scheidewände durchbrochen und ragen dann als Halbinseln in die durch Zusammenfließen der Spalten entstandenen breiten Höhlen vor und verraten so, daß diese aus dem Zusammenfluß von Spalten entstanden sind. Auch später noch, wenn inzwischen die Spalthöhlen sich mit Bindegewebe angefüllt haben und dieses noch später zu Füllknorpel geworden ist, erhalten sich diese Halbinseln noch, sind aber nunmehr in Bindegewebe bzw. in Knorpel gebettet.

Das mikroskopische Bild des in fortschreitendem fermentativ-humoralem Abbau begriffenen Spaltrandes, und zwar vom ersten Beginn seiner Entstehung bis zu seiner Erweiterung zu einer plumpen Höhle, ist das Folgende. Der sonst dunkel rotviolette Knorpel ist am Spaltrand rein und ganz dunkelblau, das Blau zu Körnchen zerfallend und am Rande spurlos durch humorale Entführung schwindend. Daher wird der anfangs etwa geradlinige Spaltrand oft zu konkav buchtigen oder sanft welligen Formen ausgefressen und läßt dann den Gedanken gar nicht mehr aufkommen, daß der Spalt rein nur durch eine einfache Gewebszerreißung entsteht. Bei diesem Abbau schwinden Kittsubstanz und Fibrillen gleichzeitig oder erstere zuerst, während die blauen Fibrillen sich noch eine Weile erhalten, am spitzen Spaltende starr geradlinig den senkrecht zur Rippenachse liegenden Spalt durchqueren, also parallel zur Rippenachse liegen, wo der Spalt aber nur etwas breiter wird, unterbrochen werden und nur als spärliche, kurze Stümpfe sich erhalten. Die Unterbrechung der Fibrillen ist aber nicht etwa als Zerreißung durch mechanischen Zug, sondern ebenfalls als humoraler Abbau aufzufassen, wie schon bei Gelegenheit der asbestartigen Degeneration hervorgehoben. Manchmal verbleibt bei diesem Knorpelschwund des Spaltrandes eine strukturlose, blaßblaue, substanzarme und daher durch Schrumpfung zu Pseudostrukturen neigende Masse. Alles das verleiht dem Spaltrand eine „weiche" Beschaffenheit, im Gegensatz zu einem „harten" Bruch- oder Rißrand. In den Spalthöhlen liegt eine homogene, basophile Substanz, netzig oder unter Bildung großer Schrumpfungslücken geronnen.

Man sollte erwarten, daß der hier geschilderten, ständigen Erweiterung der Spalten zu großen Räumen Halt geboten wird, wenn diese endlich mit Füllknorpel plombiert sind. Das ist aber nicht immer der Fall, denn trotz dieser Knorpelplombe kann der fermentativ-humorale Abbau an der Grenze beider Knorpelarten (Abb. 16 c, d, 17 c) wieder einsetzen wie bei einer Zahncaries unter der Plombe, mit dem Unterschiede jedoch, daß hier nicht nur der alte Rippenknorpel, sondern auch der neue Plombenknorpel dem Abbau verfällt, der ja durchaus nicht ein edleres, sondern im Gegenteil ein in der Güte geringerwertiges Material darstellt als der alte Rippenknorpel. An der Stelle, wo dieses Rezidiv nun einsetzt, tritt an der bis dahin scharfen Knorpelkittlinie (Abb. 16 d, 17 b) zwischen altem und neuem Knorpel, also an der Plombengrenze des alten Knorpels der für seinen fermentativ-humoralen Abbau so kennzeichnende dunkelblaue (Abb. 16 g) Grenzsaum auf (s. o.). Erhält sich dieser erste Saum manchmal an Ort und Stelle (Abb. 17 e, h), obwohl der Abbau gegen den alten (Abb. 17 f, k) und neuen (g, l) Knorpel fortschreitet, so kann man sehen, welche Unterschiede im Zerfallsbilde beider Knorpelarten zutage treten, die sich von ihrer Verschiedenheit ableitet. Die Grenze, bis zu der der rezidivierende Abbau nach einiger Zeit schließlich fortgeschritten ist, ist ebenfalls durch einen neuen, zweiten blauen, parallel zum ersten verlaufenden Saum (Abb. 17 i, l) gekennzeichnet, der im neuen Knorpel (Abb. 16 h) viel breiter ist als im alten (Abb. 16 i). Der Abbau selbst schreitet im neuen Knorpel (Abb. 17 g, l) langsamer fort als im alten (Abb. 17 f, k) oder in beiden etwa gleich schnell (Abb. 16 d, k). Die beim Abbau des Knorpels verbleibende Flüssigkeit färbt sich auf seiten des neuen Knorpels dunkler blau (Abb. 16 k, 17 g, l) als auf seiten des alten (Abb. 16 d, 17 f, k) und führt noch dunkler blaue Tropfen, und die spärlichen, den neuen Spaltraum überquerenden, demaskierten Fibrillen (Abb. 17 k), schwinden auf seiten des neuen Knorpels schneller. Dics die Abbauvorgänge am Rand des mit Füllknorpel plombierten Spaltes; womöglich noch auffallender aber sind sie an *spitzen Ausläufern* desselben (Abb. 16 f). Denn indem der Abbau in der eben geschilderten Weise auch hier seinen Fortgang nimmt, erfährt der Spalt eine Verlängerung (Abb. 16 e), die klafft, aber keinen Füllknorpel beherbergt, denn dieser (f) wächst nicht etwa in den sich verlängernden Spalt nach, sondern erfährt im Gegenteil selbst auch den gleichen fermentativ-humoralen Abbau, was nur zur Vergrößerung der leeren Strecke des Spaltes (e) beiträgt. So erfährt der Spalt eine Verlängerung noch zu einer Zeit, als sein ältester Teil schon mit Füllknorpel (f) plombiert ist. Dieser neueste Spaltanteil (e) ist durch den gefäßlosen Füllknorpel vom Knochenmark getrennt, kann daher nicht mit neuem, gefäßhaltigem Bindegewebe erfüllt werden, das sich dann in Knorpel umwandeln könnte. Diese so am Rand und spitzen Ausläufern erfolgende Vergrößerung des ganzen Raumes führt dazu, daß Knorpelplombe (f) und Höhle (e) inkongruent werden. Die

Plombe (F) ist nicht mehr ein ganz getreuer Ausguß des Spaltes und gibt nicht mehr seine Gestalt und Größe wieder. Er ist für die Höhle zu klein, aber auch die Höhle für ihn zu groß geworden. Und wenn auch zwischen beiden noch vielfach Verbindungen bestehen (b), so könnte doch die Zeit kommen, wo die Plombe ganz lose sequestriert in der Höhle frei

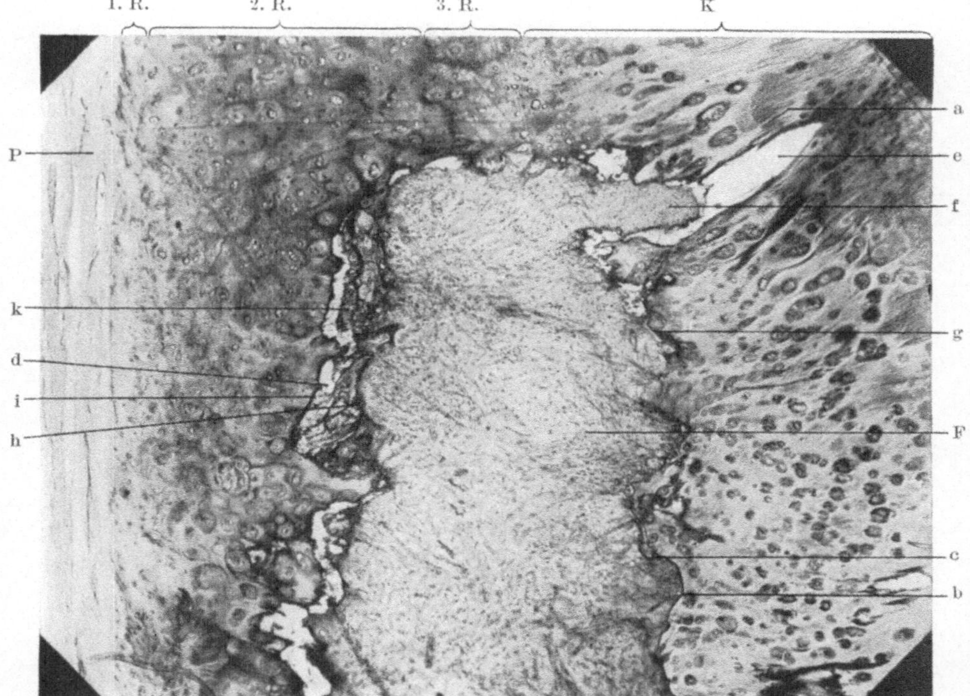

Abb. 16. Lockerung der Füllknorpelplombe durch humoralen Abbau.

26fache Vergr., P Perichondrium, 1. R. erste Rindenschicht ohne Wucherung, 2. R. zweite Rindenschicht in erst mäßiger akromegaler Wucherung, weil 1 cm von der Knochenknorpelgrenze entfernt. Die dritte Rindenschicht 3. R. und der Kern K ohne Wucherung. In diesem ein Herd asbestartiger Degeneration a. Ein ehemaliger breiter, parallel zur Längsachse ziehender Spalt zwischen Kern und zweiter Rindenschicht mit dem ganz anders gebauten, faserigen Füllknorpel F plombiert und in scharfer, lacunärer Kittlinie b dem alten Kernknorpel anliegend. Von c an aber lockert sich an der ganzen übrigen Grenze die Verbindung zwischen Füllknorpel und altem Rippenknorpel durch humoralen Abbau beider, der bei d den Höhepunkt erreicht. Ein den Spalt e ehemals füllender Fortsatz des Füllknorpels f paßt jetzt nicht mehr in ihn hinein.

beweglich wird, aus der sie, im Gegensatz zur Zahnplombe aber nur nicht herausfallen kann. Manchmal übernimmt eine sattrote, homogene, eingedickte Masse, die einen alten Spalt ganz ausfüllt, dieselbe Rolle eines Formausgusses wie der Füllknorpel, und auch dann kann man, eben dank diesem Formausguß, den Fortgang der Spalterweiterung verfolgen.

b) Bloßlegung des Füllknorpels durch vordringendes Knochenmark. Es ist schon gelegentlich des Kontrollfalles, wo ja der Füllknorpel eine ganz untergeordnete Rolle spielte und nur als kleines Bröckelchen vorkommt, erwähnt, daß beim Vordringen des Knochenmarkes in den alten, toten Rippenknorpel nach vorangehendem molekularem Abbau desselben der Füllknorpel dieser Art des Abbaues als jugendliches Gewebe

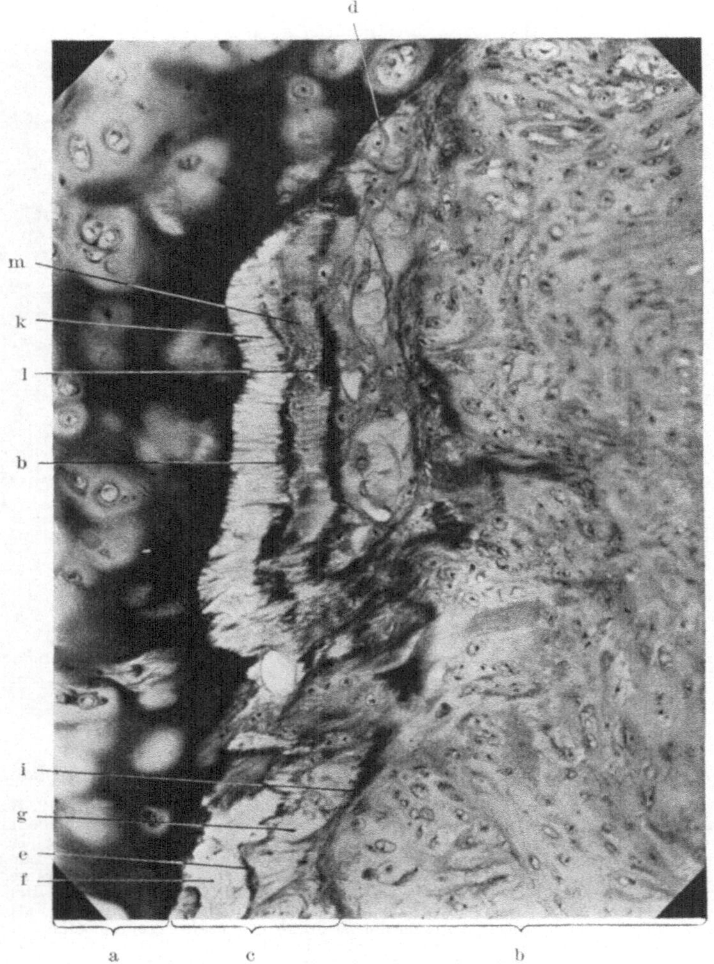

Abb. 17. Humoraler Knorpelabbau an der Grenze zwischen altem Rippenknorpel und Füllknorpelplombe bei stärkerer (100facher) Vergrößerung.

Zwischen dem alten Knorpel a und dem Füllknorpel b liegt die Zone humoralen Abbaues beider c, während bei d beide Knorpel noch in scharfer Kittlinie aneinander liegen.

widersteht, und daher nach und nach, wie ein Steinblock aus der Sandpyramide, aus dem ihn umschließenden alten Knorpel ausgegraben, bloßgelegt wird und so frei ins Knochenmark zu liegen kommt (Abb. 14 l—o). Bei der Akromegalie, wo ja der Füllknorpel vielfach in beträcht-

licher Dicke im alten Rippenknorpel quer den Kern und die beiderseitige
dritte Rindenschicht ersetzt (Abb. 19 k), bewährt sich seine schwere
Abbaufähigkeit, bei der gleichen Gelegenheit in ganz gleicher Weise
und verriegelt dem in den alten Rippenknorpel vordringenden Knochenmark (l) als quere Barriere (k) den Weg. In diesen Riegel wird zunächst
in der Rippenachse mühsam in Form eines oder zweier enger Durch-
lässe Bresche geschlagen (p), durch die jenseits des Riegels der molekulare Abbau des alten toten Knorpels nunmehr wieder rasch um sich
greift, und so entwickelt sich dort, durch den engen Durchlaß (l) mit
Gefäßen gespeist, ein immer größer werdender, zelliges Mark führender
Markraum (Abb. 21 w), der so den Riegel aus Füllknorpel (Abb. 21 F)
auch auf der anderen Seite bloßlegt (Abb. 21 j). So wird dieser zu einer
beiderseits im Knochenmark freigelegten Brücke (F), welche an beiden
Enden mit ihren spitzen Ausläufern (u) in der vom Abbau noch ver-
schonten dritten Rindenschicht beider Seiten (Abb. 21, 3. R.) drin-
steckt und den Knochenmarkraum frei überbrückt (Abb. 21 F, 14 n).
Mit dieser Freilegung ist die bisherige mechanische Aufgabe des Füllknorpels verlorengegangen, aber seine erhaltene Lage, Gestalt und
Struktur lassen noch seine ehemalige Verwendung erkennen (Abb. 14 n).
Diese im alten Knorpel steckenden Ausläufer (Abb. 9 F_1, F_2) bleiben
als die letzten Überreste (Abb. 13 l—q) einer solchen den Markraum
dies- und jenseits trennenden Brücke auch dann noch erhalten, wenn
der enge Durchlaß erweitert und schließlich die Brücke in ganzer Breite
des Kerns völlig durchbrochen wurde und der jenseitige Markraum mit
dem übrigen Knochenmark in seiner vollen Breite zusammenhängt.

　　c) Abbau des Füllknorpels und sein Umbau zu Knochen. Aus dem
Gesagten geht hervor, daß der Füllknorpel, wenn auch dem Abbau sehr
widerstehend, so doch, aber verspätet und mühsam, auch beseitigt wird.
Das geschicht auf verschiedene Weise. So wird der Füllknorpel, so wie
er aus dem alten Knorpel ausgegraben, mit dem, einen lebhaften Stoffwechsel besitzenden, zelligen Knochenmark in unmittelbare Berührung
kommt, bis zum Schwund der Kernfärbung aufgehellt (Abb. 9 e, 14 r)
und der helle, zellose Saum schmilzt molekular ab, was offenbar sehr
langsam geht, oder er verfällt langsam dem unvollkommenen Abbau
nach Weichselbaum-Pommer, wobei die Richtung der „demaskierten“
Fibrillen mit der uns schon bekannten (s. o.) des Füllknorpels übereinstimmt. Bleibt der Füllknorpel dieser ihn auswaschenden Wirkung des
benachbarten Knochenmarkes durch einen dünnen, sich erhaltenden
Belag alten Knorpels entzogen, so fehlt an einer solchen Stelle seine
Aufhellung und seine Kernfärbung ist gut. Auf der bindegewebigen
Grundlage der demaskierten Fibrillen entwickelt sich stellenweise durch
Infiltration dieser Fibrillen mit Knochenkittsubstanz ein primitiver,
blauer Faserknochen, der aber ohne Unterbrechung seines Wachstums
allmählich dazu übergeht, in vollreifer, lamellärer Form sich weiter zu
bilden. Auf diese Weise geht der faserige Füllknorpel ganz allmählich

über Faserknochen in lamellären Knochen über, der entweder einen Belag des Knorpels oder ein das Knochenmark durchziehendes Bälkchen bildet. Ein solcher allmählicher Übergang von Knorpel zu Knochen unter Wahrung der Faserkontinuität kann aber auch auf die Weise zustande kommen, daß das den Spalt ursprünglich füllende Bindegewebe, aus dessen Verknorpelung ja der Füllknorpel hervorgeht, auf einer Seite durch Infiltration seines Faserwerkes mit Knorpelkittsubstanz zu Knorpel, auf der anderen Seite durch Infiltration desselben mit Knochenkittsubstanz zu Knochen wird. Solche Bilder werden fälschlich als direkte Umwandlung, als direkte Metaplasie von Knorpel zu Knochen um so leichter gedeutet, als es vorkommt, daß typische blaue Knorpelzellen in rote Knochengrundsubstanz zu liegen kommen können.

d) Enchondrale Verknöcherung des Füllknorpels. Außer durch den eben genannten unvollkommenen Abbau kann aber auch der Füllknorpel, wenn einmal im Knochenmark bloßgelegt, ebenso wie der alte Knorpel lacunär benagt werden, wonach die lacunäre Fläche lamellärem Knochen zum Ansatz dient (Abb. 21 y, y). Wenn, wie oben geschildert, das Knochenmark die ihm quer im Wege stehenden Brücken aus Füllknorpel ganz durchbrochen und von ihr nur noch der in der dritten Rindenschicht steckende, spitze Ausläufer sich erhalten hat (Abb. 9 F_1, F_2), so wird der Zugang zu diesem letzten Rest des verknorpelten Spaltes gegen das Knochenmark durch eine dem Füllknorpel lacunär anliegende solche Knochenplatte abgesperrt. Oder an die lacunäre Fläche des Füllknorpels setzt sich ein Knochenbälkchen an und dann ist gerade nur an dieser Ansatzstelle der Füllknorpel in sehr dicker Schicht und unregelmäßig verkalkt. Nichts spricht dafür, daß diese Knorpelverkalkung dem Bälkchenansatz vorangeht, vielmehr alles dafür, daß sie erst als *Folge* der neuen mechanischen Indienststellung des Knorpels, somit erst *nach* der Entstehung des Bälkchens, also dem schon oben erwähnten calcioprotektiven Gesetz entsprechend, entsteht. Warum sonst fehlt sie da, wo die im Knochenmark bloßliegende Oberfläche des Füllknorpels frei ist von Bälkchenansätzen, und warum übersteigt denn die Dicke der Knorpelverkalkung alles, was sonst als die dem Knorpelabbau wirklich *vorangehende präparatorische* Knorpelverkalkung vorkommt. Diese Art des Abbaues des Füllknorpels kann man nur mit einer gewissen Einschränkung als enchondrale Verknöcherung bezeichnen, denn wohl wird auch hier der Knorpel entfernt und Knochen tritt an seine Stelle; aber es fehlt hier im Gegensatz zur normalen enchondralen Verknöcherung des *wachsenden* Skeletes die den ganzen Vorgang einleitende Knochenwucherungszone, in der allein nur *Wachstum* stattfindet.

Von solchem vollwertigen Wachstum an der Knochenknorpelgrenze der Rippe, und zwar im Bereiche der Knorpelrinde, wird noch weiter unten ausführlich die Rede sein. Daselbst kommt es nämlich unter dem Einfluß der Akromegalie selbst noch im Greisenalter wieder zum enchondralen Längenwachstum, das wie in der normalen Wachstumsperiode aussieht oder sogar noch in gesteigertem Maße vorliegt. Davon aber später. Hier ist nur zu erwähnen, daß auch der Füllknorpel, weil lebend und jung, an vielen Stellen das gleiche, vollwertige Bild enchondraler Verknöcherung hervorbringt, doch nicht so lange er bloß einen Spalt füllt, sondern nur dann, wenn er aus dem alten Knorpel ausgegraben und an die Knochenknorpelgrenze der Rippe zu liegen kommt, wo er unter dem gleichen Einfluß der Akromegalie das gleiche vollwertige, d. h. durch Knorpelwucherung eingeleitete Bild der enchondralen Verknöcherung hervorbringt wie die Knorpelrinde, und dies gehört zu den spezifischen Eigenschaften der Akromegalie. Dazu findet sich regelmäßig die folgende Gelegenheit. Die Knochenknorpelgrenze rückt ständig knorpelwärts vor, im Bereiche der ersten und zweiten Rindenschicht, also des lebenden Knorpels, unter dem Bilde lebhaftester enchondraler Verknöcherung (s. u.), im Bereiche des Kerns und der dritten Rindenschicht, also des toten Knorpels sogar voraneilend durch molekularen Abbau. Wenn nun bei diesem letzteren schließlich ein quer durch den Rippenknorpel sich erstreckender Füllknorpel bloßgelegt wird (Abb. 18 F, i—k), an seiner Oberfläche dann mit dem Knochenmark in Berührung steht und dabei in gleicher Flucht mit der enchondralen Verknöcherungslinie der ersten und zweiten Rindenschicht (f) steht oder gegen sie bloß etwas stufenförmig knorpelwärts verschoben ist (F), dann nimmt dieser Füllknorpel in ganzer Länge oder bloß in der Nähe der Rinde an der vollwertigen enchondralen Verknöcherung teil, wobei, wie in dieser eine aus Brutkapseln zusammengesetzte Knorpelwucherungszone (o, p), ferner eine wirklich vorangehende präparatorische Verkalkungsschicht (q), eine knöcherne Grenzlamelle mit Bälkchenansätzen (n) zur Ausbildung gelangt. Freilich sind die Brutkapseln (o, p) der Knorpelwucherungsschicht um einiges weniger stark entwickelt als in der benachbarten zweiten Rindenschicht (f) (s. u.), aber doch wieder übersteigt auch diese die Akromegalie eigentlich kennzeichnende Knorpelwucherungsschicht alles unter normalen Umständen Vorkommende. Durch diese lebhafte enchondrale Verknöcherung schwindet der Füllknorpel unter Nachrücken der Spongiosa rascher als an anderen Stellen. Wenn dabei die oben schon erwähnten Einschlüsse alten toten Knorpels im Füllknorpel an die Knochenknorpelgrenze vorrücken und hier endlich bloßgelegt werden, so können sie natürlich am allgemeinen Verknöcherungsvorgang nicht durch Wucherung teilnehmen, und die Schicht der Knorpelwucherung sowie alle ihr folgenden Schichten erleiden bezeichnenderweise an dieser kleinen Stelle eine Unterbrechung. Da wo der Füllknorpel mit seinem äußersten Ausläufer der zweiten Rindenschicht anliegt und gegen diese sonst scharf begrenzt war, verwischt sich diese Grenze der beiderseitigen Grundsubstanz infolge der übermäßigen Wucherung beider Knorpel im Bereiche ihrer Knorpelwucherungszonen ganz und nur noch an den Zellen kann man beide Knorpelgebiete unterscheiden.

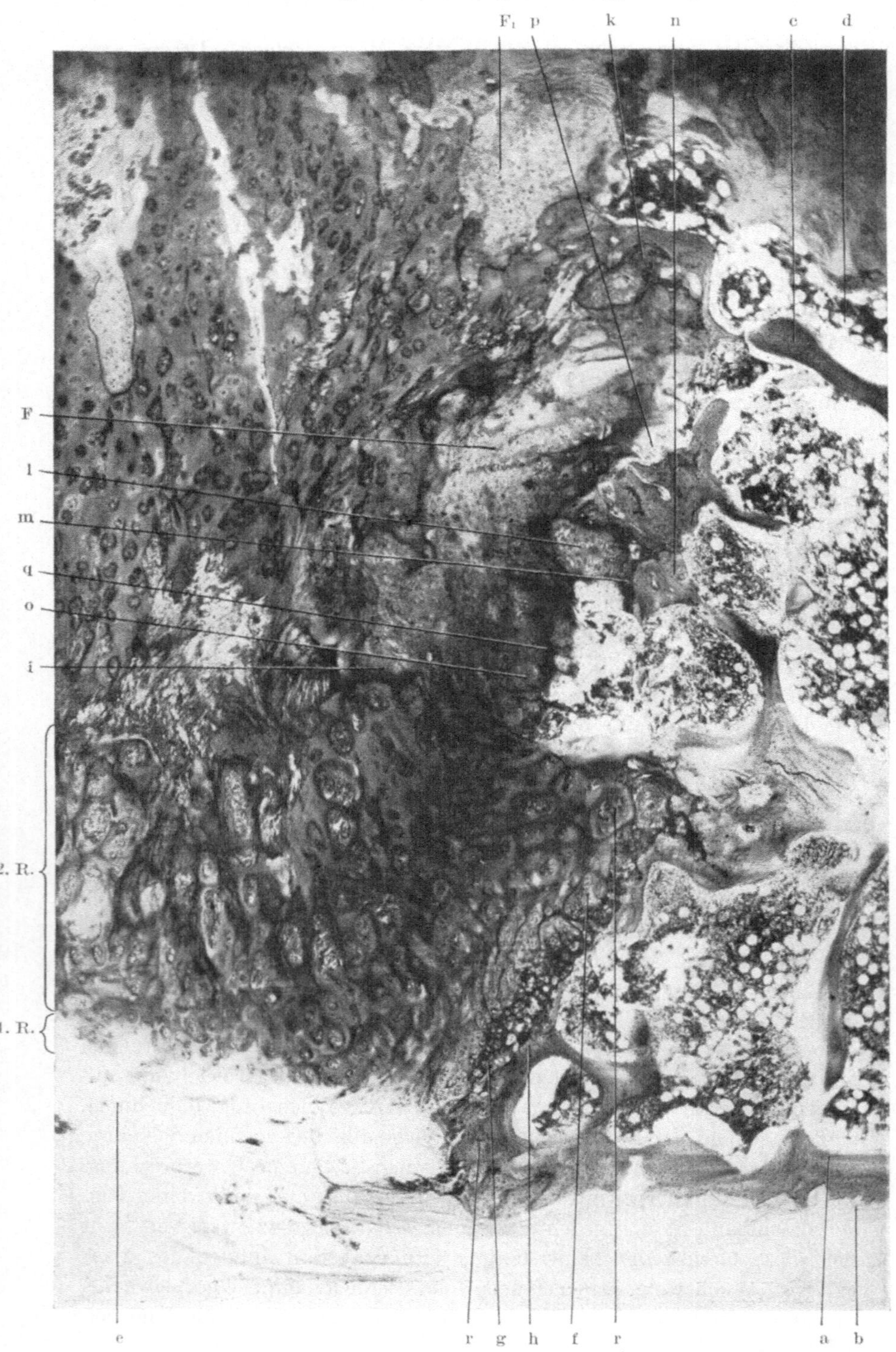
F₁   p   k   n   c   d
F
l
m
q
o
i
2. R.
1. R.
e   r g h f r   a b

e) Knorpelinseln und ihr Schwund. Es spricht in hohem Maße für die schwere Abbaufähigkeit des Füllknorpels, daß trotz dieser verschiedenen Arten seines Abbaues nicht abgebaute Reste desselben noch tief im Knochenmark der knöchernen Rippe, bis zu 4—7—8,4 mm von der Knochenknorpelgrenze entfernt, angetroffen werden können (Abb. 19 m, 14 o). D. h. die lange Zeit, die nötig ist, damit die enchondrale Verknöcherung einen Weg von 8 mm zurücklegt, genügt nicht, um unterwegs liegengebliebene Reste des Füllknorpels zum Verschwinden zu bringen. Bereits DIETRICH erwähnt in seinem Falle ganz kurz „versprengte Knorpel- inseln" „schon weit im alten Knochengebiet". Da die Mächtigkeit der Füllknorpelmassen selbst schon auf die Akromegalie zu beziehen ist, so bedeuten natürlich diese schon so fern abgerückten Reste desselben, daß die Knochenknorpelgrenze seit der Akromegalie um diesen Betrag vorgerückt, die knöcherne Rippe um diesen Betrag länger geworden ist. Unter normalen Umständen dürften Knorpel- inseln in der Rippe kaum vorkommen, geschweige in solcher Menge und Größe. Diese Knorpelinseln sind somit dauerhafte Marken, die auf dem Wege liegengeblieben sind, den das unter dem Einfluß der Akro- megalie neubelebte Längenwachstum bereits zurückgelegt hat. Und das ist das Interessante an ihnen. Wahrscheinlich ist aber der Betrag des Längenwachstums noch größer als es die Knorpelinseln anzeigen, denn je weiter von der Knochenknorpelgrenze weg, desto kleiner werden sie und schließlich schwinden auch sie wohl, wenn auch mit so großer Verspätung und damit jeder Anhaltspunkt für das Maß des bereits zurückgelegten Längenwachstums. Doch sei gleich bemerkt, daß nicht alle Knorpelinseln vom Füllknorpel stammen. Es gibt auch solche, die an der Verlängerung, d. h. unter der Rinde liegen (Abb. 19 m), also auch von dieser stammen und gelegentlich ihrer enchondralen Ver- knöcherung liegengeblieben sind. Wo sie aber unter dem abgestorbenen Kern liegen, stammen sie natürlich nicht von diesem, sondern vom Füllknorpel im Kern und diese scheinen die dauerhafteren zu sein. Vielleicht erhalten sie sich auch in ihrer mehr axialen Lage länger, da diese eine statisch ruhigere Gegend ist. Die Abstammung der Knorpelinseln vom Füllknorpel erkennt man auch an den, wie in diesem, noch anzutreffenden Einschlüssen alten nekrotischen Knorpels. Die auf der ganzen zurückgelegten Strecke sich findenden Knorpel- inseln kommen unter verschiedenen Umständen vor und bieten vieles Interessante.

Abb. 18. Akromegale enchondrale Verknöcherung an der Knochenknorpelgrenze.

Teilansicht der Abb. 19 bei 26facher Vergr., a Rinde, b Periost, c Spongiosa und d Knochen- mark der knöchernen Rippe, e Perichondrium, 1. R. wenig gewucherte erste Rindenschicht, 2. R. stark akromegal gewucherte zweite Rindenschicht, diese unten mit etwas schräger Grenze enchondral verknöchernd mit Brutkapseln f führender Knorpelwucherungsschicht, dicker Kalkzone g und knöcherner Grenzlamelle h. Der von i bis k hinziehende Füllknorpel F zeigt in Fortsetzung der Rinde ebenfalls enchondrale Verknöcherung mit mächtigen Brut- kapseln l in der Knorpelwucherungsschicht, einer präparatorischen Verkalkungszone m und einer knöchernen Grenzlamelle n.

So liegen sie zum Teil wie so oft bei enchondraler Verknöcherung als Einschlüsse in Spongiosabälkchen oder Knochenrinde, zeigen aber sonderbarerweise nicht selten am Rande Knorpelwucherung (Abb. 19 n) und -verkalkung (o). Sie sind dabei sehr verschieden groß, ganz von Knochen umschlossen, oder liegen mit einem Teil bloß oder ragen mit einem kleinen oder sehr großen Anteil ins Knochenmark hinein; oder aber sie liegen, wenn in der Knochenrinde steckend (Abb. 19), an der periostalen Oberfläche bloß, füllen also eine Unterbrechung der Knochenrinde (a) aus. Solche in der Knochenrinde steckende Knorpelinseln entstammen meist der Knorpelrinde, bei deren sprunghafter enchondraler Verknöcherung sie zurückbleiben. Eine Knorpelinsel kann einem Bälkchen seitlich wie angeklebt anliegen oder mitten in das Bälkchenwerk so eingefügt sein, daß sie 2—3 Bälkchen zum Ansatze dient. An solchen Knorpelinseln sieht man nicht selten typisch akromegale enchondrale Verknöcherung (Abb. 19 n, o) in der Richtung vom oder zum Rippenknorpel fortschreitend, sogar mit zu Brutkapseln ausgearteter Knorpelwucherungszone, präparatorischer Verkalkungsschicht und knöcherner Grenzlamelle, die aber auch fast ganz fehlen kann, und so werden nach und nach die Knorpelinseln aufgebraucht und schwinden. Aber auch ganz frei im Knochenmark schwebende Knorpelinseln kommen vor; insoferne sie aber von einer knöchernen Grenzlamelle eingehüllt sind, dürfte doch anderweitig ein Zusammenhang mit der Spongiosa bestehen, selbst wenn sie im Schnitt frei im Knochenmark zu schweben scheinen.

Es ist klar, daß die ursprüngliche mechanische Aufgabe des Füllknorpels, die Spalten zu füllen, nach seiner Bloßlegung, Zerstückelung und Fühlungnahme mit der Spongiosa verlorengeht, und daß er dafür in neue, ihm bis dahin fremde mechanische Dienste eingestellt wird. Zu diesem mechanischen Reiz kommt aber noch der akromegale dazu. Die Folge sind Wucherungserscheinungen am Füllknorpel, die immer, wie wir sie schon oben an der Knochenknorpelgrenze der Rippe gesehen haben, auch in den Knorpelinseln vorkommen, die, obwohl tief im Knochenmark gelegen, ebenfalls der enchondralen Verknöcherung verfallen. Infolge der Wucherung sieht man nur selten die Knorpelinseln die ursprüngliche Struktur und Faserrichtung des Füllknorpels beibehalten; meist nimmt der Knorpel reifere Formen an, die Zellen werden groß, bekommen manchmal breitere blaue Höfe, liegen ausnahmsweise sogar schon in kleinen Gruppen, die Grundsubstanz wird hyalin und die Knorpelinsel wird zu einer oft riesigen kugeligen Wucherung, an deren Oberfläche manchmal vielzellige Brutkapseln konvex an der Oberfläche frei ins Knochenmark vorspringen. Bei diesen rein interstitiellen Vorgängen im Knorpel, zu denen auch die schon obengenannte, die enchondrale Verknöcherung einleitende Knorpelwucherungszone gehört, vermehrt sich auch die Grundsubstanz, und die Knorpelfasern in ihr müssen sich nicht nur vermehren, sondern zu neuen Richtungen umprägen. Das kann man mit Sicherheit annehmen, wenn man bedenkt,

daß die Knorpelfibrillen zirkulär um die Zellen liegen und beim Wachstum und der Vermehrung der Knorpelzellen die sie beherbergenden
Höhlen vergrößert und zum Teil erst ganz neu geschaffen werden müssen.
Das wäre also Neubildung und Umprägung von Fibrillen *innerhalb*
der Knorpelkittsubstanz, also nicht erst nach ihrer Demaskierung, von
welcher Möglichkeit schon oben die Rede war. Lebenden und wuchernden
Knorpelinseln anliegende kleine Anteile alten, toten Kernknorpels, die
mit überdauern, sind nur selten anzutreffen.

5. Die Wiederaufnahme enchondralen Längenwachstums.

a) Die Knorpelwucherungszone bei Akromegalie. Nun zu der oben
schon mehrfach kurz erwähnten, durch die Akromegalie bedingten
Wiederaufnahme des enchondralen Längenwachstums der Rippe, das
sich hauptsächlich in der zweiten Rindenschicht abspielt. Der Gipfelpunkt akromegalischer Knorpelwucherung findet sich an der Knochenknorpelgrenze der Rippe in der zweiten Rindenschicht (Abb. 19 g, 20 f,
21 d, 26 c—b, 22 l, 23 h). Diese hört hier auf, indem sie ihre enchondrale
Verknöcherung mit dem Hervorbringen einer überschießenden, jegliches
normale Maß weit übersteigenden Knorpelwucherungszone einleitet
(Abb. 19 i, h, 18 f, 20 k, 21 i, 26 s, d, e, 22 m, 23 n). Der Grad dieser
Knorpelwucherung ist statisch unbegründet und steht auch in keinem
richtigen Verhältnis zu seiner späteren, trägen Überführung in Knochen.
Zu einer gleichen enchondralen Verknöcherung ist der tote Knorpel
der dritten Rindenschicht sowie des Kerns natürlich unfähig, in deren
Bereiche also die enchondrale Verknöcherung der Knochenknorpelgrenze eine Unterbrechung erfährt (Abb. 21, 3. R , 22 o, 23 t). Nur
an tangentialen, bloß durch die zweite Rindenschicht gehenden Längs-
schnitten der Rippe läuft die mächtige Knorpelwucherungsschicht
ohne Unterbrechung, von Perichondrium zu Perichondrium, zick-zack-
förmig (Abb. 26 s, d, e, f). Von der Wucherung der ersten Rindenschicht
soll weiter unten die Rede sein. Die Knorpelwucherungsschicht besteht
zumeist nicht aus Säulen (Abb. 25 r), sondern anstatt dieser sind ganz
enorme *Brutkapseln* (Abb. 19 h, 20 m, 21 i, 26 s, 22 m) entlang der ganzen
Grenze zu einer ununterbrochenen Kette aufgereiht, kugelig in ganz
kleinen Entfernungen voneinander oder länglich, weil dicht aneinander-
gepreßt und senkrecht zur Verknöcherungslinie gestellt, durch Abbau
bei der enchondralen Verknöcherung an der unteren Grenze bald zu
halben Kugeln oder Ovalen verbraucht (Abb. 20 k, 21 B), während an
der oberen Schichtgrenze 2—3 kugelige Brutkapseln, noch rein kugelig,
in Reserve frisch eingestellt werden (Abb. 18 r, 20 s, 21 k), die allmählich
aus der auch schon höher oben enorm gewucherten zweiten Rindenschicht
hervorgehen (Abb. 19 g, 20 f, 21 d, 22 l). Obwohl die Knorpelwucherungszone ausschließlich der zweiten Rindenschicht angehört, hat sie oft eine
sehr lange Ausdehnung, weil sie nicht immer rein quer liegt (Abb. 22 m,
23 n), sondern sich auf der dem Perichondrium zugewendeten Seite

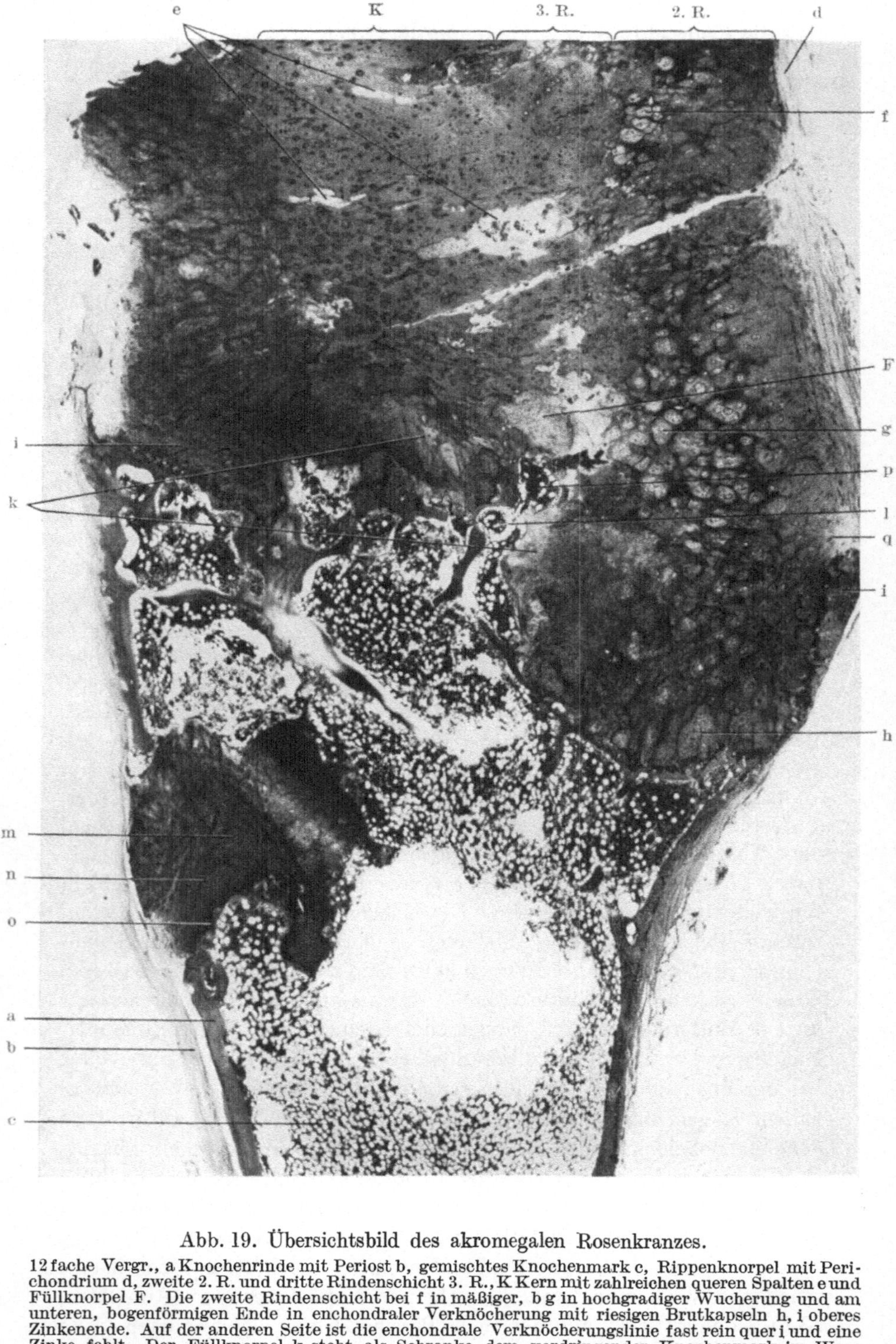

Abb. 19. Übersichtsbild des akromegalen Rosenkranzes.

12 fache Vergr., a Knochenrinde mit Periost b, gemischtes Knochenmark c, Rippenknorpel mit Perichondrium d, zweite 2. R. und dritte Rindenschicht 3. R., K Kern mit zahlreichen queren Spalten e und Füllknorpel F. Die zweite Rindenschicht bei f in mäßiger, b g in hochgradiger Wucherung und am unteren, bogenförmigen Ende in enchondraler Verknöcherung mit riesigen Brutkapseln h, i oberes Zinkenende. Auf der anderen Seite ist die enchondrale Verknöcherungslinie fast rein quer i und eine Zinke fehlt. Der Füllknorpel k steht als Schranke dem vordringenden Knochenmark im Wege und wird bei l von ihm durchbrochen. u große Knorpelinsel, die Knochenrinde unterbrechend, mit Knorpelwucherungs-n und Kalkzone o sowie knöcherner Grenzlamelle.

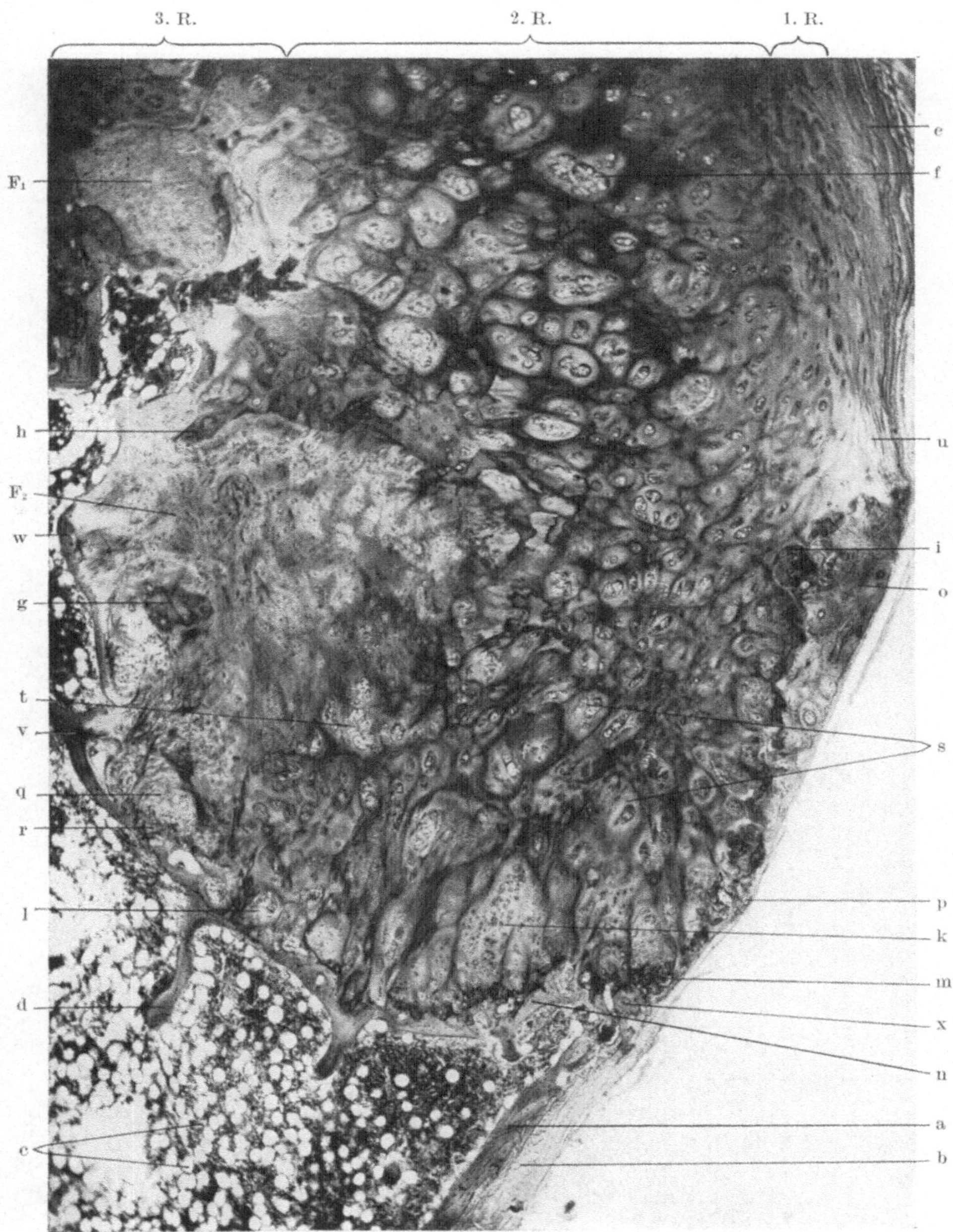

Abb. 20. Akromegale, enchondrale Verknöcherung an der Knochenknorpelgrenze.

Teilansicht der Abb. 19 bei 25facher Vergr., knöcherne Rippe mit Rinde a, Periost b, Knochenmark c und Spongiosa d, Rippenknorpel mit Perichondrium e, etwas verdickter erster Rindenschicht 1. R., beträchtlich gewucherter zweiter Rindenschicht 2. R. mit Brutkapseln f und dritter Rindenschicht 3.R., darin zwei Füllknorpel F₁, F₂, im letzteren eingeschlossen eine Insel aus dem Knorpel der dritten Rindenschicht g, sowie eine zungenförmige Halbinsel h desselben. i − k − l der zweiten Rindenschicht angehörender, aus riesigen Brutkapseln k bestehender Zug der Knorpelwucherungsschicht mit Kalkzone m und knöcherner Grenzlamelle n. Die Zinke o bei p unterbrochen. Der die abgestorbene dritte Rindenschicht ersetzende Füllknorpel F₂ hat in gerader Flucht mit der zweiten Rindenschicht ebenfalls eine enchondrale Verknöcherung mit Brutkapseln q und Kalkzone r hervorgebracht.

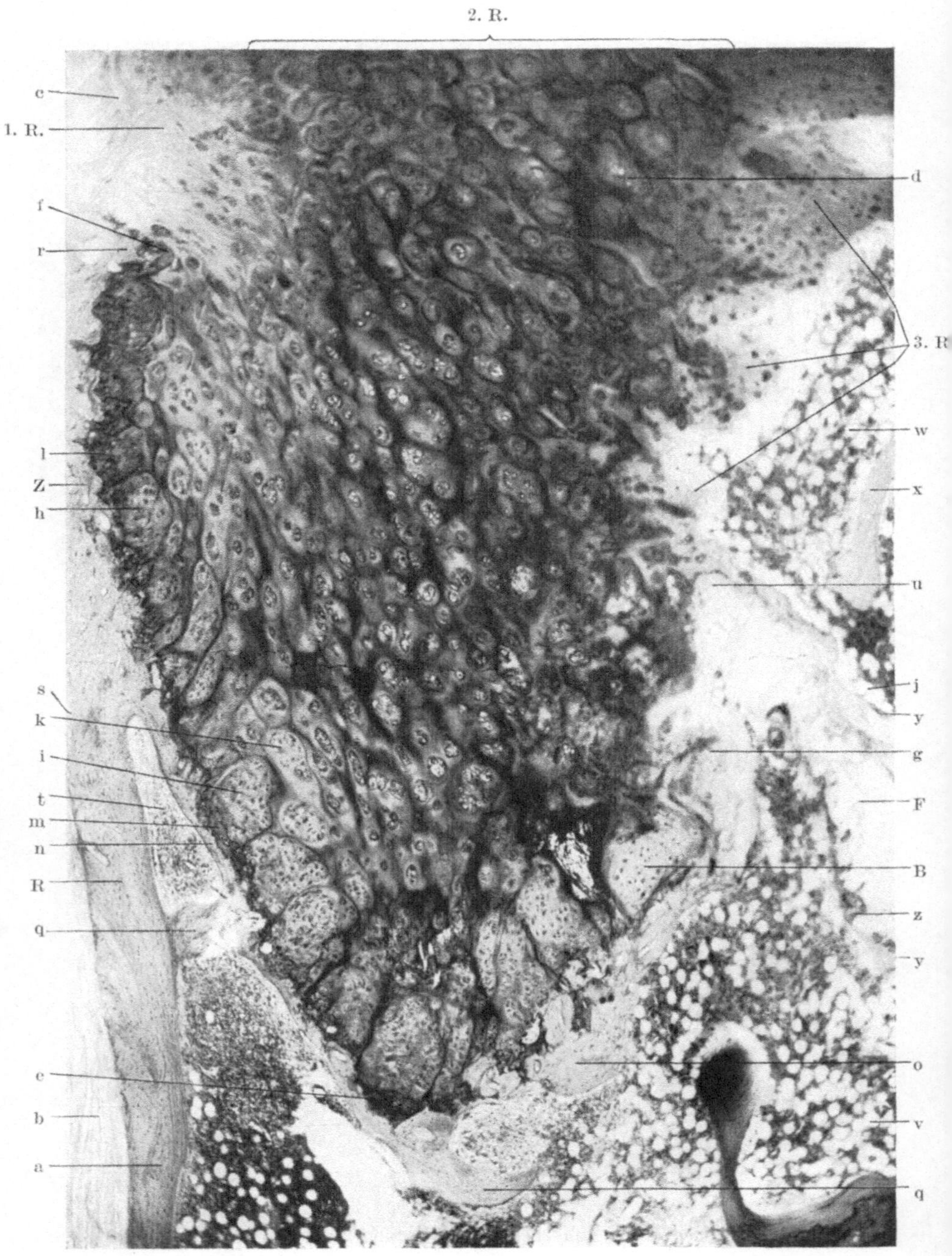

Abb. 21.

der Rinde oft schräg hoch hinauf erstreckt (Abb. 20 i, 21 h, f), wovon noch weiter unten des genaueren die Rede sein soll.

In der stark blauen Grundsubstanz der Brutkapsel liegen manchmal, in kleinere Gruppen unterteilt (Abb. 20 k, 22 m), im Schnittbild allein 30—50 oder 70—80 Zellen, wiewohl die Brutkapsel schon zur Hälfte abgebaut ist und um sie manchmal ein breiter blauer Hof oder eine dunkelviolette Kapsel. Wo die Knorpelwucherungsschicht nicht in typischer Weise enchondral verknöchert (s. u.), sondern das Knochenmark berührt, wird die Grundsubstanz zwischen den Brutkapseln glatt molekular abgebaut, während die Brutkapseln diesem Abbau widerstehen, konvex vorspringen; bloß ihre Höfe sind aufgehellt. Die einzelnen Knorpelzellen sind nicht besonders groß, haben stets gute Kernfärbung, oft eigene Kapseln und sind entweder alle gleich groß oder mit Annäherung an die Verknöcherungsgrenze größer, wie unter normalen Umständen. Nur ausnahmsweise sind die Zellen platt, stehen parallel zueinander (Abb. 25 r) und so zu Säulen übereinander getürmt, die senkrecht zur Verknöcherungsgrenze stehen (Abb. 25 r), was schon sehr an die normalen Bilder in der Wachstumsperiode erinnert, aber alles von mächtigen akromegalen Ausmaßen. Während aber unter normalen Umständen über der Knorpelwucherungszone ruhender Knorpel liegt, befindet er sich hier, unter dem gleichen akromegalen Einfluß stehend, ebenfalls in lebhafter, entweder regelloser Wucherung oder besteht auch hier schon durch und durch aus Brutkapseln (Abb. 20 f, t, 26 t, 22 l) oder großen Zellgruppen, die unter dem Druck der Knorpelwucherungszone platte Formen annehmen können (Abb. 23 r, 25 v).

b) Die präparatorische Verkalkungszone und knöcherne Grenzlamelle. Auf die Knorpelwucherungsschicht folgt die sehr unregelmäßige präparatorische Verkalkungszone (Abb. 18 g, 20 r—m, 21 l, m, e, 22 n, 23 o, 25 h, i), die bald dick, bald dünn ist, bald ohne Unterbrechung durchläuft, bald Unterbrechungen aufweist, z. B. im Bereiche der Brutkapseln besteht und zwischen ihnen fehlt, oder aber die Verkalkung fehlt auf der ganzen Linie. Zumeist aber ist sie vorhanden, gut entwickelt, und sogar recht dick. Auf die Knorpelverkalkung folgt aber nicht wie beim Kind die Eröffnungszone als eigene, durchlaufende Schicht, sondern entgegen der durch die enorme Knorpelwucherung

---

Abb. 21. Akromegale, enchondrale Verknöcherung an der Knochenknorpelgrenze der Rippe.

25,5fache Vergr. Dargestellt bloß die linke Hälfte, c Perichondrium, 1. R. kaum verdickte erste Rindenschicht. Mit Brutkapseln d ausgestattete, enorm akromegal gewucherte zweite Rindenschicht 2. R., die leicht bogig zugespitzt bei e endet und auf der ganzen langen Grenzlinie f—e—g eine aus Brutkapseln h, i bestehende Knorpelwucherungszone hervorgebracht hat. k Reservebrutkapsel für i. Der präparatorischen Verkalkungszone l, m, e liegt die knöcherne Grenzlamelle n, o an, an die Bälkchen ansetzen, welche zur übrigen Spongiosa p oder q zur Knochenrinde a ziehen. Diese setzt sich als Zinke bis r hinauf fort, welche bei s vom Periost lacunär abgebaut wird, oben der Kalkzone des Knorpels l unmittelbar anliegt, unten mit dem Markraum t ausgestattet ist. Der Füllknorpel F steckt noch mit seinem Ende u in der dritten Rindenschicht, ist aber sonst nach Abbau der letzteren durch das Bälkchen x führende Knochenmark v, w bloßgelegt, mit einer dünnen Knochenschicht belegt y, die einer präparatorischen Verkalkungszone z anliegt.

geweckten Erwartung überraschenderweise als Schlußplatte eine lamelläre knöcherne Grenzlamelle (Abb. 18 h, 20 n, 21 n—p, 22 d, 23 p), welche bald ohne Unterbrechung durchläuft, bald unvollständig ist und je nach der örtlichen Funktion bald dünn, bald ganz besonders dick erscheint, gelegentlich sogar infolge abnormer Beweglichkeit der Knochenknorpelgrenze zerbrochen, dann auch der darübergelegene kalklose Knorpel zertrümmert, und zum Zeichen, daß der Bruch im Leben geschehen ist, ist bei der Heilung Knorpel zwischen die Knochenbruchenden hineingewachsen. Die kräftige Ausbildung der knöchernen Grenzlamelle zeigt, daß es auf sie und ihre Funktion sehr ankommt; sie geht am Periost in die Knochenrinde über (Abb. 18 r, 22 d, 23 u), dient unten den Knochenbälkchen zum Ansatz (Abb. 18 n, 20 d, 22 e, 23 o), während sie oben oft lange, zapfenförmige lacunäre Fortsätze der Knorpelverkalkungszone in sich aufnimmt (Abb. 25 i). So vermittelt die knöcherne Grenzlamelle die Verbindung zwischen dem Rippenknochen und dem durch seine enorme Wucherung hier weichen Rippenknorpel. Eine knöcherne Grenzlamelle findet sich unter normalen Umständen zwar nicht beim Kind, wohl aber gegen das Ende der Wachstumsperiode und ganz wie dort, so geht auch hier trotz ihrer Anwesenheit die enchondrale Verknöcherung, wenn auch nur in mäßigem Grade und nicht überall vor sich. Denn selbst, wenn die knöcherne Schlußplatte keine Unterbrechung zeigt, findet man, sie überspringend, also ober ihr, von Stelle zu Stelle, ja sogar recht oft und stellenweise sogar geradezu massenhaft Gefäße abbauend in die Knorpelverkalkungsschicht vordringen (Abb. 25 w, t) und pathologischerweise durch sie durch sogar in die kalklose Knorpelwucherungszone vordringen (Abb. 25 u), wo in einer Brutkapsel 1 bis 3 Gefäße ihre zerstörende Arbeit entfalten. Diese Gefäße stammen aus dem Knochenmark und gelangen in den Knorpel durch die so häufigen Gefäßkanäle (Abb. 25 x) oder größeren Unterbrechungen der knöchernen Grenzlamelle (Abb. 25 s), selbst wenn sie im Einzelschnitt fehlen. Wo aber die in den Knorpel eingedrungenen Gefäße fehlen, die knöcherne Schlußplatte (Abb. 23 p) also mit lacunärer Fläche dem verkalkten Knorpel (Abb. 23 w) manchmal auf lange Strecken unmittelbar anliegt, da ruht natürlich die enchondrale Verknöcherung ganz, aber eben nur örtlich und vorübergehend, um später hier wieder aufgenommen zu werden, an einer anderen Stelle wieder aufzuhören. So wird hier die Aufgabe gelöst, trotz fester Knochenknorpelverbindung eine enchondrale Verknöcherung aufrecht zu erhalten. Eine groteske Knorpelwucherung und -verkalkung und höchst unregelmäßige enchondrale Verknöcherung hat schon DIETRICH in einem sehr hochgradigen Falle recht gut, wenn auch nicht im einzelnen beschrieben. Nicht immer findet man Knochen und Knorpel, wie oben geschildert, in Fühlung miteinander. Denn in dem Maße als der Knorpel oberhalb der knöchernen Grenzlamelle durch Gefäße abgebaut wird, tut sich manchmal zwischen beiden ein immer breiter werdender, mit Knochenmark erfüllter Zwischenraum

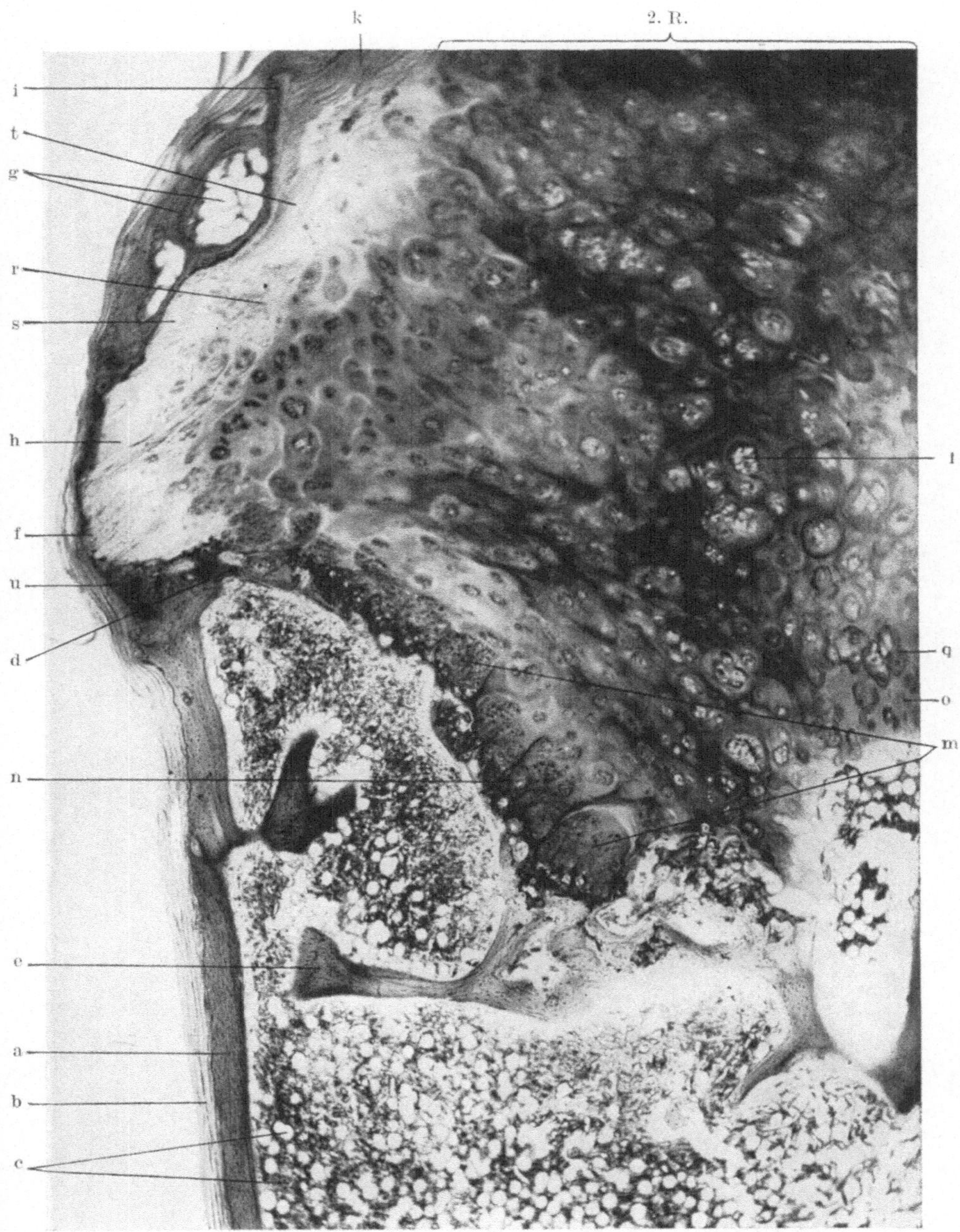

Abb. 22. Knochenknorpelgrenze der Rippe in akromegaler enchondraler Verknöcherung.

29fache Vergr., bloß die linke Hälfte im Bilde. a Rinde, b Periost und c Knochenmark der knöchernen Rippe. Bei e geht die verdickte Knochenrinde in die knöcherne Grenzlamelle über, auf die sich das Bälkchen e aufstützt. Die mit Markräumen versehene Gabelzinke g ragt mit ihrem oberen Ende i frei in das Perichondrium k hinein, umgreift den Rosenkranz h und ist über seinem höchsten Gipfel f unterbrochen. Die zweite Rindenschicht 2. R. des Rippenknorpels in üppigster akromegaler Wucherung mit Brutkapsel l. An ihrem unteren Ende in fast querer, konkaver Begrenzung mit enchondraler Verknöcherung abschließend, m riesige Brutkapseln der Knorpelwucherungsschicht, n präparatorische Verkalkungszone; von dieser noch das Stück o zu sehen, welches die akromegale Wucherung nicht mitmacht und bei q gegen die stark wuchernde zweite Rindenschicht abgegrenzt ist.

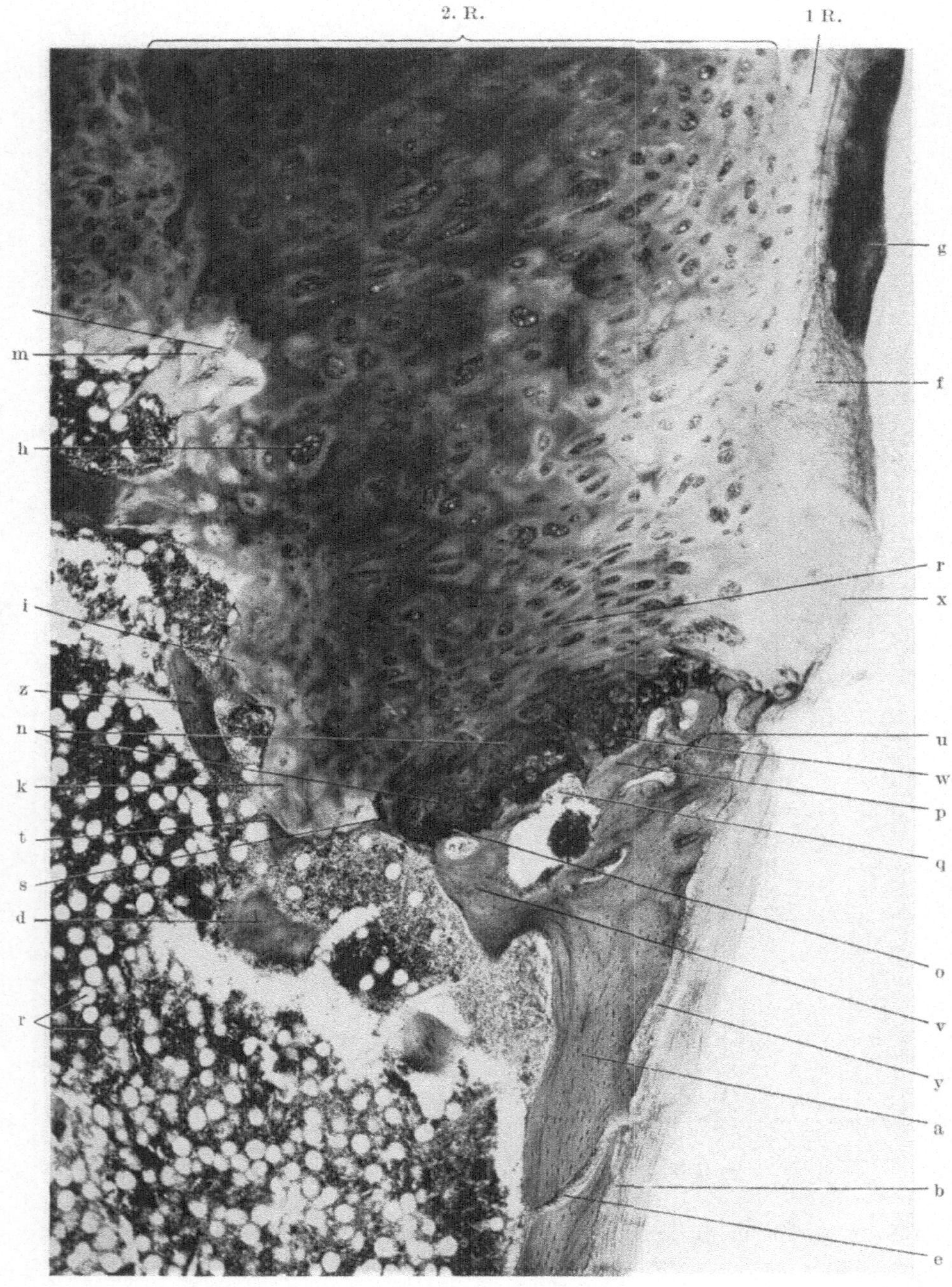

Abb. 23.

auf, der Knorpel rückt von der knöchernen Schlußplatte mit zu ihr parallelem Rand ab, diese folgt ihm nicht, sondern verharrt an Ort und Stelle und bildet sozusagen einen knöchernen Abdruck des sich zurückziehenden Knorpels. Da die Knochenknorpelgrenze nicht immer rein quer (Abb. 22, 23, 18), sondern schräg verläuft (s. u.), so verharrt in einem solchen Falle auch die vom Knorpel losgetrennte knöcherne Schlußplatte in dieser Stellung, setzt sich unter spitzem Winkel an die Knochenrinde an und bildet mit ihr eine knorpelwärts sich öffnende Tasche, in die das Ende der zweiten Rindenschicht mit paralleler Grenze freischwebend hineinragt. Unter solchen Umständen verliert die Schlußplatte ihre Bedeutung als knöcherne Grenzlamelle, nicht aber als Bestandteil des ganzen Spongiosasystems und darum bleibt sie erhalten. Beim Kind mit seinem überaus lebhaften Knochenumbau rückt die Spongiosa ständig nach, sich der andauernd ändernden Funktion raschest anpassend. Im Greisenalter geht das selbst bei Akromegalie nicht so leicht und schnell, darum verharrt der alte Zustand lange Zeit. Ja gegen Ende der Wachstumsperiode findet man diese Bilder sogar schon unter normalen Umständen. Ferner nicht selten unter pathologischen Verhältnissen, so z. B. bei tabischer Arthropathie (MORITZ) u. a. Auch in unserem normalen Kontrollfall ist dieser Erscheinung, wenn auch in viel beschränkterem Umfange, Erwähnung getan (s. o.), nur daß dort der Knorpel durch molekularen, bei Akromegalie durch vasculären Abbau im Rahmen enchondraler Verknöcherung vom Knochen losgetrennt wird.

c) Verschiedenartige Beziehungen von Rippenknochen und -knorpel zueinander. Die Form, in der die enchondral verknöchernde zweite Rindenschicht an der Knochenknorpelgrenze endet, ist aus bestimmten Gründen sehr mannigfaltig. Am klarsten sind die Verhältnisse dann, wenn hier die zweite Rindenschicht rein oder fast rein quer und geradlinig abschließt (Abb. 18, 22, 23), denn dann ist es klar, daß ihre enchondrale Verknöcherung ausschließlich dem Längenwachstum des Rippenknochens dient. Aus später noch zu erwähnenden Gründen endet aber der Rippenknochen an der Knorpelgrenze sehr häufig nicht einfach quer, sondern umgreift im Schnittbilde auf der pleuralen und pectoralen Seite mit zwei langen Zinken den Rippenknorpel (Abb. 19 i, 20 o, 21 Z, 26 i, 22 i), dessen Ende also in einer Knochenhülse steckt. So wird die Berührungsfläche zwischen Knochen und Knorpel und damit die enchondrale

---

Abb. 23. Fast rein quere Knochenknorpelgrenze der Rippe bei Akromegalie.

38fache Vergr., nur die rechte Seite dargestellt. Die knöcherne Rippe mit Rinde a, e Vas nutriens darin, Periost b, gemischtem Knochenmark c und Bälkchen d. Der Rippenknorpel mit Perichondrium f, darin ein isoliertes Knochenstück g, 1. R. erste Rindenschicht, 2. R. stark gewucherte zweite Rindenschicht mit Brutkapseln h. Von der dritten Rindenschicht infolge Abbaues nur noch Reste i, k erhalten; diese oft durch eindringende Gefäße l stark aufgehellt m. Nur die zweite Rindenschicht zeigt an der Knochenknorpelgrenze enchondrale Verknöcherung mit Brutkapseln n bildender Knorpelwucherungszone, präparatorischer Verkalkungszone o, der bei p die knöcherne Grenzlamelle anliegt, während sie bei q vom Markraum bloßgelegt und abgebaut wird. r Knorpel mit Kompressionserscheinungen. Bei s an der Grenze zwischen zweiter und dritter Rindenschicht hört die enchondrale Verknöcherung auf, von der die dritte Rindenschicht, obwohl von s—t im Knochenmark bloßliegend, keine Spur zeigt.

Verknöcherungslinie entlang der perichondralen Fläche des letzteren hoch hinauf verlängert (Abb. 20 m—i, 21 e—f, 26 e—b, 22 f—r). Da aber die enchondrale Verknöcherung den Knorpel verbraucht und dabei Knochen aufbaut, so verkürzt sich der Knorpel, wo er quer endet (Abb. 18, 22, 23) und macht so dem sich verlängernden Rippenknochen Platz. Wo aber der Knorpel schräg zur perichondralen Oberfläche ansteigt (Abb. 20, 21, 22, 26), baut die enchondrale Verknöcherung die genannte Knochenzinke, also doch wieder einen Bestandteil der knöchernen Rinde auf, nur wird dabei der Knorpel enchondral in einer oft stark schrägen Linie verbraucht und endet daher mit einer lang ausgezogenen Spitze (Abb. 21 e). Diese lange Abschrägung kann die ganze Dicke der zweiten Rindenschicht einnehmen, eben oder S-förmig (Abb. 20) gebogen sein, es kann aber auch die Spitze rein quer abgestutzt sein, was eine Kombination der queren und schrägen Endung ist. Oder aber die schräge Zuspitzung der zweiten Rindenschicht erfolgt sowohl auf der dem Perichondrium als auch auf der der Rippenachse zugewendeten Fläche derselben, wobei beide Abschrägungsflächen selten gleich lang, meist die erstere zweimal so lang ist als die letztere (Abb. 21), und dabei sehr oft zum Teil einem Knorpelhöcker angehört (Abb. 19 q, 20 u, 21 l, 26 c, b, 22 f, 23 x), den die perichondrale Oberfläche der ersten Rindenschicht nahe ihrem verknöchernden Ende bildet. Nur ganz ausnahmsweise kommt es vor, daß die ganze schräge enchondrale Verknöcherungsfläche diesem Knorpelhöcker angehört, während die eigentliche zweite Rindenschicht nach der entgegengesetzten Seite abgeschrägt ist, keine Spur von enchondraler Verknöcherung aufweist, sondern nach Aufhellung molekular abgebaut wird. Die Erklärung ist die, daß an einer solchen Stelle die zweite Rindenschicht selbst frei und nackt, ohne mit der knöchernen Grenzlamelle bekleidet zu sein, im Knochenmark endet, somit keinerlei Beziehungen zur Spongiosa besitzt, d. h. funktionell ausgeschaltet ist. Daß die der Rippenachse zugewendete Fläche der zweiten Rindenschicht keine enchondrale Verknöcherung aufweist, wenn ihr die dritte Rindenschicht aufliegt (Abb. 23 i, k, 21, 3. R.), erscheint klar; so ist es aber auch dann, wenn die dritte Rindenschicht ganz abgebaut ist und hier die zweite Rindenschicht selbst im Knochenmark bloßliegt, ohne mit Spongiosa Fühlung zu nehmen, d. h. ohne funktionell beansprucht zu sein. Fehlende Funktion geht hier also mit fehlender enchondraler Ossification einher. Wo aber die quer oder zugespitzt endende zweite Rindenschicht die oben beschriebene enchondrale Verknöcherung aufweist, dort ruht sie der knöchernen Grenzlamelle und den Knochenbälkchen auf und mittels dieser der Knochenrinde und Spongiosa. Diese vermittelnden Bälkchen sind bald reichlich und sklerotisch (Abb. 23 p, v), bald so spärlich (Abb. 19, 26), daß sie nicht selten im Einzelschnitt zu fehlen scheinen, wobei es so aussieht, als ob das Ende der zweiten Rindenschicht ganz frei ins Knochenmark hineinragen würde. Aber die an solchen Stellen nie fehlende knöcherne Grenzlamelle (Abb. 20 n, 21 o) zeigt, daß in anderen Schnitten eine Beziehung zur Spongiosa doch besteht. Das oft tief in den Rippenknochen hineinragende Ende der zweiten Rindenschicht hört entweder pleural und pectoral in etwa gleicher Höhe auf, oder es taucht z. B. pectoral sehr viel tiefer in die Spongiosa (Abb. 6 h). Letzteres ist dann der Fall, wenn Rippenknochen und -knorpel unter einem thoraxeinwärts vorspringenden, stumpfen Winkel zueinander stehen; in einem solchen Falle nämlich wird der pleural an der Rippenoberfläche vorspringende Knorpel am Perichondrium abgetragen und dadurch gekürzt (s. u.).

d) Hypophyse und enchondrale Verknöcherung. Aus dem ganzen mikroskopischen Befund geht hervor, daß die Akromegalie nach Abschluß der Wachstumsperiode eine vollwertige, wenn auch nicht ganz normale, weil unharmonische enchondrale Verknöcherung aufs neue in Gang bringen kann. Daß sie dies aber selbst noch im Greisenalter vermag, ist gewiß erstaunlich. DIETRICH denkt, da in seinem Falle Kyphoskoliose bestand, daran, daß die Ursache des überstürzten enchondralen Wachstums mechanisch bedingt sein könnte, wobei er meint, daß sich die Rippen den geänderten mechanischen Verhältnissen des kyphoskoliotisch deformierten Thorax anpassen könnten; bloß das Extreme der Wucherung, die Neigung zur Übertreibung der Form trage den Stempel der Akromegalie. Dieser Vorstellung gegenüber sei daher hier in Klarheit betont, daß die Wiederaufnahme der enchondralen Verknöcherung bei Akromegalie rein eine Folge des Hyperpituitarismus ist und mit mechanischen Ursachen nichts zu tun habe, wie ja in unserem eigenen Falle auch keine Kyphoskoliose bestand. Hingegen ist bei jüngeren Individuen Vorsicht am Platze, denn ich sah in der 5. Rippe eines 27jährigen nicht akromegalen Individuums eine noch schöne Knorpelwucherungszone und enchondrale Verknöcherung. Bei der normalen enchondralen Verknöcherung ist das Bild harmonisch: Ein rasches Längenwachstum geht mit hoher, ein langsames mit niedriger Knorpelwucherungszone einher; bei hoher Knorpelwucherungszone erfolgt der Knorpelabbau schnell, bei niedriger langsam. Das nicht Harmonische an der akromegalen enchondralen Verknöcherung beruht darin, daß ihr erster Akt, die Knorpelwucherung, alles normal Vorkommende weit in den Schatten stellt, was so weit geht, daß selbst der über der Knorpelwucherungszone liegende Knorpel mitwuchert, statt zu ruhen. Was aber folgt, die Überführung des gewucherten Knorpels in Knochen hingegen, wird zwar ebenfalls wieder aufgenommen, verläuft aber schleppend; es fragt sich daher, ob auch sie unter akromegalem Einfluß erfolgt oder aber bloß einem statischen Bedürfnis entspricht, das darin besteht, den sich mit der Zeit, wie bei Rachitis, in Massen anhäufenden, gewucherten, weichen, daher die Festigkeit der Rippe gefährdenden Knorpel durch Knochen zu ersetzen. Die akromegale Abweichung von der Norm aber ist nicht verwunderlich. Ist doch schon unter normalen Umständen, zum Teil wegen der

Verschiedenheiten der Belastung das mikroskopische Bild der enchondralen
Verknöcherung an ein und derselben Epiphyse in verschiedenen Stadien
des Wachstums sehr verschieden und ebenso an verschiedenen Epiphysen
desselben Individuums, wie erst unter pathologischen Umständen. Von
der akromegalen Knorpelwucherung wird nicht nur alles, was vom
alten Rippenknorpel noch am Leben ist (erste und zweite Rindenschicht)
erfaßt, sondern auch in den Spalten des Kerns und der dritten Rindenschicht entsteht massenhaft Knorpel, der an Stellen, wo Möglichkeit und
Bedürfnis danach besteht, ebenfalls in enchondrale Verknöcherung
gerät (s. o.).

Daß enchondrale Verknöcherung dem Längenwachstum dient, ist
klar. Zu einer genaueren Analyse desselben ergab sich seinerzeit Gelegenheit bei der Bearbeitung des der Akromegalie entgegengesetzten Zu-
standes, des Hypopituitarismus und seiner Folge, des hypophysären
Zwergwuchses [1]. Dort ist ausgeführt, daß der zweite und dritte Akt der
enchondralen Verknöcherung, nämlich der Abbau des Knorpels und Anbau des Knochens, also die Überführung des Knorpels in Knochen, eine
Längenzunahme des *gesamten* Knochens, z. B. des Femur nicht bedingt;
bloß die knöcherne Diaphyse verlängert sich dabei, aber eben nur auf
Kosten eines anderen Bestandteiles des Femurs, des Fugenknorpels.
Für die Rippe hieße das, bei der Überführung des Knorpels in Knochen
würde sich der knöcherne Teil der Rippe auf Kosten des knorpeligen
verlängern, aber die Gesamtlänge der aus Knochen und Knorpel bestehenden Rippe bliebe die gleiche. Zeugen für das Ausmaß dieser Verlängerung
sind die oben im Knochenmark beschriebenen Knorpelinseln, aber unzu-
reichende Zeugen, weil auch sie schließlich, wenn auch verspätet, schwinden. Bei diesem Ersatz des Knorpels durch Knochen gelegentlich der
enchondralen Verknöcherung ist der Kern und die dritte Rindenschicht
kein Hindernis, denn sie sind zwar tot, können daher keine enchondrale
Verknöcherung eingehen, sie werden aber statt dessen molekular abgebaut und durch Knochen ersetzt. Diesem molekularen Abbau, dem
gerade lebender Knorpel, also die zweite Rindenschicht, widersteht,
verfällt der tote Knorpel leicht und schnell und hier wirken die vielen
Spalten noch beschleunigend. Und darum steht diese Art der Überführung
des Knorpels in Knochen gegen die andere, die enchondrale Verknöcherung im Ausmaße nicht nur nicht zurück, sondern ist ihr stets voran,
d. h. das Knochenmark mit seiner Spongiosa ist im Bereiche des Kerns
und der dritten Rindenschicht stets tief in den Knorpel hinein vorgedrungen, in den oberen Rippen viel tiefer als in den unteren, während die
enchondral verknöchernde zweite Rindenschicht manchmal noch sehr
tief in die Rippenspongiosa hineinragt (Abb. 6, obere Reihe). Die bisherigen Ausführungen zeigten, daß bei Akromegalie die auch unter
normalen Umständen im späteren Leben in sehr geringem Ausmaße

---

[1] Beitr. path. Anat. **62**, 302 (1916).

vor sich gehende Verlängerung des Rippenknochens auf Kosten des Rippenknorpels pathologischerweise einen hohen Grad annimmt.

Was aber diese akromegale Veränderung in besonders kennzeichnender Weise gegenüber dem normalen Vorgang auszeichnet, das ist der Umstand, daß sie im Bereiche der zweiten Rindenschicht unter dem Bilde einer *vollwertigen* enchondralen Verknöcherung erfolgt, d. h. der Vorgang wird durch eine geradezu überquellende Knorpelwucherung eingeleitet, die eine *absolute* Verlängerung der Rippe zur Folge hat. Es ist seinerzeit gelegentlich des hypophysären Zwergwuchses ausgeführt worden, daß dieser erste Akt der enchondralen Verknöcherung, die Knorpelwucherung, *allein* es ist, in der das Längenwachstum, des Femur z. B., sich vollzieht, während der zweite und dritte Akt nichts anderes bewirkt, als daß dieser knorpelige Längenzuwachs des ersten Aktes in einen knöchernen überführt wird; aber eine Längenzunahme des Femur findet bei diesem zweiten und dritten Akt, wie oben ausgeführt, nicht mehr statt. Da aber bei Akromegalie diese einleitende Knorpelwucherung besteht, und zwar in einem unter physiologischen Umständen nicht vorkommenden Ausmaß, so besteht eben auch *absolute Längenzunahme* der aus Knochen und Knorpel zusammengesetzten Rippe, nicht nur einfach Verlängerung des knöchernen Teiles auf Kosten des knorpeligen unter Beibehaltung der Gesamtlänge. Wäre nur letzteres der Fall, so bliebe die Gestalt des Thorax unverändert, bloß die Rippenknochen wären länger, die Rippenknorpel kürzer als normal; in Wirklichkeit aber muß bei Akromegalie überdies auch noch die Gesamtlänge der Rippe vermehrt, der Thorax geräumiger werden. Um welchen Betrag diese Verlängerung erfolgt, ist mikroskopisch unmöglich zu sagen, da hier alles im Fluß ist. Nur eine Messung könnte da zum Ziele führen. Zwei Marken, eine am knöchernen, die andere am knorpeligen Teil, nahe ihrer Grenze angebracht, müßten zeigen, daß sich nicht nur die Knochenknorpelgrenze von der Knochenmarke entfernt, sondern auch, daß beide Marken auseinanderrücken. Ein solches *wahres Längenwachstum* ist bei Akromegalie, wenn sie nach Abschluß der Wachstumsperiode auftritt, an Extremitätenknochen natürlich nicht mehr möglich, weil ja, wie eben ausgeführt, der dazu unbedingt erforderliche Fugenknorpel nicht mehr besteht. Vor Abschluß des Längenwachstums aber muß Riesenwuchs die Folge sein, wie noch im klinischen Abschnitt näher auszuführen sein wird. An Stellen jedoch, wo der Knorpel zeitlebens sich erhält und mit dem diaphysären Knochen in Berührung bleibt, ist Längenwachstum auch Jahrzehnte nach Abschluß des Körperwachstums theoretisch durchaus mögich und wird bei Akromegalie auch realisiert, aber eine Disproportion muß die Folge sein. Dies zu prüfen stellte sich die vorliegende Untersuchung zur Aufgabe. Die Rippe zeigt von allen Knochen des normalen Körpers das bedeutendste Längenwachstum, und es ist bemerkenswert, daß gerade sie wieder bei Akromegalie in unverkennbarer Weise das Längenwachstum wieder aufnimmt.

Die auf Hyperpituitarismus beruhende Akromegalie führt zur Wiederaufnahme des enchondralen Längenwachstums, Jahrzehnte nach seinem physiologischen Abschluß, doch weicht es in manchem vom normalen Bilde ab. Wie bei dem auf Hypopituitarismus beruhenden Zwergwuchs, so beherrscht die Hypophyse die enchondrale Verknöcherung auch beim Hyperpituitarismus, also bei der Akromegalie und dem Riesenwuchs in spezifischer Weise; ein Zuviel oder Zuwenig ihrer Funktion spiegelt sich im Bilde der enchondralen Verknöcherung wieder. Diese kann daher als ein besonders feinfühliges Reagens der Hypophysenfunktion angesehen werden.

Ob die Rippen bei Akromegalie wirklich länger werden, ist nach DIETRICH umstritten, doch spricht sich DIETRICH entschieden *dafür* aus. Um so verwunderlicher ist es, wenn er es als „unerfindlich" bezeichnet, „wie noch verschiedentlich die Akromegalie als eine Art Riesenwuchs bezeichnet werden kann". Dazu sei bemerkt: Der Akromegale hat eben die Rippen eines Riesen, nicht aber die Extremitätenknochen eines solchen, aber nur deshalb nicht, weil dies infolge Fehlens der Diaphysenfugen außer dem Bereiche der Möglichkeit liegt. Der Akromegale ist ein Riese, soweit er kann und weil das nur partiell der Fall ist, ist sein Skelet disproportiniert.

Ein physiologisches Analogon der akromegalen Wiederbelebung der enchondralen Verknöcherung nach Abschluß des Körperwachstums hat LOESCHKE[1] in der Schwangerschaft an der Knochenknorpelgrenze der Symphyse, wo sich ja ebenfalls zeitlebens Knorpel erhält und sonderbarerweise in viel geringerem Grade auch an der Knochenknorpelgrenze der Rippen beschrieben. Diesen, das ganze Knochensystem treffenden Wachstumsreiz sieht er als Folge innersekretorischer Vorgänge in der Schwangerschaft an, die in Stillstand der Ovarialfunktion und Überfunktion der Schilddrüse und Hypophyse bestehen. LOESCHKEs Befunde sind um so interessanter, als ja in der Schwangerschaft von einer abortiven Akromegalie mit Vergrößerung der Hände und Füße, sowie Verplumpung des Gesichtes gesprochen wird, die aber mit der Beendigung der Schwangerschaft ebenfalls völlig rückgängig gemacht wird. In diesem Sinne könnte die Akromegalie als eine Schwangerschaft ohne Ende bezeichnet werden, bei der ebenfalls Hyperpituitarismus und Stillstand der Ovarialfunktion besteht.

Auf der 25. Tagung der Deutschen Pathologischen Gesellschaft 1930 hat PUTSCHAR die Angaben LOESCHKEs bis auf ganz geringfügiges Knorpelwachstum bestritten und LOESCHKE selbst berichtet, bei späterer Nachprüfung die Wiederbelebung der enchondralen Verknöcherung in der Schwangerschaft doch in einem großen Prozentsatz, aber nicht bei allen Fällen gesehen zu haben. Die Frage bedarf also noch weiterer Klärung. Bei dieser Gelegenheit berichtet ferner SCHMORL von seiner

---

[1] LOESCHKE: Arch. Gynäk. **96** (1912).

besonders interessanten Beobachtung, daß er mitunter bei Osteomalacie und ebenso bei Ostitis fibrosa ein Wiedererwachen der enchondralen Verknöcherung in sehr ausgedehntem Maße gesehen hat. Allerdings meint SCHMORL, diese Knorpelwucherung sei auf mechanische bzw. funktionelle Beanspruchung zurückzuführen.

Nachdem wir so die durch ein *Plus* der Hypophysenfunktion verursachten pathologischen Vorgänge am Knorpel kennengelernt haben, wird es von Nutzen, ja sogar notwendig sein, kurz an die seinerzeit gewonnenen Kenntnisse zu erinnern, die von dem durch ein *Minus* der Hypophysenfunktion bedingten krankhaften Geschehen an den Wachstumsstellen des Skeletes gewonnen wurden, aber nur so weit, als dies hier von Interesse ist, und dann diese beiden gegensätzlichen Erscheinungen der Wachstumsstörung miteinander zu vergleichen. Notwendig ist dies deshalb, weil beim ersten Blick auf die Knochenknorpelgrenze der Rippen des damals untersuchten 38jährigen pituitären Zwerges und der jetzt untersuchten 71jährigen Akromegalen die beiden mikroskopischen Bilder statt der erwarteten grundsätzlichen Verschiedenheit eine so weitgehende Ähnlichkeit aufweisen, daß erst eine kritische Betrachtung zeigen kann, wie denn zwei so ganz ähnliche *Zustands*bilder durch einander so ganz entgegengesetzte *Vorgänge* entstanden sein können.

Zwergwuchs. Beim 38jährigen Zwerg waren die Epiphysenfugen offen. In ihnen, auf der diaphysären Seite, am besten aber an der Knochenknorpelgrenze der Rippen fand sich eine gut ausgebildete, aber nicht überquellende Knorpelwucherungszone und eine kräftige ununterbrochene präparatorische Verkalkungszone. Also der erste Akt der enchondralen Verknöcherung ist vorhanden, aber nur scheinbar, wie wir sofort sehen werden. Doch der zweite Akt, der vasculäre Abbau des Knorpels, und der dritte Akt, der Ersatz des Knorpels durch Knochenanbau, fehlt schon im mikroskopischen Bilde, statt dessen hat sich als Ausdruck stillstehenden Wachstums an die präparatorische Verkalkungszone ein Knochenplättchen angelegt, das im Wirbelkörper nirgends, in der Femurdiaphyse nur stellenweise, in der Rippe viel häufiger unterbrochen ist. Aber selbst an diesen Unterbrechungsstellen geht nicht etwa der zweite Akt, der vasculäre Knorpelabbau mit dem folgenden dritten Akt, dem Knochenanbau regelrecht vor sich, sondern selbst hier ruht der vasculäre Abbau im Femur so gut wie ganz und selbst in der Rippe ist er nur stellenweise vorhanden. Die Hemmung des zweiten und dritten Aktes geht also schon aus dem mikroskopischen Bilde klar hervor, nicht so die Hemmung des ersten Aktes, denn eine gut ausgebildete Knorpelwucherungszone, in der doch ausschließlich das Längenwachstum stattfindet, ist ja vorhanden. Daß aber trotzdem dieses Längenwachstum ganz oder so gut wie ganz stillsteht, erkennt man bloß aus dem Umstande, daß der 38jährige Mann ein Zwerg geblieben ist, sowie daraus, daß die beim Längenwachstum gewucherte Knorpelwucherungszone hier zu enormer Dicke anwachsen müßte, weil sie im zweiten und dritten Akt nicht ständig verbraucht wird, was aber nicht der Fall gewesen ist. Es ergab sich daraus der Schluß, daß *das Fehlen der Hypophysenvorderlappenfunktion alle drei Akte der enchondralen Verknöcherung hemmt.* Verwunderlich dabei ist auf den ersten Blick nur, daß sich trotzdem *eine Knorpelwucherungszone überhaupt noch erhält.* Sie erhält sich aber nur deshalb, weil nicht nur der erste, sondern ganz ebenso auch der zweite und dritte Akt gehemmt sind. Was geschieht, wenn bloß der erste Akt gehemmt ist, der zweite und dritte aber nicht, sieht man beim Abschluß des Körperwachstums eines normalen Menschen, denn neuer Knorpel bildet sich nicht, der schon gebildete wird durch den zweiten und dritten Akt verbraucht und die Folge ist Schwund der Epiphysenfugen. Beim Zwerg aber, bei dem alle drei Akte gehemmt sind, persistieren die Epiphysenfugen über die normale Zeit und der Wirbelkörper sowie die Femurepiphyse sind noch rings herum in Knorpel eingehüllt.

Zwerg und Kind. Diese Umstände sowie das mikroskopische Bild der enchondralen Verknöcherung machen es, daß das Skelet bei Nanosomia pituitaria dem eines Kindes sehr ähnlich zu sein scheint. Aber doch nur *scheint.* Die wesentlichen Unterschiede sind die folgenden. Beide haben eine Knorpelwucherungszone, aber die des Kindes setzt an ihrer oberen Grenze ständig neuen Knorpel an und verliert ihn an der unteren in gleichem Maße, und zwar im zweiten und dritten Akt der enchondralen Verknöcherung und diese Umsätze sind rege, das Kind wächst; der Zwerg aber hat zwar noch im vierten Dezennium ebenfalls eine Knochenwucherungszone, aber nur deshalb, weil ihr Abbau an der unteren Grenze in gleichem Maße ganz oder fast ganz stockt wie der Anbau an ihrer oberen, und diese Umsätze liegen nahe dem Nullpunkt, daher wird das Kind zum Zwerg, bleibt aber insoferne wirklich ein Kind, als die erhaltenen Epiphysenfugen auch in späteren Dezennien spontan ein kaum merkliches, den Defekt nicht mehr ausgleichendes Wachstum unterhalten und, wenn einmal taugliche Vorderlappenpräparate zur Verfügung stehen werden, vielleicht sogar ein fast vollwertiges Nachholen des Körperwachstums ermöglichen werden. Der weitere Unterschied zwischen Kind und Zwerg aber ist der, daß beim Kind dem regen ersten Akt ein ebenso reger zweiter und dritter folgt, d. h. der knorpelige Längenzuwachs wird in Knochen überführt und die knöcherne Diaphyse wird um das länger, um was der Knorpel gewachsen ist; beim Zwerg, wo, wie schon das mikroskopische Bild zeigt, der zweite und dritte Akt aber ausbleibt, bleibt die Diaphyse zwerghaft klein. Die Ähnlichkeit zwischen dem mikroskopischen Bild der Wachstumsgrenze bei Kind und Zwerg ist somit nur rein äußerlich durch die Anwesenheit einer Knorpelwucherungszone bei beiden gegeben, aber die kritische Betrachtung dieser ähnlichen Bilder führt zur Erkenntnis, daß die Unterschiede sehr bedeutend sind. Die Wachstumszone beim

Zwerg steht still, ist aber nicht abgeschlossen und vom physiologischen, abgeschlossenen Stillstand grundverschieden. Eher sieht sie, mit der eben auseinandergesetzten Einschränkung, aus, wie in der Blüte der Kinderperiode erstarrt, sozusagen erfroren, und bleibt in diesem Zustande, dem, so wie dem Winterschlaf die wärmende Sonne, die vorwärtspeitschende Hypophysenfunktion fehlt, in spätere Dezennien hinein konserviert.

Zwergwuchs und Akromegalie. Die mikroskopische Ähnlichkeit der Wachstumszone beim hypophysären Zwerg und der Akromegalie ist auf den ersten Blick sehr groß, denn die Akromegalie zeigt als ersten Akt der enchondralen Verknöcherung die Wiederaufnahme einer Knorpelwucherung, die aber dank dem Plus an aufpeitschender Hypophysentätigkeit selbst die des normalen Kindes in den Schatten stellt, geschweige denn die des Zwerges, wie eine Baumart unserer Zone in der südlichen Sonne eine überraschende Üppigkeit entfaltet und im kalten Norden zum Zwergwuchs verurteilt ist. Da aber, wie oben ausgeführt, der zweite und dritte Akt durch gesteigerte Hypophysenfunktion bei weitem nicht in gleichem Maße zur Tätigkeit angeregt wird wie der erste, ergibt sich im mikroskopischen Bilde eine ganz gleichartige, aber doch viel weniger schreiende Disharmonie der enchondralen Verknöcherung wie beim Zwerg, d. h. der vasculäre Knorpelabbau und der Knochenanbau laufen vergleichsweise träge ab, und es gibt auch Stellen genug, wo er stillsteht, wie die Schlußplatte, nämlich die knöcherne Grenzlamelle zeigt. Es geht aber die einmal wiederaufgenommene enchondrale Verknöcherung doch weiter und zeigt schon bei Akromegalie erstaunliche Leistungen, um wieviel mehr beim Riesenwuchs, wo das Wachstum nicht erst wieder aufgenommen zu werden braucht, sondern ohne je unterbrochen worden zu sein, einen gesteigerten Fortgang über die normale Zeit hinaus nimmt, wie das Ergebnis, das vermehrte Längenwachstum, zeigt.

Mag also das mikroskopische Bild der Wachstumszone bei Zwergwuchs und Akromegalie auch sehr ähnlich sein, ihre biologische Leistung und ihr Werdegang sind grundverschieden. So wie die Wachstumszone beim hypophysären Zwerg mit der gebotenen, schon ausgeführten Einschränkung als *noch in kindlicher Form verharrend* angesprochen werden kann, so kann sie bei Akromegalie, ebenfalls mit bestimmten Einschränkungen, als *wieder zu kindlichen Formen zurückgekehrt* angesehen werden. Die Anwesenheit einer Knorpelwucherungsschicht macht das mikroskopische Bild der Wachstumszone bei beiden, einander ganz entgegengesetzten Krankheiten einerseits untereinander, andererseits mit dem des normalen Kindes so ähnlich. Die Knorpelwucherung ist das Tertium comparationis, und die Ähnlichkeit beider mit dem Zustand im Kindesalter macht den Zustand bei Zwergwuchs und Akromegalie untereinander so ähnlich. Doch der Zwerg bewahrt sich diese Ähnlichkeit von Anfang an, der Akromegale erlangt sie erst wieder von neuem. Beim Zwerg *bleibt* das Bild der enchondralen Verknöcherung dem des Kindes ähnlich, beim Akromegalen muß es erst durch Wiederaufnahme der Tätigkeit *rückerlangt* werden. Der Zwerg *bleibt* ein Kind, der Akromegale *wird* zum Kind. Dies die Ähnlichkeiten im Aussehen und die Unterschiede im Wesen und Werdegang und gleichzeitig ein warnendes Beispiel dafür, wie ein *morphologisches Zustands*bild eines *Vorganges* zu groben Irrtümern verleiten kann, wenn man der Beobachtung nicht den *biologischen* Denkakt folgen läßt.

Das hier geschilderte, für *Akromegalie* so überaus charakteristische Bild der *enchondralen Verknöcherung* der zweiten Rindenschicht erfährt durch manchen rein *örtlichen* Umstand eine *Störung*. Eine solche ergibt sich z. B., wenn im Zuge der ständigen Verschiebung der Knochenknorpelgrenze an diese schließlich ein aus einem Herd asbestartiger Degeneration hervorgegangener Markraum der zweiten Rindenschicht (Abb. 6 m) gelangt ist. Liegt ein solcher Markraum noch etwas höher oben, aber doch schon mitten im maximal wuchernden Knorpel der zweiten Rindenschicht, so ergibt sich das folgende Bild. Im Bereiche dieses riesigen Markraumes bildet der Rippenknorpel einen Höcker von mehr als Radiusgröße, der in seinem Innern bis auf einen schmalen Rand stark hyperplastischen Knorpels eben ganz ausgehöhlt ist. Dieser Markraum steht gegen die Rippenachse hin in weit offener Verbindung mit der großen Markhöhle der Rippe (Abb. 6 k), von den drei anderen Seiten-, knorpel-, perichondrium- und knochenwärts aber zeigt er akromegale enchondrale Verknöcherung mit aus Brustkapseln bestehender Knorpelwucherungszone, einer präparatorischen Verkalkungsschicht, knöcherner Grenzlamelle und an diese ansetzender Spongiosa in zelligem Mark, das nur zentral auch Fettzellen führt. Bälkchen und Mark hängen mit denen der knöchernen Rippe zusammen. Rückt nun im Zuge des Längenwachstums der Rippe die Knochenknorpelgrenze etwa bis zur Mitte eines solchen Markraumes vor, dann steht nur noch ein Rest seiner knorpeligen Wand, nämlich die dem Rippenknorpel und etwas von der dem Perichondrium zugewendeten, was sich wie ein dünner, nach außen ausgebogener Fortsatz der zweiten Rindenschicht ausnimmt, der zu alldem an seiner ganzen der Rippenachse zugewendeten Fläche enchondral verknöchert. Gleichzeitig erfährt die Knochenknorpelgrenze der Rippe eine sprunghafte Vorrückung (Abb. 19 i) im Vergleich mit der anderen Seite (h), denn der Markraum hat hier stark vorgearbeitet. Diese Bilder, die ohne Übergangsstadien ganz unverständlich wären, sind aber nicht häufig, da ja der Ursprung der Erscheinung, die asbestartige Degeneration in der in Wucherung geratenen zweiten Rindenschicht sich nicht mehr neu bildet, und wenn von früher her vorhanden, sich durch die allgemeine Zellwucherung verliert und nur wenn schon vorher sehr groß und zum Markraum geworden, überdauert und in der geschilderten Weise das Bild der akromegalen enchondralen Verknöcherung stört.

6. Über Knorpelumbau.

a) Modellierende Knorpelresorption. Eine andere Störung des die Akromegalie kennzeichnenden Bildes enchondraler Verknöcherung ergibt sich bei der folgenden Gelegenheit. An den unteren Rippen, hier besonders an der 10. (Abb. 6), erfährt der Rippenknochen gegen den Rippenknorpel manchmal eine Verschiebung thoraxauswärts, wobei beide zueinander parallel bleiben (Dislocatio ad latus) oder einen nach außen sich öffnenden stumpfen Winkel bilden (Abb. 6), der thoraxeinwärts nach Art eines inneren Rosenkranzes vorspringt (Dislocatio ad axim). Es liegt die Vermutung nahe, daß dabei der Rippenknorpel der fixe, der

Knochen der nach außen verschobene oder geknickte Teil ist und daß die Erscheinung etwa in der emphysematösen Thoraxerweiterung ihren Grund hat, wobei natürlich der eines lebhaften Umbaues fähige Knochen eben durch Umbau seinen ursprünglichen Ort wechselt, thoraxauswärts verlagert wird, welche Verlagerung der eines inneren Umbaues nicht fähige Rippenknorpel eben nicht mitmachen kann und daher an seinem alten Orte verharrt. Dadurch, daß also auf der pleuralen Seite die Knochenrinde, unter dem an Ort und Stelle verbleibenden Knorpel hinweg, nach außen verlagert wird, verliert die pleurale Knorpelrinde jegliche Verbindung mit dem Knochen, wird so ganz entlastet, verliert also ihre Funktion und wird daher in ihrer ganzen Dicke sehr stark schräg vom Perichondrium aus nach WEICHSELBAUM-POMMER abgebaut (Abb. 6, obere Reihe 10), wobei die demaskierten Fibrillen rasch verschwinden und das derbfaserige Bindegewebe des Perichondriums die Knorpelrinde in ihren allen drei pleural bloßgelegten Schichten überzieht. So kommt die pleurale Oberfläche des Knorpels und Knochens wieder in gleiche Flucht zu liegen. Das kann man eine „modellierende Resorption" des Knorpels nennen, analog der des Knochens (KÖLLIKER), welche z. B. bei der folgenden, etwas anderen Gelegenheit in Erscheinung tritt. Die Epiphysenfugen haben einen größeren Durchmesser als die Diaphyse. Der Epiphysenknorpel läßt aber aus sich enchondral einen Knochen von gleichem Durchmesser hervorgehen, der dann, soeben erst entstanden, vom Periost aus osteoclastisch abgetragen, zur konischen Metaphyse verschmächtigt wird und so einen Übergang zur noch schmächtigeren Diaphyse schafft. Am Rippenknorpel bringt die bloß mit Perichondrium überzogene pleurale Abbaufläche der Knorpelrinde, die nirgends mit der Spongiosa und dem Knochenmark in Berührung steht, also entlastet ist, auch keine Spur einer akromegalen enchondralen Verknöcherung hervor, was, wie schon oben bei anderer Gelegenheit gezeigt, dafür zu sprechen scheint, daß zu deren Zustandekommen die mechanische Beanspruchung des Knorpels nötig ist. Nicht nur das, sondern auch die oberhalb der Knorpelknochengrenze sonst stets vorhandene akromegale Hyperplasie der zweiten Rindenschicht ist hier ebenfalls auffallend gering und dementsprechend die Schicht schon makroskopisch auffallend dünn (Abb. 6), wohl aus dem gleichen Grunde der Entlastung. Gäbe es keine modellierende Resorption des Knorpels, so würde er mit der Zeit als längerer Höcker auf der pleuralen Oberfläche vorspringen; der Abbau erhält aber pleural die Knorpelrinde andauernd kurz (Abb. 6).

b) Modellierende Knorpelapposition. Ganz anders die Knorpelrinde der pectoralen Seite. Sie ist viel länger (Abb. 6 h) als die der pleuralen Seite, da sie langsamer schwindet, ragt tief und geradlinig in die Spongiosa hinein und ist auf ihrer perichondralen Oberfläche hoch hinauf von viel Knochengewebe überlagert (Abb. 6 l). Sie weist somit in allem das ganz gegenteilige Verhalten auf als die pleurale Rinde. Dazu kommt noch, daß auf der pectoralen Seite, die ja hier infolge der genannten Winkelstellung die *überlastete* ist, die akromegale Hyperplasie und Hypertrophie der zweiten Rindenschicht, sowie das perichondrale appositionelle Knorpelwachstum eine Steigerung erfährt und damit auch die Rindendicke, wie man ebenfalls schon makroskopisch sieht (Abb. 6). So hat hier der funktionelle Reiz eine „modellierende Knorpelapposition" zur Folge.

Eine solche tritt auch außerhalb der Akromegalie, und zwar noch reiner, in Erscheinung, wenn bei verunstaltetem oder nicht verunstaltetem Thorax gar nicht selten am Rippenbogen ein Knorpel in scharfem Bogen konvex nach außen gekrümmt ist. Dann sieht man auf einem genau geführten mittleren Längsschnitt (Abb. 24) die zweite Rindenschicht (a) auf der konkaven, hier also pleuralen Seite durch eine deutlich

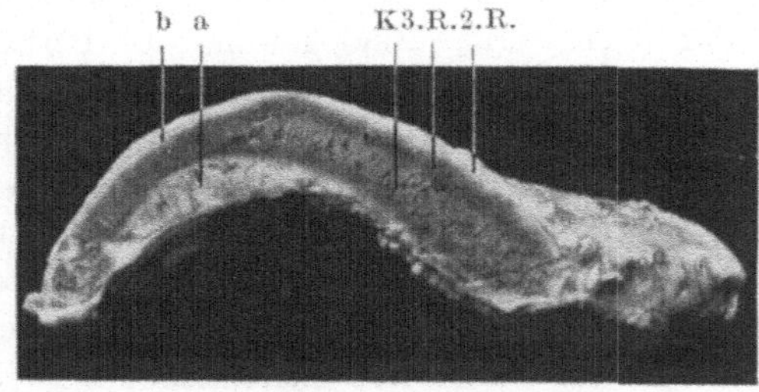

Abb. 24. Pathologische Verkrümmung des 10. Rippenknorpels links nach vorne.
74jähriger Mann, längs geführte Schnittfläche, etwa natürliche Größe. 2. R. zweite Rindenschicht, diese auf der konkaven Krümmungsseite beträchtlich verdickt a, auf der konvexen verdünnt b, 3. R. dritte Rindenschicht, K Kern.

hervortretende perichondrale Knorpelapposition beträchtlich verdickt (a), auf der konvexen atrophisch (b).

c) Modellierender äußerer Knorpelumbau. Daß der *Knochen* auf solche funktionelle Belastung und Entlastung mit Vermehrung bzw. Schwund antwortet, ist vom Callus bei winkeliger Bruchstellung sowie von der rachitischen Verbiegung der langen Röhrenknochen wohlbekannt. Nun sehen wir beim *Knorpel* den ganz analogen Vorgang, bei dem man das Zusammenspiel der modellierenden Resorption und Apposition den „*modellierenden Umbau*" nennen könnte. Der Knorpel, so heißt es, hat im Gegensatz zum Knochen, keinen Umbau. Gemeint ist hier natürlich der *innere* Umbau und in diesem Sinne ist die Behauptung richtig. Der Knochen kann bei Änderung der Funktion seinen gesamten inneren Aufbau, was die Menge und Anordnung der Tela ossea betrifft, erstaunlich schnell verändern. Das kann der Knorpel nicht. Aber des funktionellen Umbaues seiner äußeren Gestalt, des *äußeren* Umbaues, ist der Knorpel ebenso fähig wie der Knochen, vollzieht ihn aber gewiß in viel trägerer Weise. Zum äußeren Umbau gehört nichts anderes als 1. die Möglichkeit, an der *Oberfläche* Knorpel zu entfernen bzw. anzubauen und 2. diese Vorgänge auf mechanische Reize örtlich sinngemäß durchzuführen. Wir haben gesehen, daß beides am

Knorpel möglich ist. Der äußere Umbau ist ein reiner Oberflächenvorgang und die mechanische Beanspruchung, die ihn am Knorpel auslöst, ist die gleiche wie am Knochen, nämlich die Zug- und Druckbelastung, wie sie sich bei der Biegung kombinieren. Das sei deshalb ausdrücklich betont, weil wir beim Knorpel zu einseitig an scherende Beanspruchung zu denken gewohnt sind. Das gilt sogar für den Gelenkknorpel, bei dem wir ja von einer Druckschicht sprechen.

d) Innerer Knorpelumbau. In einem gewissen, freilich sehr weiten und von dem beim Knochen ganz abweichenden Sinne kann man sogar beim Knorpel von einem inneren Umbau sprechen. Dieser ist beim Knochen genau ebenso ein Oberflächenvorgang wie der äußere Umbau, denn er beruht auf dem An- und Abbau an der endostalen Oberfläche der Spongiosa und der Knochenrinde. Da der verkalkte Knochen ein interstitielles Wachstum unmöglich haben kann, so gibt es für ihn überhaupt keine andere Möglichkeit eines inneren Umbaues als den, der sich an allen Oberflächen der Rinde und Spongiosa abspielt. Wäre der Knochen ebenso wie der Knorpel ein durch und durch kompaktes Gewebe, so könnte er keinen inneren, sondern nur einen an der Außenfläche angreifenden modellierenden Umbau haben. Erst sein spongiöser Bau ermöglicht ihm auch einen inneren Umbau, aber noch immer kein interstitielles Wachstum und das ist in der Tat u. a. der Sinn des spongiösen Aufbaues: An einem Gewebe ohne interstitielles Wachstum einen inneren Umbau doch zu ermöglichen. Dazu ist in der kompakten Masse des Knorpels keine Möglichkeit gegeben. Dafür aber kann der Knorpel etwas, was der Knochen nicht kann, nämlich 1. *interstitiell wachsen,* 2. nach SCHAFFER die Fibrillen seiner Grundsubstanz umprägen, was beides auch gleichzeitig geschieht. Die Umprägung hat man sich so vorzustellen, daß die in der Knorpelkittsubstanz liegenden und gewiß statisch angeordneten Fibrillen verschwinden und dafür neue, anders gerichtete, mit der neuen Richtung der neuen Aufgabe besser angepaßte entstehen. So baut sich ja auch Bindegewebe um, aber im Knorpel, zumal im hyalinen, kann man diesen Vorgang nicht verfolgen, der aber dem ganz grob sinnlich wahrnehmbaren des Umbaues der Knochenbälkchen ganz analog ist. Daß aber bei interstitiellem Wachstum, also bei der dreidimensionalen Massenzunahme des Knorpels auch die äußere Gestalt, ohne Mithilfe von Oberflächenvorgängen, verändert wird, und zwar in statisch sinngemäßer Weise, ist wohl mit Sicherheit anzunehmen. Das Ineinandergreifen beider Vorgänge muß sich schon unter normalen Umständen abspielen. Denn man erkennt an den Zellen, daß der zentrale Teil des erwachsenen Rippenknorpels aus der Kindheit stammt, in der genau wie beim Erwachsenen die oberflächliche Knorpelschicht parallel, die tiefere senkrecht zum Perichondrium gefasert ist; d. h., die beim Kind oberflächliche, später in die Tiefe versenkte Knorpelschicht muß ihre ursprünglich parallel zum Perichondrium gelegenen Fibrillen zu senkrechten umprägen. Unter pathologischen Umständen sind die Vorgänge natürlich viel verwickelter. Dank der Fähigkeit so wie der Knochen appositionell, aber im Gegensatz zu ihm überdies auch noch interstitiell wachsen zu können und trotzdem, wie der Knochen, ein Hartgewebe zu sein, macht eben den Knorpel zum interessantesten unter den Bindesubstanzgeweben. Wer vom Knochen her kommt, hält es für unmöglich, daß ein Hartgebilde interstitiell wachsen kann; der Knorpel löst diese scheinbar unlösbare Aufgabe. Freilich ergibt sich daraus ein im Vergleich mit dem Knochen viel schwererer Einblick in sein inneres Getriebe. Es ist vielleicht nicht überflüssig zu betonen, daß kompakte Kalkaufnahme jegliches interstitielle Wachstum des Knorpels ganz ebenso unmöglich macht wie im Knochen.

7. Die knöcherne Rippe.

Die bisher geschilderten vielen und oft sehr eingreifenden, für die Akromegalie kennzeichnenden Veränderungen am Rippenknorpel ziehen notgedrungen auch manche Veränderungen des *Rippenknochens* nach sich, der jetzt besprochen werden soll.

a) Das Periost der Knochenrinde zeigt manchmal recht deutlich eine Scheidung in Faserschicht und Cambium, wie das immer der Fall ist, wenn sich an der Knochenoberfläche An- und Abbauvorgänge abspielen. Die Faserschicht (Abb. 23 b, 25 n) ist zumeist dick, zellarm, derbfaserig, daher dunkelrot, die Fasern parallel und längs verlaufend, aber manchmal auch unregelmäßig, wenn es die Beziehung zu Muskeln und Fascien so erfordert. Das Cambium (Abb. 23 y, 25 o, y) meist viel dünner, selten gleich dick, seine Zellen etwas zahlreicher, aber im ganzen auch spärlich, die Faserung feiner und regellos, heller rot, die Capillaren spärlich. Durch derbere Faserung und dunklere Rotfärbung wird das Cambium manchmal der Faserschicht ähnlich, unterscheidet sich aber auch dann noch durch das hellere Rot und die etwas zahlreicheren Zellen.

b) Die Knochenrinde (a in Abb. 18—23) ist mäßig dick, nirgends unterbrochen, durchaus schön lamellär (Abb. 25 m), namentlich in den inneren, vom Endost aufgebauten Schichten, die Lamellen oft auf lange Strecken hin ohne Störung streng parallel zur Längsachse verlaufend, darin nur manchmal eine Störung erfahrend, durch Einlagerung von schrägen Lamellensystemen oder durch Einverleibung stark schräger ehemaliger Bälkchen in die Compacta, was nur in der pleuralen Knochenrinde, und zwar dadurch zustandekommt, daß sie beim Wachtum des Thoraxraumes gegen den Bereich der Spongiosa hin verlagert wird. Kittlinien sind nicht sehr häufig und laufen meist etwa parallel zur Rippenachse, ebenso wie die zahlreicheren, blauen Haltelinien, die selbst 3—6 übereinander parallel zur Knochenoberfläche liegen. Wo an der periostalen Oberfläche das Wachstum stillsteht, schließt sie mit einer dicken, blauen Grenzscheide ab, die ausnahmsweise zu einer dickeren Schicht primitiven Faserknochens mit Knochenzellen anwachsen kann. An der Endostfläche vorkommende Grenzscheiden sind aber äußerst dünn. Die Knochenrinde ist von mäßig zahlreichen Gefäßkanälen durchzogen. Diese fehlen meist nahe der Knochenknorpelgrenze, weil hier die Knochenrinde so dünn ist, daß sie schon von der Oberfläche aus ernährt werden kann. Die Gefäßkanäle sind bald eng, bald weit und auf der pleuralen Seite viel zahlreicher als auf der pectoralen, ebenso nahe dem Periost zahlreicher als nahe dem Knochenmark, wo sie auch ganz fehlen können. Sie nehmen von der periostalen Oberfläche viel häufiger ihren Ursprung als von der Endostfläche, treten meist senkrecht ein, teilen sich in der Mitte der Dicke der Knochenrinde T-förmig, der eine Schenkel zur Knochenknorpelgrenze, der andere von ihr weg, beide parallel zur Rippenachse. Der Eintritt kann auch schräg sein, bald wirbel-, bald sternumwärts gerichtet. Es kommt auch vor, daß ein Gefäßkanälchen in geradem Zuge schräg oder rein quer die ganze Dicke der Knochenrinde durchsetzt (Abb. 23 e). Die meisten Gefäßkanäle sind durch Aussparung bei der Knochenbildung entstanden, also VOLKMANNsche Kanäle, es kommen aber auch von HAVERSschen Lamellensystemen umgebene vor. Was aber den auf der peri- und endostalen Fläche der pleuralen und pectoralen Knochenrinde sich abspielenden Knochenan- und -abbau betrifft, so sind hier an allen genannten vier Oberflächen sämtliche Möglichkeiten vertreten: 1. Vor sich gehender und ruhender lacunärer Abbau, ersterer durch Osteoclasten, letzterer durch die die Lacunen überziehende Grenzscheide gekennzeichnet, 2. vor sich gehender und ruhender Anbau, ersterer an dem hier allerdings stets äußerst dünnen Osteoidsaum, letzterer an der „aplastischen" Oberfläche mit Grenzscheide erkennbar. Die Ruhestadien überwiegen bei weitem über den vor sich gehenden An- und Abbau, der überdies von äußerster Langsamkeit ist. Es kann daher nur von einem sehr trägen Umbau gesprochen werden, der in einem Gegensatz steht zu den immerhin lebhafteren Vorgängen am Rippenknorpel, sowie an der Knochenknorpelgrenze. Das Bild ist von Fläche zu Fläche und von Stelle zu Stelle so abwechslungsreich, daß es schwer ist, ein Bild von den Ergebnissen dieses Umbaues zu gewinnen, nämlich davon, ob die Knochenrinde bei diesen An- und Abbauvorgängen an ihrer Außen- und Innenfläche als Ganzes zur oder von der Rippenachse verlagert wird. Aber manchmal gelingt es, darüber Klarheit zu erlangen, daß an der knöchernen Rippe eine konzentrische Atrophie vor sich geht, die sich oft nur an der pleuralen Knochenrinde abspielt, und zwar auch fern von der Knochenknorpelgrenze und nicht nur an der konischen Metaphyse, die ja hier an der Knochenknorpelgrenze in fortschreitendem Längenwachstum, wie in der Kindheit andauernd verschmächtigt werden muß. Oder aber die Knochenrinde wird sowohl auf der pleuralen als auch auf der pectoralen Seite thoraxauswärts verlagert, was eine Erweiterung des Thoraxraumes bedeutet.

c) **Die Spongiosa** ist durchwegs lamellär, mit ruhendem Umbau, bald die Bälkchen dick und zahlreich, bald spärlich oder ganz fehlend, ausnahmsweise zentrale, lacunäre, kalkhaltige Knorpeleinschlüsse. Nahe der Knorpelknochengrenze liegen die Bälkchen mit Vorliebe randständig, wo sie unter spitzem Winkel von der Endostfläche der Knochenrinde entspringen und schräg zur Knochenknorpelgrenze emporziehen (Abb. 23 v) und hier an der knöchernen Grenzlamelle oder unmittelbar am Rippenknorpel ansetzen. Ein Bälkchen kann die Knochenrinde mit der knöchernen Grenzlamelle verbinden oder die Rinde der pleuralen mit der der pectoralen Seite. Weiter weg von der Knochenknorpelgrenze setzen die Bälkchen nur selten an der Knochenrinde an, pectoral noch mehr als pleural.

d) **Das Knochenmark** ist zellig mit einer ansehnlichen Menge von Fettzellen, die überwiegen. Aber da, wo das Knochenmark der sich ständig, wenn auch langsam knorpelwärts verschiebenden Knochenknorpelgrenze anliegt, fehlen Fettzellen oft in ansehnlicher Breite ganz und die Knochenmarkszellen liegen schütterer. Das ist damit zu erklären, daß das in ein ganz neues Gebiet vorrückende Knochenmark zunächst rein zellig ist und erst viel später mit Fettzellen ausgestattet wird. *Rein zelliges* Knochenmark ist unter solchen Umständen für *stattgehabte Vorrückung* verwertbar.

8. Mechanische Vorkehrungen zur Sicherung der Knochenknorpelgrenze.

Daß beim Vorrücken der Knochenknorpelgrenze der Rippenknorpel soweit er lebend ist, also die zweite Rindenschicht, unter dem Bilde vollwertiger enchondraler Verknöcherung schwindet, ist schon oben ausgeführt; ebenso, daß der abgestorbene, einer enchondralen Verknöcherung nicht fähige Knorpel, also die dritte Rindenschicht und der Kern bloß molekular abgebaut wird, was sogar schneller geht als die enchondrale Verknöcherung der zweiten Rindenschicht, weil dieser Abbau durch die Vorarbeit der Sprünge im Kern noch sehr beschleunigt wird. Auch setzt ja die zweite Rindenschicht ihrer enchondralen Verknöcherung eine sehr lebhafte Knorpelwucherung entgegen. Aus diesen Gründen kommt es, daß der Rippenknochen mit seiner Spongiosa und dem Knochenmark im Innern des Rippenknorpels ausnahmslos weiter vorgedrungen ist als im Bereiche der zweiten Rindenschicht (Abb. 6, obere Reihe). Diese ragt noch tief spongiosawärts zu einer Zeit vor, als das Innere des Rippenknorpels durch eine große *zentrale Markbucht* (Abb. 6 k) tief ausgehöhlt ist, in den oberen Rippen viel tiefer als in den unteren. Dies ist schon unter normalen Umständen so (s. o.), doch bei der Akromegalie, wohl infolge der besonderen Reichlichkeit der Spalten im pathologisch gesteigertem Grade. Es ergibt sich daraus, daß das Ende des Rippenknorpels hohl ist, die Wände der Höhle zwar dick sind, aber gerade aus dem am stärksten akromegal gewucherten, also weichen Knorpel bestehen (Abb. 6). Das bedeutet natürlich eine pathologische Herabsetzung der Festigkeit der bei den ständigen Atembewegungen auf Biegung beanspruchten Rippe. Zermürbungen und Einrisse der fast allein noch erhaltenen zweiten Rindenschicht zeugen von ihrer Überbeanspruchung und dies setzt die Festigkeit noch weiter herab. Die dritte Rindenschicht, selbst wenn noch in Resten erhalten, trägt nichts mehr zur Festigkeit bei, da sie ja selbst nur noch in nicht zusammenhängenden Stücken vorliegt (Abb. 23, 3. R.). Alles dies müßte gewiß zu einem Knorpelbruch führen, wenn nicht die folgenden zwei Vorkehrungen getroffen würden, auf die wir nun eingehen wollen. Die eine besteht darin, daß in die Aushöhlung des Knorpels ein Spreizwerk aus Knochenspongiosa hineingepaßt wird (Abb. 7, 8 a), die andere darin, daß das gefährdete Ende des Rippenknorpels von einer Knochenhülse umschlossen wird (Abb. 7, 8 b). Im Falle Dietrichs ist die große zentrale Markbucht nicht nur um ein Stück, der enchondralen Verknöcherung der zweiten Rindenschicht in den Rippenknorpel hinein vorangeeilt, sondern hat ihn in seiner ganzen Länge bis zum sternalen Ende durchbohrt; ferner bestand in ihr in dieser ganzen Länge ebenfalls lebhafte enchondrale Verknöcherung. Hierzu wäre zu bemerken, daß oft sehr tiefes Eingreifen von Markbuchten, axial in den Rippenknorpel hinein, auch außerhalb der Akromegalie nicht selten ist; aber die lebhafte enchondrale Verknöcherung in ihr muß ausschließlich als Folge der Akromegalie bezeichnet werden.

a) Das Spongiosaspreizwerk der großen Markbucht. Die große Markbucht enthält eine Fortsetzung der Spongiosa, welche bald aus zahlreichen, dicken, bald bloß aus spärlichen, wirren Bälkchen besteht (Abb. 9 c, 11 a, 20 v, 21 x, 23 z), die sich nur spärlich auf die knorpelige Wand der Höhle aufstützen und so als Spreizwerk wirken, das das

Gesamtgefüge verfestigt, ohne die Biegsamkeit ganz aufzuheben. Die Auskleidung der großen Markbucht mit einer knöchernen Grenzlamelle (Abb. 20 w), die wie eine Knochenrinde funktionieren würde, ist dünn, unvollständig, in der Regel sehr lückenhaft oder ganz fehlend. Sie würde bei voller Ausbildung die Biegsamkeit zu sehr beeinträchtigen und selbst der Gefahr des Bruches ausgesetzt sein. Für das Spreizwerk der Spongiosa ist eben die knorpelige, biegsame Wand der großen Markbucht sozusagen die Rinde. Mit Recht bezeichnet PASCHER den Knochen als atrophisch, wofür BÖHMIG die Erklärung gibt, daß er ja hier bloß ein „Ersatzgewebe" ist, dem die durch Zug und Druck bedingte normale Struktur des normalen Knochens deshalb fehlt, weil im Rippenknorpel diese funktionelle Beanspruchung nicht so groß ist, daß sie „plastisch" wirkt. Doch die oben gegebene Auffassung zeigt, daß auch hier eine, allerdings vom normalen Knochen abweichende Beanspruchung eine von diesem natürlich abweichende, dieser örtlichen Funktion aufs beste angepaßte Struktur sehr wohl hervorbringt und dank dieser die Höhle im Knorpel verspreizt, ihn vor dem Einknicken bewahrt, seine Biegsamkeit aber nicht beeinträchtigt. In den untersten Rippen, wo die Bucht ganz seicht ist, kann sie auch vollständig mit Knochen ausgekleidet sein, weil sie hier die Biegsamkeit nicht beeinträchtigt, und sich nicht mehr der Gefahr des Bruches aussetzt. Wo sich aber die Bälkchen in der großen Markbucht auf die knorpelige Höhlenwand aufstützen, ist der Knorpel nicht verkalkt und die Knochenknorpelgrenze meist nicht lacunär, sondern recht glatt. Dem Bälkchenansatz entsendet die knorpelige Wand ihrerseits ebenfalls einen halbinselförmigen Fortsatz entgegen, der auf die Weise zustande kommt, daß der molekulare Knorpelabbau, der andauernd in der schon geschilderten Weise weitergeht, an der Stelle des Bälkchenansatzes ausbleibt, unmittelbar daneben aber fortschreitet und so mit der Zeit aus dem Knorpel eine Halbinsel herausarbeitet. Wie schon oben erwähnt, bleiben bei diesem Knorpelabbau manchmal Knorpelinseln und kleine, zellose Knorpelbrocken freischwebend im Knochenmark liegen, wo sie erst verspätet abgebaut werden. Entsprechend dem Umstand, daß die große Markbucht eine junge Vorrückung des Knochenmarks darstellt, treten in ihr meist die Fettzellen zurück oder fehlen am Rande, wenn hier der Knorpelabbau gerade vor sich geht, vollständig, wo sogar die Knochenmarkszellen selbst vorerst noch schütterer liegen. Das Knochenmark kann auch in quere, spitz auslaufende Nebenbuchten sich fortsetzen, die ja nichts anderes sind als die letzten Reste ehemaliger Spalten, zwischen denen Reste der dritten Rindenschicht ohne Knochenbelag frei halbinselförmig ins Knochenmark hineinragen (Abb. 21, 3. R.). Andere restliche Ausläufer von Spalten, die im übrigen in die große Markbucht aufgegangen sind, sind mit Füllknorpel gefüllt (Abb. 9 F_1, F_2), der gegen das Knochenmark durch Knochengewebe abgeschlossen ist, oder bloßliegt, aufgehellt (Abb. 9 e) und molekular abgetragen wird.

b) Die Knochenhülse. Das wirksamste Mittel zur Verfestigung des hohl gewordenen Endes des Rippenknorpels unter Beibehaltung seiner Biegsamkeit aber ist das Umgriffensein desselben durch eine manschettenartige Fortsetzung der Rinde des Rippenknochens, in die das Knorpelende sozusagen hineingesteckt ist. Im Längsschnitt gibt dies das Bild zweier knöcherner *Gabelzinken* (Abb. 6, obere Reihe 7), die sinngemäß so hoch hinaufreichen wie die große Markbucht, deren schädliche Wirkung sie ja zu beheben haben. Der statische Sinn dieser Einrichtung hat in kleinerem Maßstabe sein Analogon bei der normalen enchondralen Verknöcherung, wo die normale Knorpelwucherungszone, weil weich, ebenfalls einen gefährlichen „Querschnitt“ darstellt und dadurch verfestigt wird, daß das obere Ende der Knochenrinde sie wie ein fester Reif umgreift. Dabei hat man sich vorzustellen, daß der Knorpel in der knöchernen Hülse bis zu einem gewissen Grade beweglich ist, denn der Ausläufer der letzteren (Abb. 22 g, i) liegt oft gar nicht unmittelbar dem Rippenknorpel an, gewinnt vielmehr erst nach und nach innige Fühlung mit ihm; wo aber die Verbindung zwischen Gabelzinke und Knorpel schon innig geworden ist (Abb. 20 o, 21 Z), da ist der Knorpel (Abb. 20 s, 21 h), dem der Knochen anhaftet, jung, weich, biegsam. Sehr viele der im folgenden zu schildernden Vorgänge können nur aus dieser Beweglichkeit des Knochens gegen den von ihm umgriffenen Knorpel heraus verstanden werden, trotz der aber die Verbindung so fest ist, daß nirgends Zeichen eines Bruches sich bemerkbar machen. Auch darf man nicht vergessen, daß mit dem akromegalen Vorrücken der Knochenknorpelgrenze der Rippe auch die knöcherne Manschette sich ständig weiter über den Rippenknorpel vorschiebt. Es ist hier eben alles im fortschreitenden Fluß. Im groben stellt sich die ganze Einrichtung folgendermaßen dar: Das obere Ende (Abb. 22 i) der manchmal sehr langen Gabelzinken entwickelt sich, wie gesagt, in einem Abstand vom Rippenknorpel, nämlich in den äußeren Schichten des sehr dicken Perichondriums (k). Das zwischen Gabelzinke und Rippenknorpel liegende perichondrale Bindegewebe baut sich infolge der abnormen Bewegungen beider gegeneinander zu einem anders beschaffenen Bindegewebe (Abb. 22 s) um (s. u.), das dieser neuen Funktion angepaßt ist, oder wird zu Knorpel (r), wobei auch die dieser neuen Beanspruchung unmittelbar mitunterworfene erste Rindenschicht des Rippenknorpels ebenfalls in Wucherung gerät. Näher an die Basis der Gabelzinke, wo sie ja älter ist, beginnt diese (Abb. 21 Z) durch enchondrale Verknöcherung (h, l) des im Zwischenraum neu gewucherten Knorpels an Dicke zuzunehmen und noch tiefer, wo dieser neue Knorpel durch die enchondrale Verknöcherung bereits verbraucht ist, greift diese schon auf die zweite Rindenschicht über (Abb. 21 i, m), die ja ebenfalls akromegal gewuchert ist und verbraucht nunmehr auch diese nach und nach ganz, und zwar in einer schrägen Verknöcherungsgrenze (f—e), den Knorpel dabei sozusagen zuspitzend (e). Inzwischen baut sich statisch die, eine so exponierte Stellung einnehmende

Gabelzinke selbst lebhaft um, erhält Markräume (t) und wird ständig von ihrer periostalen Fläche her durch lebhaften Abbau verschmächtigt (Abb. 25 o). Endlich wird mit dem Vorrücken der Knochenknorpelgrenze knorpelwärts die Gabelzinke ganz in die knöcherne Rippe einbezogen und auch ihre Markräume in die der letzteren. Und alle diese Vorgänge fließen ständig knorpelaufwärts. Es sei noch bemerkt, daß die in Rede stehende Knochenhülse gelegentlich auch unter normalen Umständen vorkommt, bei der Akromegalie aber manche besondere Eigenschaft an sich hat.

Die in dauerndem Vorrücken begriffene *Spitze der knöchernen Zinke* (Abb. 25 f) entwickelt sich ausnahmslos auf der bindegewebigen Grundlage des sehr dicken Perichondriums (Abb. 25 P), und zwar meist in seine äußersten Schichten hinein, so daß sie oft in weitem Abstande vom Rippenknorpel steht (1. R); nur ausnahmsweise liegt sie der ersten Rindenschicht unmittelbar an. Das erste Anzeichen der vorrückenden Knochenbildung besteht darin, daß das inaktive, fast zelllose *Perichondrium* (P) manchmal in seiner ganzen Dicke in *Hyperplasie* gerät (a), die Zellen haben sich stark vermehrt, liegen dicht, sind leicht oval, dick und liegen wie die alten Fasern parallel zur Längsachse der Rippe (a). Nur einmal fand sich eine Gruppe von Capillaren knapp daneben im noch unveränderten Perichondrium. Auf der Grundlage dieses aktiv gewordenen Bindegewebes entwickelt sich nun in dauernder Vorrückung ein primitiver Faserknochen (f, g), wobei unter Auseinanderrückung der noch unverändert bleibenden Bindegewebszellen das Faserwerk mit kalkloser Knochenkittsubstanz infiltriert wird (f). Indem dies Osteoid Kalk aufnimmt, was zuweilen unter Zurücklassung paralleler, blauer Haltelinien schubweise vor sich geht, wird es zu dem violetten Faserknochen (g), der die parallel zur Rippenachse verlaufenden Fasern des alten Perichondriums als SHARPEYsche Fasern in sich aufnimmt. Manchmal aber haben sich die Fasern vor ihrem Einschluß zu zwei rechtwinklig sich kreuzenden Scharen umgebaut (s. u.). Seltener kommt es vor, daß die stark vermehrten, spindeligen Bindegewebszellen samt Fasern sich kappenartig konzentrisch um die osteoide Spitze der Zinke herumlegen. Aus diesem Faserknochen besteht nur selten ein langes Stück der Zinke, denn von den Markräumen des schon älteren, basalen Teiles derselben, also von unten her, wird der Faserknochen fortschreitend lacunär abgebaut, danach auf diese Abbaufläche lamellärer Knochen abgelagert und so der Faserknochen fortschreitend von lamellärem ersetzt, also umgebaut. Es kommt vor, daß nicht nur die Spitze, sondern auch die äußere oder innere oder beide Oberflächen der Zinke auf der Grundlage des hyperplastischen Perichondriums wachsen, das sich dann wie ein Cambium ausnimmt. Liegt ganz hoch oben isoliert (Abb. 25 g, f) ein kleines Knochenstückchen, ein Vorläufer der Zinke, so ist auch dieses faserig. Die dem Rippenknorpel zugewendete Oberfläche der Zinke ist oft mit neuem Knorpel belegt (s. u.), der dann ausnahmsweise bis zur

Zinkenspitze hinaufreicht und sogar diese überdeckt. Dessen unbeschadet baut sich dann über den Knorpel (e, h) die faserknöcherne, vorerst osteoide Zinkenspitze auf (b—c—d) und so liegen neuer Knorpel (d, e)

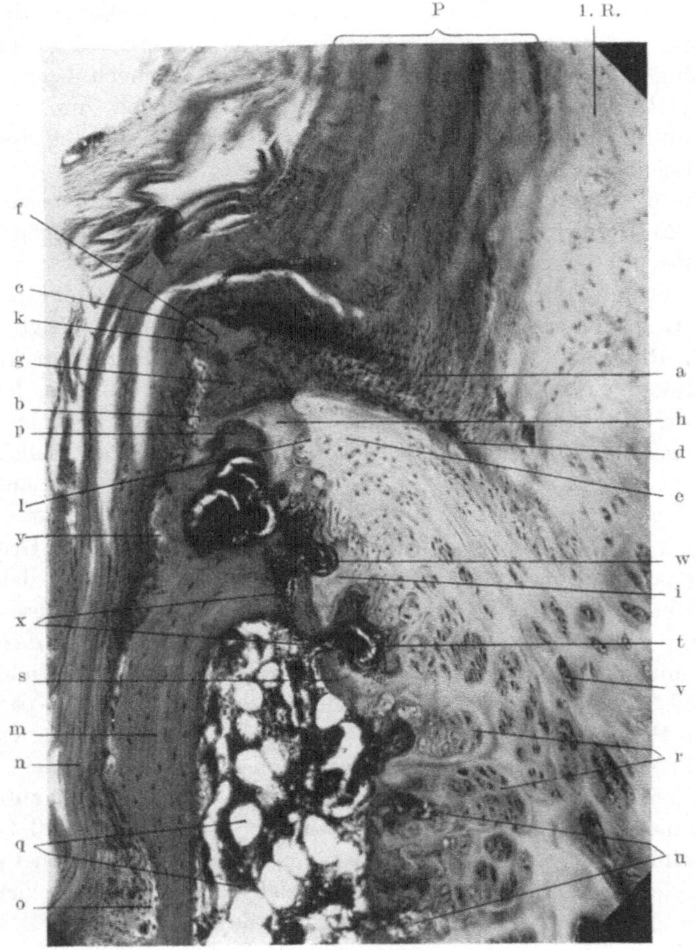

Abb. 25. Oberes Ende der knöchernen Zinke.

88fache Vergr., das der ersten Rindenschicht 1. R. aufliegende Perichondrium P ist enorm verdickt, derb, zellarm, zeigt aber noch unten eine starke Zellvermehrung a und baut eine dreieckige Kappe primitiven Knochens b—c—d auf, die dem die übrige Oberfläche der Rippe überragenden, gewucherten Rippenknorpel e aufsitzt, f kalkloser, g kalkhaltiger Teil dieses Knochens, h, i verkalkte Knorpelschicht. Die Kalkgrenze k—l zieht in ununterbrochener Flucht vom Knochen in den Knorpel hinein. Die knöcherne Zinke m wird vom Periost n aus bei o lacunär abgebaut und endet bei p. In ihrem Markraum zelliges und Fettmark q. r Zellsäulen der Knorpelwucherungszone, i präparatorische Verkalkungszone, o knöcherne Grenzlamelle, diese mehrfach von Gefäßen unterbrochen t, u, welche abbauend in den Knorpel vordringen.

und neuer Knochen (f, g) unmittelbar über- und aneinander. Beide nehmen nun in ihren tiefsten, ältesten Schichten Kalk auf, der Knorpel im Sinne einer präparatorischen Verkalkungsschicht (h), das Osteoid im Sinne der Überführung desselben zu statisch verwendbarem Knochen (g). Und nun sieht man, wie die Kalkgrenze (k—l) vom einen ins andere Gewebe so glatt in gerader Flucht hinwegzieht, daß eine für die Verkalkung· beider Gewebe *gemeinsame*, örtliche Ursache vorliegen muß. Das aber heißt, Ort und Ausmaß der Verkalkung wird vom statischen Bedürfnis bestimmt, unterliegt also dem calcioprotektiven Gesetz, dem also auch die präparatorische Knorpelverkalkung unterworfen ist, wie das an einem anderen Beispiel schon oben erläutert worden ist.

Entsprechend dem Umstande, daß die Spitze der knöchernen Zinke in den äußeren Schichten des sehr dicken Perichondriums vordringt, liegt auch die *Zinke* selbst, aber nur in ihrem *obersten*, dünnen, langen *Ausläufer* (Abb. 22 g—i), durch eine dicke Perichondriumschicht (t) *vom Rippenknorpel (2. R.) getrennt* und parallel zu seiner Oberfläche, und zwar in oft ansehnlichem Abstande von ihr. Dieser Abstand ist bei der pectoralen Zinke dann besonders groß, wenn, wie an den unteren Rippen, der Rippenknochen gegen den -knorpel als Ganzer thoraxauswärts verlagert wird (s. o.), was unter Winkelstellung beider (Spitze thoraxeinwärts) geschehen kann. Dann steht die pectorale Zinke nicht nur besonders weit vom Rippenknorpel ab, sondern sie kann an ihrer Außenfläche neben dem typischen Abbau sogar Knochenanbau zeigen oder ein dünnes Chondrophyt tragen. Infolge starken Vorspringens des näher der Knochenknorpelgrenze gelegenen knorpeligen akromegalen Rosenkranzes (s. u.) hängt dieser oberste Ausläufer (Abb. 20 o, 22 g) mit der übrigen Zinke (Abb. 20 x, 22 u) unterhalb des Rosenkranzes sehr oft gar nicht zusammen. Das zwischen der Zinke und dem Rippenknorpel liegende Perichondrium behält eine Zeitlang, inaktiv bleibend, sein altes Aussehen bei (Abb. 22 t), die Fasern derb, parallel zur Längsachse der Rippe, die Zellen fast fehlend. In dem Maße aber, als es dadurch unter ganz veränderte statische Verhältnisse gerät, daß es zwischen zwei gegeneinander bewegliche Hartgebilden: Knochenzinke und Rippenknorpel zu liegen kommt, baut es sich, wie schon oben angedeutet, zu einer neuen funktionellen Struktur völlig um (Abb. 22 s), wobei sich die Bindegewebszellen in der ganzen Dicke der Schicht stark vermehren, die alten Fasern verschwinden, an ihrer Stelle neue Fasern entstehen, die straff gespannt von Zinke zu Rippenknorpel quer oder schräg in verschiedenen oder bloß zwei Richtungen sich überkreuzend ziehen. Nunmehr kann man von einer *funktionellen* Verbindung beider sprechen.

So wie bei der normalen enchondralen Verknöcherung der Rippenknochen zu dick angelegt wird und erst durch die „modellierende Resorption", d. h. durch regen lacunären Abbau der periostalen Oberfläche (Abb. 25 y, o) auf das richtige Maß verschmächtigt wird, so auch hier trotz vielfach pathologisch abweichender Verhältnisse. D. h. die knöcherne Rippe ist im Bereiche der Zinken viel zu dick angelegt und deshalb wird diese in ihrer ganzen Länge an der periostalen, d. h. an der vom Rippenknorpel abgewendeten Oberfläche lebhaft lacunär abgebaut, und zwar bis zu ihrer äußersten Spitze hinauf. Wir wollen hier von diesem Vorgang nur so weit sprechen, als er sich am oberen Ausläufer der Zinken abspielt, der in einem Abstand vom Rippenknorpel steht; soweit er sich aber am basalen Abschnitte der Zinke findet, der dem Rippenknorpel schon innig anliegt, kommt er weiter unten zur Sprache. Der lebhafte periostale Abbau der Zinken würde nicht nur die knöcherne Rippe verschmächtigen, sondern auch dabei die Zinke selbst bald zum Verschwinden bringen, wenn sie sich an der dem Rippenknorpel zugewendeten Oberfläche nicht wieder anbauen würde. Das geschieht hier auf bindegewebiger Grundlage (Abb. 25 a) des zwischen Zinke (f) und Rippenknorpel (erste Rindenschicht) gelegenen Perichondriums, wobei die Faserbündel des letzteren als SHARPEYsche Fasern in den Knochen hineingeraten. So bleibt die Zinke erhalten, rückt aber als ganze in der Richtung gegen die Rippenachse vor und behält dabei ihre bindegewebige Verbindung mit dem Rippenknorpel. Dies ist eine „Einwärtsregulierung“, wie die Zahnärzte sagen würden. In dem Maße, als sich so die Zinke dem Rippenknorpel zu nähern beginnt, sieht man aber manchmal, wie das perichondrale Bindegewebe die Oberfläche des alten Rippenknorpels oder des Chondrophyts, das den Rippenknorpel überzieht (s. u.), nach WEICHSELBAUM-POMMER oder molekular, nicht durch Chondroclasten und ohne Mithilfe von Zellen abbaut, wodurch die erste Rindenschicht verschwinden und ein sehr lockeres, flüssigkeitsreiches, erstaunlich viele Blutcapillaren führendes Bindegewebe an seine Stelle treten kann. Der Knorpel, der so der sich verschiebenden Zinke das Feld räumt, wird durch den an ihn herangebrachten, erhöhten Saftstrom stark und tief aufgehellt und dieser Vorgang spielt sich am Knorpel noch in der Höhe der Zinkenspitze oder sogar noch etwas ober ihr ab. Hier kann sogar das Ende der Zinke in eine kleine, in den Knorpel hineingefressene Grube eingebaut sein. Der obere, von der übrigen Zinke getrennte Ausläufer derselben kann ebenfalls recht dick sein, einen Markraum enthalten und in der Richtung gegen die Rippenachse nicht nur auf bindegewebiger Grundlage, wie oben geschildert, wachsen, sondern durch enchondrale Verknöcherung (s. u.).

9. Der akromegale Rosenkranz.

a) Das Chondrophyt. Es ist oben gesagt, daß der obere Abschnitt der Zinke in einem Abstande vom Rippenknorpel steht und, da beide gegeneinander beweglich sind, das zwischen ihnen befindliche Perichondrium einen funktionellen Umbau zu einem anders gefaserten Bindegewebe erfährt. Da aber zwischen der Knochenhülse und dem in ihr steckenden Rippenknorpel Beweglichkeit besteht, reiben beide aneinander und dies ist der Grund, weshalb das Bindegewebe zwischen ihnen ein neues Knorpelgewebe hervorbringt (Abb. 22 r), welches im wesentlichen als *Chondrophyt* anzusehen ist. Dieses verdient deshalb eine besondere Beachtung, da ja Akromegalie nicht nur alten Knorpel zur Wuche-

rung anregt, sondern auch das Entstehen neuen Knorpels fördert. Auf
der pleuralen Seite mag dabei auch noch der exspiratorische Binnendruck
mithelfen, der sehr wohl imstande ist, eine lange, dünne Zinke rhythmisch
an den Rippenknorpel anzupressen und dessen Bedeutung schon oben
bei der modellierenden Resorption des Rippenknorpels hervorgehoben
wurde. Am klarsten tritt der Chondrophytcharakter des neuen Knorpelgewebes hervor, wenn es als mächtige Wucherung nun die Oberfläche
des alten Rippenknorpels überzieht, mit knolliger Oberfläche sich gegen
das umgebaute perichondrale Bindegewebe begrenzt, auf dessen Kosten
es appositionell wächst. Ist (s. o.) bei der Einwärtsregulierung der Zinke
der Rippenknorpel an seiner Oberfläche etwas abgebaut worden, so legt
sich das Chondrophyt dieser Abbaufläche an und so entsteht sozusagen
eine Kittlinie zwischen Knorpel und Knorpel. Zuweilen überzieht das
Chondrophyt von ganz gleichem Aussehen nicht die Oberfläche des
Rippenknorpels, sondern die gegenüberliegende der knöchernen Zinke,
in welchem Falle es sich ebenfalls aus dem zwischen beiden liegenden
perichondralen Bindegewebe entwickelt, ohne daß gesagt werden kann,
weshalb es sich bald auf der einen, bald auf der anderen Oberfläche
bildet. Da sich das Knochengewebe der Zinke auf der gleichen bindegewebigen Grundlage entwickelt wie der Knorpel, gehen beide ohne
scharfe Grenze ineinander über; legt sich aber der Knorpel erst sekundär
dem Knochen an, dann sind sie durch eine blaue, wellige Haltelinie oder
durch eine scharfe Kittlinie voneinander getrennt. Auch kann wie ein
Polster frei zwischen Zinke und Rippenknorpel ein Herd neuen Knorpels
im Perichondrium entstehen und sich erst nachträglich mit der Zinke
und endlich auch mit dem Rippenknorpel verbinden. Schließlich ist
der ganze perichondrale Zwischenraum zwischen Zinke und altem Rippenknorpel von neuem Knorpelgewebe erfüllt und wo dieser nach oben
aufhört, sieht man, wie das perichondrale Bindegewebe fortschreitend
mit Knorpelkittsubstanz infiltriert wird und so verknorpelt. Am oberen
Ende läuft der neue Knorpel rundlich oder mit spitzer Zunge aus, ist
von Zinke und Rippenknorpel durch etwas Bindegewebe getrennt und
ragt frei ins Perichondrium hinein. Überzieht das Chondrophyt den
alten Knorpel, so hebt sich manchmal sein oberes Ende von dieser Unterlage ab und ragt ebenfalls frei ins Perichondrium hinein. Der neue
Knorpel kann kürzer sein als die Zinke oder in gleicher Höhe mit ihr
enden oder aber sie überragen; ersteres dann, wenn die Zinkenspitze
noch zu kurze Zeit besteht, letzteres dann, wenn sie schon seit langem
besteht und am perichondralen Bindegewebe reibt.

**b) Wachstum des Chondrophyts und seine Einverleibung in den alten
Rippenknorpel.** Dies ganze Verhalten läßt schon darauf schließen,
daß der neue Knorpel aus dem Perichondrium hervorgeht, wo er aber
mit seinem Ende frei in dieses hineinragt, kann man sehen, wie er hier
appositionell im Perichondrium *weiterwächst*. Dieses, sonst fast zell-
und gefäßlos, zeigt mit Annäherung an den neuen Knorpel Auftreten

vieler Capillaren und Bindegewebszellen, die aber vorerst so schmal-spindelig sind und so parallel zur Längsachse der Rippe liegen, wie normal. Näher dem Knorpel aber werden sie plump, oval und legen sich in 4—8 Schichten dicht und konzentrisch um das wachsende Ende des Knorpels herum, d. h. senkrecht zu ihrer früheren Richtung und schon ohne Gefäße zwischen ihnen. Nun erst tritt hyaline, blaßviolette Knorpel-grundsubstanz zwischen den dadurch auseinanderrückenden Zellen auf, an denen unter Beibehaltung der Gestalt, Größe und Lage jetzt erst ein scharf begrenztes, blaßblaues Protoplasma und eine feine Kapsel ohne Hof sichtbar wird. Noch tiefer werden die Knorpelzellen wesentlich größer, das Protoplasma dunkler blau, und zum Zeichen dafür, daß sie sich auch vermehren, liegen sie nicht mehr einzeln, sondern in länglichen Gruppen, in denen sie noch immer oval und parallel gestellt sind. Der Werdegang des Knorpels aus Perichondrium vollzieht sich somit in folgenden Stufen: Hyperplasie der Bindegewebszellen, Infiltration der Bindegewebsfibrillen mit Knorpelkittsubstanz, Ausreifung der jung gewucherten Bindegewebszellen zu Knorpelzellen, Reifung unter Ver-größerung und Vermehrung der letzteren. Kurz nach der Entstehung, also nahe seinem oberen Ende, ist dieses perichondrale Chondrophyt der ersten Rindenschicht des alten Rippenknorpels wie ein Fremdkörper aufgeklebt und von ihr durch viel hellere Farbe und anderen Bau ganz verschieden.

Etwas tiefer unten gerät aber die erste Rindenschicht selbst ebenfalls in Wucherung, schmilzt dabei spurlos mit dem Chondrophyt in eins zusammen und dann ist dieser aus der Verschmelzung entstandene, durch seine helle Farbe auffallende Knorpel fremd und oft mit scharfer Grenze der viel dunklerblauen zweiten Rindenschicht aufgelagert. Da aber auch diese sehr lebhaft wuchert, verwischt sich auch diese Grenze völlig und es sieht daher so aus, als sei die ganze Knorpelmasse (Abb. 26 u, 22 h) aus Wucherung, d. h. interstitiellem Wachstum der alten Rinde hervorgegangen. In Wirklichkeit aber ist sie so zustande gekommen, daß das appositionell entstandene Chondrophyt ebenso in interstitielles Wachstum geraten ist wie der alte Rippenknorpel, dem es aufruht, und deshalb diesem spurlos einverleibt wurde, mit ihm in eines zusammen-floß. Diese Einverleibung des Chondrophyts in den alten Knorpel durch gemeinsames interstitielles Wachstum ist grundverschieden von der Einverleibung des Osteophyts in die alte Knochenrinde durch inneren Umbau, der in diesem Sinne dem Knorpel fremd ist.

c) **Beteiligung des akromegalen Rosenkranzes am Längenwachstum.** Der neue Knorpel (Abb. 26 u, 22 h), welcher der Hauptsache nach, oft auch ausschließlich, vom üppigen, den alten Rippenknorpel einhüllenden perichondralen Chondrophyt dargestellt wird, beschränkt sich auf den in der Knochenhülse steckenden Teil des alten Rippenknorpels, erweist damit seine mechanische Genese und trägt mit dazu bei, die das Knorpel-wachstum fördernde Eigenschaft der Akromegalie zu charakterisieren.

Den höchsten Grad erreicht die Wucherung dieses neuen Knorpels nahe
oder an der Knochenknorpelgrenze der Rippe (Abb. 26 u, 22 h), wo
sie so erheblich wird, daß der Knorpel an der Oberfläche einen dicken
Höcker, einen konsolenartigen Vorsprung, geradezu einen *akromegalen
Rosenkranz* bildet. Nach DIETRICH ist im Schrifttum diese Auftreibung

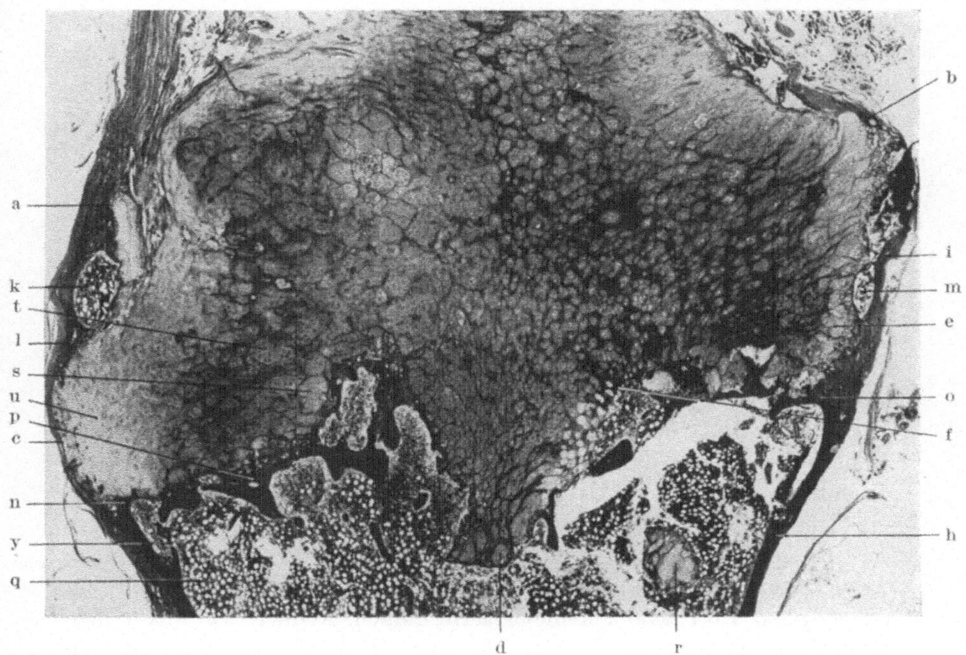

Abb. 26. Übersichtsbild des akromegalen Rosenkranzes.

9fache Vergr. Der Längsschnitt ist so tangential geführt, daß vom Rippenknorpel nur seine
zweite Rindenschicht, also der eigentlich akromegal gewucherte Knorpel getroffen ist,
daher der gesamte Knorpel im Bilde in maximalster Wucherung, fast nur aus riesenhaften
Brutkapseln zusammengesetzt. Die rosenkranzförmigen Ausladungen b, c sehr stark.
Typisch akromegale enchondrale Verknöcherung an der ganzen, stark zickzackförmigen
Knochenknorpelgrenze a—d—b mit den typischen Riesenbrutkapseln e in der Knorpelwucherungsschicht. Nur bei f, wo ein sehr kleines Stück der dritten Rindenschicht vorliegt,
ist die enchondrale Verknöcherung unterbrochen. g, h die beiderseitige Knochenrinde,
nach oben in die Knochenzinken i, l bis hoch hinauf a, b sich fortsetzend, die somit den
Rosenkranz umfassen und je einen Markraum k, m einschließen. Die linksseitige Zinke
bei c unterbrochen. Bei n, o geht die Knochenrinde in die knöcherne Grenzlamelle über,
auf die sich die Bälkchen aufstützen p. Im Knochenmark q eine beim Vorrücken der
enchondralen Verknöcherung zurückgelassene Knorpelinsel r.

schon wiederholt angeführt und mit dem rachitischen Rosenkranz ver-
glichen worden und DIETRICH selbst beschreibt einen solchen hochgradigen Fall, bei dem die groteske Knorpelwucherung weit über die
rachitische hinausging. Auch dieser dicke Knorpelhöcker kann als rein
perichondrales Chondrophyt mit guter Abgrenzung der ersten Rindenschicht aufliegen, oder die erste Rindenschicht wuchert auch mit und
dann ist die Grenze gegen die zweite Rindenschicht scharf, oder aber
es kommt zu einer spurlosen Verschmelzung auch mit der wuchernden

zweiten Rindenschicht. Der Knorpelhöcker besteht aus kleinen Zellen, die zu einigen wenigen, riesigen, auseinanderliegenden Zellgruppen ohne Hof zusammentreten. Die meist hyaline, seltener faserige Grundsubstanz ist stark blau, wird aber stark und tiefgreifend aufgehellt, wenn der Knorpel vom Perichondrium her, an dem er bloßliegt, sogar unter Eindringen von Gefäßen abgebaut wird. Wenn im Zuge der an der Knochenknorpelgrenze der Rippe sich abspielenden, fortschreitenden enchondralen Verknöcherung der mächtige Knorpelhöcker schließlich bis an diese Grenze herangerückt ist, so nimmt auch er an dieser das Längenwachstum der Rippe besorgenden enchondralen Verknöcherung teil (Abb. 26 ober n, 22 ober u), wodurch die quer über die Rippe ziehende Verknöcherungslinie sich in gleicher Flucht auf den Knorpelhöcker erstreckt und so eine bedeutende Flächenvergrößerung erfährt. Das heißt, das enchondrale Längenwachstum der Rippe spielt sich gerade da ab, wo die Rippe durch den knorpeligen, ringsum laufenden, konsolenartigen Vorsprung erheblich verdickt ist. Dieser Vorsprung ist eine akromegale, ins Pathologische gesteigerte Wiederholung dessen, was wir schon in der normalen Greisenrippe als knorpelige Konsole kennengelernt haben.

d) Beziehung des akromegalen Rosenkranzes zur Knochenhülse. Wenn, wie zuweilen, die knöcherne Zinke ganz fehlt, liegt der akromegale Rosenkranz (Abb. 23 x) klar, ohne jede Verwicklung vor. Wenn aber eine Zinke besteht, lang ist und auch jenseits, d. h. oberhalb des Rosenkranzes sich hinaufzieht (Abb. 20, 21, 22), dann ergeben sich manche verwickelte Beziehungen zwischen beiden. Erst nachdem wir eben den akromegalen Rosenkranz kennengelernt haben, können wir hier einige ergänzende Bemerkungen über die den Rippenknorpel umgebende *Knochenhülse* nachtragen, da sie erst jetzt verständlich sein können. Die knöchernen Zinken selbst sind lamellär gebaut, führen entsprechend ihrer enchondralen Entstehung (s. u.) viele lacunäre Einschlüsse kalkhaltigen Knorpels und entsprechend ihrem lebhaften Umbau viele Kittlinien. Die Zinken sind an verschiedenen Rippen und im Umfange derselben Rippe von ungleicher Ausbildung, bald sehr lang (Abb. 20 o, 21 r), bald ganz kurz (Abb. 22 i), manchmal auch fehlend (Abb. 23); dann bald ohne, bald mit Unterbrechungen (Abb. 20 p) oder Fenstern; hier dick, dort ganz dünn; hier solide (Abb. 20 o), dort im Innern von einem Markraum eingenommen (Abb. 21 t). Dieser beherbergt zelliges Mark mit weiten Gefäßen und manchmal auch Fettzellen, kann sehr breit sein, die Zinke in ihrer ganzen Länge durchziehen und nur hie und da ein queres Bälkchen (Abb. 21 q) enthalten, oder der Markraum erfährt durch eine solide Strecke der Zinke eine völlige Unterbrechung, oder aber er ist nur stellenweise bald oben, bald unten vorhanden. Auf der vom Rippenknorpel abgewendeten Seite ist die Zinke, wenn ein Markraum vorhanden ist, von einer längs-lamellären, periostüberkleideten Knochenrinde (Abb. 21 R) begrenzt, die manchmal quer von in die

Markhöhle führenden Gefäßkanälen durchbohrt ist. Auf der dem Rippenknorpel zugewendeten Seite hingegen *wächst* die Zinke, wo sie in ihren basalen Abschnitten der zweiten, höher oben der ersten Rindenschicht und noch höher oben der neuen perichondralen Knorpelwucherung unmittelbar anliegt (s. o.), in die Dicke durch *enchondrale Verknöcherung* (Abb. 21 e—f) und auf Kosten, d. h. unter Verbrauch dieser Knorpel. Diese der Außenfläche des Rippenknorpels entlang sich hinaufziehende, die Zinke aufbauende, enchondrale Verknöcherung ist eine ununterbrochene Fortsetzung der schon beschriebenen, an der Grenze zwischen Rippenknochen und -knorpel sich abspielenden (e—g) und das Längenwachstum der Rippe besorgenden. Daher auch der gleiche Charakter: Die Knorpelwucherungszone echt akromegal, bald aus prächtigen Säulen (Abb. 25 r), bald aus kugeligen gigantischen Brutkapseln (Abb. 21 h, i) mit bis 80 maximal vergrößerten, zu Untergruppen geordneten Zellen; die präparatorische Verkalkungsschicht (Abb. 21 l, m, e) manchmal unvollkommen, von den abbauenden Gefäßen stellenweise durchbrochen, die abbauend in die noch kalklosen Brutkapseln eindringen (Abb. 25 w, t, u); eine knöcherne Grenzlamelle (Abb. 21 n, 25 s) bildet den Abschluß gegen die Markhöhle (Abb. 21 t, 25 q). Die enchondrale Verknöcherung findet sich manchmal bis zur Spitze der Zinke hinauf. Da aber die neue perichondrale Knorpelwucherung höher hinaufreichen kann als die knöcherne Zinke, so sieht man, dieser voraneilend, die präparatorische Knorpelverkalkung allein höher hinaufziehen und vom Perichondrium aus in lacunärem Abbau begriffen. Die bei der enchondralen Verknöcherung entstehende knöcherne Grenzlamelle grenzt den Markrand der Zinke gegen den Knorpel ab.

In dem früher beim oberen Ausläufer der Zinke auseinandergesetzten Sinne der „*Einwärtsregulierung*" in der Richtung gegen die Rippenachse wird die *Zinke*, auch hier in ihrem *basalen Teil,* an ihrer periostalen, d. h. an der vom Rippenknorpel abgewendeten Oberfläche, zur Verschmächtigung des zu dicken Rippenknochens lebhaft abgebaut. Und da sie auf der anderen, dem Knorpel anliegenden Oberfläche, und zwar hier auf dem Wege der enchondralen Verknöcherung, angebaut wird, rückt sie auch hier als ganze gleichzeitig in der Richtung gegen die Rippenachse vor. Diese Einwärtsregulierung ist einfach, wenn die Zinke aus einem soliden Knochenplättchen besteht (Abb. 20 o). Enthält sie aber einen Markraum (Abb. 21 t), der dann außen von der periostalen Knochenrinde (R), innen von der enchondralen knöchernen Grenzlamelle (n) begrenzt ist, dann wird von der Markhöhle aus erstere endostal angebaut, letztere oft bis auf geringe Reste lacunär abgebaut. So machen beide gleichsinnig die Verschiebung axialwärts mit, widrigenfalls die statisch wichtigere, periostale Knochenrinde verschwinden, die statisch unwichtige knöcherne Grenzlamelle zu dick werden müßte. (Statisch wichtig im Röhrenknochen ist die periostnahe Knochenschicht, daher die Röhrenform.) Auch dieser ganze Vorgang hat sein Analogon in der normalen knöchernen Rippenrinde der Wachstumsperiode, die beim Thoraxwachstum ständig thoraxauswärts „reguliert" wird.

Wo an der von der knöchernen Zinke belegten Außenfläche des Rippenknorpels der akromegale Rosenkranz sich erhebt, stellt er für die sich entwickelnde Zinke manchmal ein örtliches *Hindernis* dar, das erst langsam überwunden wird. Im Beginn sieht man im Bereiche des Höckers eine völlige Unterbrechung der Zinke (Abb. 22 f), die sich aber oberhalb des stark ausladenden Knorpelhöckers fortsetzt (g). Erst später beginnt auch über dem knorpeligen Höcker Knochenbildung, welche ohne vorangehende Knorpelwucherungszone durch eine präparatorische Verkalkungsschicht eingeleitet wird und diese wird lacunär vom Perichondrium abgebaut. Schließlich lagert sich doch auch Knochen darüber, aber in ganz dünner Schicht und die Unterbrechung der Zinke ist behoben, noch nicht aber die des Markraumes. Auch jetzt bleibt der Knorpelhöcker von früher her, als er noch am Perichondrium bloß-lag, aufgehellt (s. o.), verkleinert sich aber durch Verbrauch bei der enchondralen Knochenbildung erheblich, manchmal aber muß die knöcherne Zinke, die ja der Knorpeloberfläche eng angeschmiegt ist, der noch immer erheblichen Wölbung des akromegalen Rosenkranzes im weiten Bogen folgen. An diesem allmählich schwindenden, knorpeligen Rosenkranzhöcker sieht man auch sonst Abbauvorgänge, so z. B. folgt zuweilen auf die präparatorische Verkalkungsschicht desselben nicht kalkloser Knorpel, sondern gefäßloses, straffes, zellreiches Bindegewebe mit eingestreuten Resten kalkloser Knorpelgrundsubstanz, als Folge von Knorpelabbau nach WEICHSELBAUM-POMMER. Oder durch einen Kanal der den Knorpelhöcker bereits überziehenden knöchernen Zinke zieht ein Blutgefäß und zentral im stark aufgehellten Knorpelhöcker ein großer, ebenfalls nach WEICHSELBAUM-POMMER entstandener Resorptionsraum, mit lockerem, wirrfaserigem, einige Capillaren führendem Bindegewebe und in diesem sehr viele einkernige, große Freßzellen in deren reichlichem, rotem, scharf begrenztem Protoplasma vacuoläre Einschlüsse liegen. Solchen Phagocyten begegnet man beim Knorpelabbau gelegentlich unter verschiedenen Umständen.

10. Zusammenfassung der akromegalen Veränderungen des Rippenknorpels.

A. Die Akromegalie führt in ganz spezifischer Weise zu Knorpelwucherung, welche am Rippenknorpel vor allem die zweite Rindenschicht betrifft und in Hypertrophie und Hyperplasie der Zellen sowie Vermehrung der Grundsubstanz besteht. Die tiefsten, vom Perichondrium entferntesten Anteile dieser Schicht, aber auch die dem Perichondrium zunächst gelegene erste Rindenschicht beteiligen sich an der Wucherung viel weniger; die dritte Rindenschicht und der Kern des Rippenknorpels hingegen können, weil im späteren Leben abgestorben, an der Wucherung gar nicht teilnehmen. Die Akromegalie bringt selbst im hohen Greisenalter diese Knorpelwucherung zu einer selbst in der Jugend ungekannten Blüte, womit bewiesen ist, daß das Gewebe im Alter nicht erschöpft, sondern sehr wohl wachstumsfähig ist. Die Knorpelwucherung nimmt ihren Ausgang von der Knochenknorpelgrenze, erreicht auch hier ihr Maximum und breitet sich von da aus, sternumwärts abklingend, aus, hört bei geringgradiger, kurz dauernder Akromegalie bald auf, bei lang dauernder, schwerer Akromegalie des jüngeren Erwachsenen jedoch erfaßt sie die gesamte Länge des Rippenknorpels. Doch fand solches Material noch keine Aufnahme in die vorliegende Mitteilung. Die Akromegalie regt nicht nur alten Knorpel zu neuer Wucherung an, sondern fördert auch in hohem Maße die Entstehung neuen Knorpels, wozu sich an den verschiedensten Stellen Gelegenheit ergibt.

Die Akromegalie führt in ganz spezifischer Weise beim Erwachsenen, ja selbst noch im hohen Greisenalter an der Knochenknorpelgrenze der Rippe, also des in der normalen Entwicklungsperiode schnellstwachsenden Skeletteils, zur Wiederaufnahme einer zwar vollwertigen, aber unharmonischen, also pathologischen, enchondralen Verknöcherung mit wahrer Zunahme der aus dem knöchernen und knorpeligen Teil zusammengesetzten Gesamtlänge der Rippe und Erweiterung des Brustraumes. Der erste Akt der enchondralen Verknöcherung, in der allein diese wahre Zunahme der Gesamtlänge erfolgt, die Knorpelwucherung, überbietet mit ihren gigantischen Brutkapseln dank dem spezifischen Einfluß der Akromegalie alles normal Vorkommende. Der zweite Akt, die Überführung dieses knorpeligen Längenzuwachses in Knochen, wobei sich bloß der knöcherne Teil auf Kosten des knorpeligen verlängert, aber die Gesamtlänge nicht mehr zunimmt, erfolgt pathologisch und schleppend. Denn es gibt zwar eine Knorpelverkalkung, aber keine Eröffnungszone, sondern im Gegenteil eine knöcherne Grenzlamelle. Erst durch Bohrkanäle der letzteren gelangen bloß an einzelnen Stellen Markgefäße zum Knorpel, bauen ihn ab und der Knochen kann nachrücken, wobei die knöcherne Grenzlamelle sich dauernd erhält und so ihre Aufgabe, den Knochen mit dem Knorpel zu verbinden, erfüllt. Die Verknöcherungslinie verläuft nicht immer quer, sehr oft stark schräg zum Perichondrium aufsteigend und die zweite Rindenschicht des Rippenknorpels ragt, meist lang zugespitzt, tief in die Spongiosa des Rippenknochens hinein. Die dritte Rindenschicht und der Kern des Rippenknorpels beteiligen sich, weil abgestorben nicht an der enchondralen Verknöcherung, sind aber trotzdem kein Hindernis für das Vorrücken des Knochens gegen den Knorpel, denn sie werden molekular abgebaut, und das geht sogar an diesem toten Knorpel schneller als die enchondrale Verknöcherung am lebendigen.

An den Extremitätenknochen des Erwachsenen ist akromegales, also auf Partialhyperpituitarismus beruhendes Längenwachstum wegen des Fehlens der Epiphysenfugen unmöglich; an der Rippe aber ist es, dank dem zeitlebens sich erhaltenden Knorpel möglich, weicht aber vom normalen Bilde ab. Hypopituitarismus hat die gegenteilige Wirkung, führt in der Wachstumsperiode zu Zwergwuchs, weil er die enchondrale Verknöcherung in ihrem Blütestadium hemmt, doch weicht das Bild vom physiologischen Abschluß des Wachstums ebenfalls ab. Die enchondrale Verknöcherung steht unter dem spezifischen Einfluß der Hypophyse. Ein Zuviel oder Zuwenig ihrer Funktion spiegelt sich im Bilde der enchondralen Verknöcherung wider, die daher als besonders feinfühliges Reagens gestörter Hypophysenfunktion angesehen werden kann.

B. Das Verhalten der gewöhnlichen regressiven Veränderungen des Rippenknorpels bietet bei Akromegalie vieles für diese Bezeichnendes. Die asbestartige Degeneration dient im normalen Knorpel zum Ausgleich von Zugspannungen. In dem noch nicht vollreifen Knorpel an der Grenze zwischen der ersten und zweiten Rindenschicht erfüllen die basophilen Züge die gleiche Aufgabe. Der akromegal wuchernde Knorpel bedarf der asbestartigen Degeneration nicht, da die Wucherung allein schon die Spannungen ausgleicht. Von früher vorhandene Herde asbestartiger Degeneration aber verschwinden spurlos bei den eingreifenden Umwälzungen im akromegal wuchernden Knorpel. Wo der Knorpel nicht wuchert, erhalten sich die Herde asbestartiger Degeneration und der Einfluß der Akromegalie drückt sich an ihnen darin aus, daß die zugehörige kollaterale Hyperplasie akromegal gesteigert ist und die wuchernden Knorpelzellen zu wahren Brutkapseln heranwachsen können.

Hingegen sind bei Akromegalie die den Kern und die dritte Rindenschicht quer durchsetzenden Risse sehr stark vermehrt, verlängert, und treten sogar mit den Herden asbestartiger Degeneration der zweiten Rindenschicht in offene Verbindung. Fermentative Verflüssigung und humoraler Abbau, die die Herde asbestartiger Degeneration und die Risse schaffen, gehen aber über das mechanische Bedürfnis dieser Einrichtungen weit hinaus und führen zu riesigen Cysten und Höhlen im Knorpel. Der Rippenknorpel wird dadurch stellenweise nahezu im ganzen Querschnitt unterbrochen, und es droht der endgültige Bruch des Rippenknorpels. Diese Vermehrung der Risse im abgestorbenen Knorpel des Kerns und der dritten Rindenschicht hat darin ihren Grund, daß die mächtige akromegale dreidimensionale Wucherung der zweiten Rindenschicht unter anderem eine beträchtliche Längsspannung in dem mit ihr ja verbundenen toten Knorpel des Kerns und der dritten Rindenschicht zur Folge hat. Daher fällt das Maximum der Risse mit dem der akromegalen Knorpelwucherung örtlich nahe der Knochenknorpelgrenze zusammen. Der Bruch wird zunächst dadurch verhindert, daß vom Perichondrium aus Bindegewebe in die Knorpelrisse und Herde asbestartiger Degeneration einwächst, sie wie durch Taue wieder in sich verfestigt, wobei durch vorangehenden unvollkommenen Knorpelabbau erzielt wird, daß dieses straffe Bindegewebe in statisch sinnreiner Weise auch fest im Knorpel der Rißwand verankert wird. Vom Rippenknochen her werden dann die Knorpelrisse sprunghaft von einem zum anderen unter Schwund des sie füllenden Bindegewebes vom Knochenmark samt Spongiosa erobert. Ein andermal wieder führt die scherende Beanspruchung des Bindegewebes in dem abnorm beweglichen Spalt, sowie der knorpelfördernde Einfluß der Akromegalie dazu, daß sich das ganze Bindegewebe unter Rückbildung seiner Gefäße in Knorpel verwandelt, der, wie früher das Bindegewebe, fest mit dem alten Knorpel verbunden ist. Diese auf bindegewebiger Grundlage entstandene Knorpelplombe beeinträchtigt die Biegsamkeit des Rippenknorpels nicht.

Das Schicksal der Knorpelplombe ist verschieden. Dieselbe fermentative Verflüssigung und humorale Abfuhr, welche den Riß im Knorpel schaffen, können auch nach seiner Plombierung mit Knorpel nach Art eines Cariesrezidivs weitergehen, wovon aber hier nicht nur die Rißwand, sondern die Plombe selbst auch betroffen wird. So wird mit der Zeit die Plombe für die Höhle zu klein, diese für die Plombe zu groß. — Da der tote Knorpel, in den die Knorpelplombe gebettet ist, vom Knochenmark aus viel schneller molekular abgetragen wird als der lebendige Knorpel der oft den größten Teil des Querschnittes einnehmenden Plombe, so wird diese mit der Zeit aus dem toten Knorpel förmlich ausgegraben und bildet einen queren Riegel, der sich dem Vordringen des Knochenmarks in den Rippenknorpel in den Weg stellt. Nachdem so der Füllknorpel zur freigelegten Brücke geworden ist, verliert er seine ursprüngliche statische Aufgabe ganz, wird daher doch, wenn auch mühsam, erst durchbrochen und geht dann langsam verloren, und zwar durch molekularen vollständigen Abbau oder durch unvollständigen Abbau mit Demaskierung seiner Fibrillen. Auf Grundlage dieser letzteren kann Knochen entstehen, der dann allmählich in den Knorpel übergeht und so eine direkte Metaplasie von Knorpel in Knochen vortäuscht. Oder der Füllknorpel wird ohne vorangehende Wucherung lacunär abgebaut und in scharfer Kittlinie mit Knochen belegt. Liegt aber ein solcher Knorpelriegel an der Knochenknorpelgrenze etwa in gleicher Flucht mit der enchondralen Verknöcherungslinie der zweiten Rindenschicht bloß, so verfällt er wie diese einer vollwertigen enchondralen Verknöcherung mit akromegal gesteigerter Knorpelwucherungszone, Knorpelverkalkung und knöcherner Grenzlamelle mit Bälkchenansätzen. Kleine inselförmige Reste des Füllknorpels überdauern aber noch lange und sind bis 8 mm von der Knochenknorpelgrenze im Knochenmark der knöchernen Rippe anzutreffen, welche hier, bevor sie endgültig schwinden, vorübergehend wuchern und die verschiedensten Beziehungen zu Knochenrinde, Bälkchen und Knochenmark eingehen und klar anzeigen, um welchen Betrag die Rippe durch die wiederaufgenommene enchondrale Verknöcherung trotz des Greisenalters länger geworden ist.

C. Es ist oben gesagt, daß beim Vorrücken des Knochens gegen den Rippenknorpel durch enchondrale Verknöcherung der tote Knorpel des Kerns und der dritten Rindenschicht bloß molekular abgebaut wird, was sogar rascher vor sich geht, da hier die Risse im Knorpel die vorgebildete Bahn für diesen Abbau abgeben. Darum dringt hier das Knochenmark voraneilend besonders tief vor, höhlt den Rippenknorpel in Form einer großen, zentralen Markbucht aus und gefährdet dadurch seine Festigkeit, so daß mechanische Sicherungsvorkehrungen getroffen werden müssen, um einen Bruch des hier im übrigen akromegal gewucherten, also weichen Rippenknorpels zu verhüten. So wird die große Markbucht mit einem Spongiosaspreizwerk ausgestattet, doch die knöcherne Auskleidung derselben, welche die Biegsamkeit des Rippenknorpels aufheben würde, ist ganz mangelhaft. Ferner wird der bedrohte Rippenknorpel, wie das auch ohne Akromegalie vorkommt, in eine Knochenhülse gesteckt, die sich ursprünglich in den äußersten Schichten des Perichondriums entwickelt, so hoch hinaufreicht, als die zentrale große Markbucht, mit dem Vorrücken des Knochens gegen den Knorpel ebenfalls vorrückt, während ihr ältester Teil ebenso langsam in den Rippenknochen einbezogen wird, dessen zinkenförmige Ausläufer die Knochenhülse darstellt. Da der Rippenknorpel in der Knochenhülse beweglich ist, erfährt das zwischen ihnen gelegene Perichondrium mit Übernahme dieser neuen Funktion eine Umprägung der Fasern mit Änderung der Faserrichtung, somit einen völligen Umbau zu einem Bindegewebe mit neuer funktioneller Struktur und bald darauf infolge scherender Beanspruchung eine Umwandlung zu Knorpel; diesem Chondrophyt geht also, wie dem Füllknorpel, ein junges Bindegewebe voran. Von der ihm anliegenden knöchernen Zinke aus wird das Chondrophyt enchondral verknöchert und so wird die Zinke dicker. Unter dem Einfluß der Akromegalie steigert sich die Wucherung des Chondrophyts, das zunächst noch gut vom alten Rippenknorpel abgegrenzt ist. Indem aber zuerst die erste und dann, d. h. noch näher der Knochenknorpelgrenze, auch die zweite Rindenschicht in akromegale Wucherung gerät, kommt es zu einer spurlosen Verschmelzung des Chondrophyts mit dem Rippenknorpel, dem es so einverleibt wird. So entsteht nahe der Knochenknorpelgrenze an der Oberfläche des Rippenknorpels ein mächtiger, ringsumlaufender Knorpelwulst, im Längsschnitt ein Knorpelhöcker, der akromegale Rosenkranz. An der Knochenknorpelgrenze der Rippe beteiligt sich dieser Knorpelhöcker sehr lebhaft am Längenwachstum der Rippe durch vollwertige enchondrale Verknöcherung mit Brutkapseln in der Knorpelwucherungszone, genau so wie sie die zweite Rindenschicht selbst hervorbringt. Die enchondrale Verknöcherungszone des Knorpelhöckers ist eine ununterbrochene Fortsetzung der der zweiten Rindenschicht und steigt meist schräg perichondriumwärts nach außen. Der Knorpelhöcker ist dann außen von der knöchernen Zinke belegt, die er enchondral aufbaut. Indem so die Zinke hier auf der der Rippenachse zugewendeten Seite an Dicke zunimmt, wird sie auf der entgegengesetzten, der periostalen Oberfläche, abgebaut und so als ganze dauernd gegen die Rippenachse verlegt, nach einwärts reguliert. Dies ist unter diesen pathologischen Umständen dasselbe wie unter normalen Umständen die modellierende Resorption und hat den gleichen Sinn, nämlich den am mächtigen Rosenkranz viel zu dick angelegten Rippenknochen wieder zu verschmächtigen.

D. Die Untersuchungen führten zum Teil auch zu Ergebnissen, die außerhalb des engen Rahmens der Akromegalie liegen und das Knorpelgewebe im allgemeinen betreffen. Die Kollagenfaser ist auf Zugspannung gebaut und muß, um ihre Aufgabe zu erfüllen, mit der Zugrichtung genau übereinstimmen. In einem langen Zuge asbestartiger Degeneration oder in einem Spalt besteht Zugspannung in querer Richtung, die auch die bloßliegenden Fasern einhalten, und zwar bei der asbestartigen Degeneration immer, bei Spalten im toten Knorpel nicht immer. Diese Fasern sind manchmal die ursprünglichen, bloß demaskierten Knorpelfibrillen, nämlich dann, wenn ihre Richtung auch mit der Richtung der jetzigen Zugspannung übereinstimmt. Besteht diese Übereinstimmung nicht, so werden auf eine nicht näher zu beobachtende Weise die alten Fasern beseitigt und neue mit der jetzigen Zugrichtung übereinstimmende aufgebaut. Diese Umprägung der Kollagenfasern, die auch im Bindegewebe zwischen Knochenhülse und Knorpel zu beobachten war, ist analog dem Spongiosaumbau des Knochens und muß der Kollagenfaser zukommen, wenn sie die Fähigkeit besitzen soll, sich einer Änderung der Spannungsrichtung anzupassen. Das gilt für Bindegewebe und Knorpel. Beim interstitiellen normalen und pathologischen Wachstum des Knorpels gehen so eingreifende Umwälzungen seines inneren Gefüges vor sich, daß auch hier, also ohne vorangehende Demaskierung, somit mitten in der Kittsubstanz drin, eine solche Umprägung angenommen werden muß, bei der alte Fibrillen beseitigt werden, weil ihre Verlaufsrichtung der veränderten Lage nicht mehr entspricht, und alle neu hinzukommenden sich den neuen Spannungsverhältnissen entsprechend legen.

Es ist zu einseitig, den Knorpel nur auf scherende Beanspruchung gebaut anzusehen, denn wir sehen, wie er sich auch bei Änderung der Biegungsbeanspruchung, die doch aus Zug und Druck zusammengesetzt ist, bei Akromegalie und auch ohne diese sehr wohl umbaut. Dieser Umbau ist beim Knorpel zunächst modellierend, d. h. bloß die Oberfläche betreffend, also ein modellierender äußerer Umbau, der aus modellierendem Abbau auf der entlasteten und modellierendem Anbau auf der überbelasteten Seite zusammengesetzt ist. (Auch die akromegale Knorpelwucherung und die enchondrale Verknöcherung sind auf der entlasteten Seite vermindert, auf der überbelasteten Seite gesteigert.) Einen solchen, auf mechanische Reize ansprechenden, die Anpassung an geänderte Verhältnisse bewirkenden, an der Oberfläche angreifenden, äußeren, modellierenden Umbau hat auch der Knochen. Dieser hat aber auch einen inneren, d. h. die Spongiosa betreffenden Umbau, der genau wie der äußere ein Oberflächenvorgang ist, d. h. an der Oberfläche der Bälkchen angreift, was ja beim Knochen, einem verkalkten

Hartgebilde, das eines interstitiellen Wachstums nicht fähig ist, den einzig gangbaren Weg zu einem inneren Umbau darstellt. Der Knorpel hat diese Art eines inneren Umbaues nicht, sondern eine andere, nämlich durch interstitielles Wachstum, das nicht nur sein inneres Gefüge, sondern auch seine äußere Gestalt statisch sinngemäß auch ohne Oberflächenvorgang zu beeinflussen vermag. Die unlösbar erscheinende Aufgabe, ein Hartgebilde zu sein und trotzdem interstitiell wachsen zu können, wird vom Knorpel gelöst.

Auch manches Beweisstück für die Gültigkeit des calcioprotektiven Gesetzes konnte beigebracht werden, welches besagt, daß Kalkablagerung vor allem an jenen Orten erfolgt, wo sie aus statischen Gründen erforderlich ist. Das gilt in gleicher Weise für Knochen und Knorpel, darum geht die Kalkgrenze, wo beide Gewebe aneinanderliegen, in gerader Flucht von einem Gewebe auf das andere über. — Die Betrachtungsweise vom Standpunkte dieses Gesetzes bringt uns das Verständnis der präparatorischen Verkalkungsschicht des Knorpels bei der enchondralen Verknöcherung näher und führt zur Annahme, daß Knorpelverkalkung unter Umständen der Verbindung zwischen Knochen und Knorpel nicht vorangeht, sondern elektiv an solchen Stellen erst nachgetragen wird, wo sich ein Knochenbälkchen an bis dahin kalklosem Knorpel vor einiger Zeit schon angebaut hat.

III. Über akromegale Veränderungen des Gelenkknorpels.

Zu jenen Stellen des Körpers, an denen, im Gegensatz zu den Epiphysenfugen, auch *nach* Abschluß der enchondralen Verknöcherung Knorpelgewebe zeitlebens unverbraucht liegenbleibt, gehören außer den Rippen auch die überknorpelten Gelenksflächen. Während aber die Knochenknorpelgrenze der Rippen diaphysärer Art ist und unter allen Diaphysen in der Wachstumszeit die schnellst vor sich gehende enchondrale Verknöcherung aufweist, ist diese am Gelenkknorpel der Epiphysen, weil epiphysärer Art, eine der *trägsten* im ganzen Körper. Aus diesem Grunde war an den Rippen unter dem Einfluß der Akromegalie die *Wiederaufnahme* der enchondralen Verknöcherung noch sehr wohl zu erwarten, kaum aber am Gelenkknorpel. Da wir jedoch an den Rippen auch außerhalb des engen Rahmens der enchondralen Verknöcherung Wucherungsvorgänge am Knorpel bei den verschiedensten Gelegenheiten feststellen konnten, so war es immerhin von Interesse, den Gelenkknorpel *als solchen* auf ähnliche Vorgänge zu untersuchen. Darum wurde das untere Gelenkende des Oberarm- und Oberschenkelknochens verwendet, und zwar diese beiden gerade deshalb, weil im Kniegelenk Arthritis deformans ansehnlichen Grades vorhanden zu sein schien, während sich im Ellbogengelenk außer einer leichten Aufrauhung des Knorpels am Capitulum humeri nichts Auffallendes fand. Es wurden aber auch vom Knie nach Möglichkeit normale Stellen der Untersuchung zugeführt.

1. Über die normalen Gelenkanteile.

Bevor wir zu den auf die Akromegalie selbst zu beziehenden Veränderungen übergehen, sei zuerst das mikroskopische Bild dieser Gelenke entworfen, soweit es bei der Greisin als *normal* zu bezeichnen ist, oder geringfügige anderweitige krankhafte Veränderungen aufweist.

a) Die knöcherne Epiphyse. Die Knochen*rinde* der Gelenkkörper war kompakt, nirgends porotisch, in der Fossa intercondyloidea femor. höchst uneben, mit besonders dickem Periost überzogen und die Unebenheiten mit derbem Binde- und Fettgewebe ausgefüllt. Die *Spongiosa*bälkchen der Femurkondylen besonders zart, aber dicht und gleichmäßig senkrecht auf den Knorpel gerichtet (Abb. 29 e). Nur stellenweise Porose. Ganz anders im Ellbogen: Die Bälkchen, wie gewöhnlich auffallend grob (Abb. 27), im Innern der Trochlea humeri spärlich, aber unter dem Knorpel dicht und nicht senkrecht auf den Knorpel gerichtet, sondern parallel zu ihm oder wirr; nur gegen den Rand der Trochlea ziehen senkrecht Bälkchen, die strahlig vom Ende der Knochenrinde ausgehen. Das *Knochenmark* ist überall Fettmark, welches zwar reich ist an Capillaren, doch sind diese meistens leer oder enthalten bestenfalls eine einzige Reihe roter Blutkörperchen; nur hie und da einmal eine stärker gefüllte Capillare. Auf den Blutgehalt sei deshalb hingewiesen, weil unter gewissen, noch zu erwähnenden pathologischen Umständen unter gleichzeitiger zelliger Beimengung zum Fettmark seine Gefäße unterhalb des Gelenkknorpels sich enorm zu erweitern pflegen. Das sieht man gelegentlich auch an Stellen, die sonst unverändert sind, was aber nur als Ausläufer in der Umgebung eines Krankheitsherdes aufzufassen ist.

b) Der Gelenkknorpel ist in seinem *kalklosen Anteil* von gehöriger und gleichmäßiger Dicke, typisch dreischichtig (Abb. 28 A), zu unterst die stark basophile Druckschicht (D), die im Knie mehr als die halbe Dicke, im Ellbogen aber einen noch viel größeren Teil der Knorpeldicke einnimmt, hingegen sind die Übergangszone (U) und die im Gelenk bloßliegende plattzellige Gleitschicht (G) viel heller gefärbt. In dieser zuweilen etliche Zellen kernlos, und Stellen, an denen die freie Oberfläche ganz tadellos glatt ist (G), finden sich bei diesem 71jährigen Individuum an unversehrten Stellen sogar in dem ja sonst schwer veränderten Kniegelenk. Auch der zellige Aufbau ist an solchen Stellen tadellos. Die in den tiefsten Schichten (A a) schmächtigen, länglichen, mehr weniger senkrecht oder schräg auf der Unterlage stehenden, schön regelmäßigen Zellgruppen nehmen gegen die freie Oberfläche an Zellzahl, Größe und Länge harmonisch ab.

An den rauhen Stellen des im wesentlichen normalen Ellbogengelenkes eine verhältnismäßig geringe *Altersabnutzung* der Gleitschicht, die Oberfläche einem feinen Moosrasen ähnelnd und allen den Unebenheiten folgend ein verhältnismäßig dicker, dunkelroter Fibrinoidüberzug, darunter die platten Zellen 1—2 Schichten tief abgestorben. Zuweilen eine allerfeinste Knorpellamelle wie ein an einem Ende noch haftender Hobelspan abgelöst und nach der anderen Seite um 180° umgelegt. Trotz alledem die Gleitschicht zu allermeist im wesentlichen noch erhalten, nur ausnahmsweise schon ganz verlorengegangen, ohne daß eine stufenförmige Vertiefung entstünde. Nur selten die nächstgelegenen Zellen in einem Reizzustand, jung gewuchert, nicht sonderlich groß, doch kugelig gebläht, der Kern im Gegensatz zu den benachbarten alten, größer, heller, rein kugelig. Schon daß solche Zellen hier, wo sonst die Knorpelzellen nur einzeln stehen, in Gruppen zu 2—4 liegen, zeigt, daß sie sich vermehrt haben. WEICHSELBAUMsche Lücken konnten nur einmal im Kniegelenk, und zwar unter einem von einer Randexostose her kommenden Pannus gefunden werden, wo der Knorpel bis tief in seine Druckschicht hinunter aufgehellt war.

Die *präparatorische Verkalkungszone* des Knorpels wohl ausgebildet (Abb. 28 d), gehörig dick, von glattem Verlauf, im Kniegelenk zuweilen etwas dünner, doch nirgends unterbrochen, nur ausnahmsweise ohne erkennbaren Grund von einem Gefäß durchbohrt, das aber in den kalklosen Knorpel nicht hineinwächst. Im Kniegelenk gelegentlich die Kalkschicht in ganzer Dicke zerbrochen, und das Fibrinoid im Spalt zeigt, daß die Brüche im Leben geschehen sind. Ferner entsendete an einer sonst ganz normalen Stelle die Kalkschicht zwei längere Zapfen in den kalklosen Knorpel hinauf, die gelegentlich der Massenverschiebungen des letzteren ganz zu Splittern zermürbt werden. Dieser schon im ganz normalen Gelenk Jugendlicher, sowie bei Gelenkbrüchen vorkommenden Erscheinung[1] werden wir an pathologischen Stellen des Knorpels noch viel öfter begegnen.

Die *knöcherne Grenzlamelle* (Abb. 28 c), der die Kalkschicht aufruht, hat wie diese einen glatten, ununterbrochenen Verlauf, ist im Knie dünner als im Ellbogen (Abb. 27 d) und ausnahmsweise nahe dem Gelenkrand auf eine kurze Strecke sogar unterbrochen, was wohl als Atrophie aufzufassen ist; ferner im Knie manchmal von Gefäßkanälen durchbohrt. Die ein HAVERSsches Kanälchen umgebenden Lamellensysteme manchmal in eine Bucht des verkalkten Knorpels eingepaßt.

Wechselvoll ist das Verhalten des *Knorpels am Gelenkrand.* Im Ellbogen und Knie, namentlich an der Fossa intercondyloidea, finden sich Stellen, wo der Gelenkknorpel bis an den Gelenkrand hyalin bleibt, und rasch, konisch, unter ganz stumpfer Zuspitzung oder Abrundung aufhört, während die präparatorische Verkalkungszone und knöcherne Grenzlamelle daselbst sich oft in der Richtung gegen die Gelenkhöhle erheben, erstere sehr dick sein und bis 7 parallele, dunkelblaue Haltelinien übereinander aufweisen kann, letzte noch Knorpeleinschlüsse führt. Hier geht die Knochenrinde in die knöcherne Grenzlamelle über und das Periost der ersteren setzt sich mit etlichen Gefäßen auf die freie Oberfläche des Knorpels fort, trägt zuweilen einen Synovialüberzug, spitzt sich sehr bald zu und hört, gewöhnlich schon nach ganz kurzem Verlaufe, auf. In beiden Gelenken begegnet man aber auch einem ganz anderen Bilde: Schon lange vor dem Gelenkrande beginnt, manchmal zuerst in den oberflächlichen Schichten, der hyaline Knorpel in einen faserigen überzugehen, der bald allein vorliegt, sich langsam verdünnt, nach verschieden langem Verlauf aufhört und in Bindegewebe übergeht. Die Faserung dieses Knorpels ist wirr oder in den tieferen Schichten senkrecht zur Unterlage, gegen die Oberfläche hin aber biegen die Fasern im Bogen gegen den Gelenkrand um, bis sie parallel zur freien Oberfläche verlaufen. Im Faserverlauf stimmt also der faserige Randknorpel mit dem hyalinen Gelenkknorpel überein. Die nahe dem Gelenkrand an der freien Oberfläche des Faserknorpels liegende und parallel zu ihr gefaserte Bindegewebsschicht, die sich ein wenig auch auf den benachbarten hyalinen Knorpel erstrecken kann, ist derbfaserig, dunkelrot und führt manchmal statt Bindegewebszellen ovale, aber nicht platte Knorpelzellen, deren viele in einer einzeiligen, langen Reihe liegen können. — In der Fossa intercondyloidea geht der faserige Randknorpel in den ebenfalls faserknorpeligen *Ansatz des Ligamentum cruciatum* ohne Unterbrechung über, wobei an der besonders stark zackigen Grenze zwischen diesem und dem Knochen dieser lange, geradezu nadelförmige Fortsätze in das knorpelige Ende des Bandes entsendet. Aus dem Umstande, daß diese nirgends abgebrochen sind, muß man schließen, daß der Zug am Ligamentum cruciatum in der Richtung seiner Faserung erfolgt und Zerrungen nach verschiedenen Seiten nicht stattfinden.

c) **Die Synovialis** bildet Zottenrasen selbst in dem im wesentlichen normalen Ellbogengelenk und kann sehr derbfaserig sein; die Gefäße können fast fehlen oder sind mäßig zahlreich, schlecht gefüllt von dicken, konzentrischen Hüllen umgeben; das deckende Endothel gut ausgebildet, kräftig, selbst mehrschichtig; im Fettgewebe zuweilen eine frische Blutung und die Zotten selbst gelegentlich

---

[1] Löw-BEER: Heilung von Gelenkbrüchen. Virch. Arch. **273** (1929).

nekrotisch und dick mit Fibrinoid überzogen. Alles das deutet auf unsanften Gebrauch hin. Keine Spur von Entzündung.

2. Geringgradige akromegale Gelenkknorpelveränderung.

Nachdem wir so das normale Zustandsbild der Greisengelenke unseres Falles kennengelernt haben, gehen wir zu jenen *Veränderungen* derselben über, die *auf die Akromegalie selbst zu beziehen* sind. Dabei wollen wir

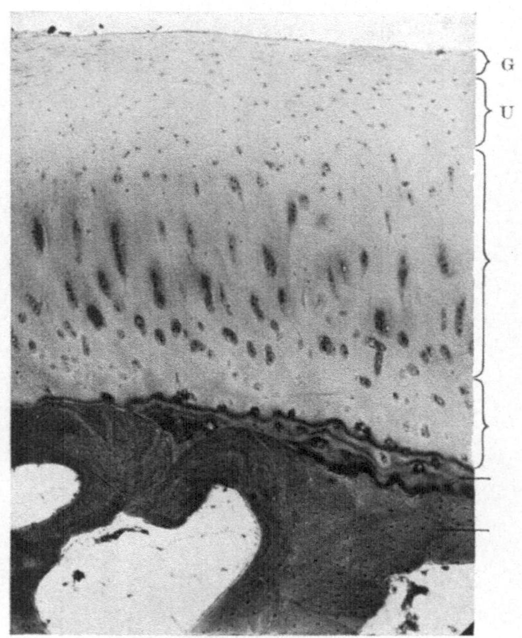

Abb. 27. Gelenkknorpel der Trochlea humeri nicht weit vom Rand bei Akromegalie.

50fache Vergr. Während die Gleitschicht G, Übergangszone U und der untere Anteil der Druckschicht a in Ruhe verharren, ist der obere Anteil derselben b, wie in Abb. 28 B, in Wucherung. c präparatorische Knorpelverkalkung, d knöcherne Grenzlamelle.

mit den *geringgradigen Veränderungen* beginnen und mit den in diesem Falle anzutreffenden schwersten abschließen.

a) Wucherung der Druckschicht. Im wesentlichen beginnt die Veränderung mit einer *Wucherung des kalklosen Knorpels* in der Mitte der Dicke der Druckschicht (Abb. 28 B b, 27 b), welche erst später einerseits auch ihre tiefsten Lagen erfaßt (Abb. 28 C, b, a), und so bis an die präparatorische Verkalkungsschicht heranreichen kann, andererseits sich auch in den gegen die Gelenkhöhle gelegenen Teil dieser Schicht ausbreitet (Abb. 27 b), sie also schließlich in ihrer ganzen Dicke betrifft. Die Übergangszone (U) und Gleitschicht (G) bleiben jedoch unverändert. Die Wucherung kann die Schicht in halber oder fast ganzer Breite eines Femurkondyls betreffen, ist dann in dessen Mitte am stärksten,

verschont sie aber am Gelenkrand. Die später zu schildernden schwersten
Veränderungen pflegen daher ebenfalls in der Mitte der ganzen gewucherten Strecke, also in der Kondylenmitte zu liegen. Die Veränderung ist im Kniegelenk in großer Ausdehnung auch an makroskopisch

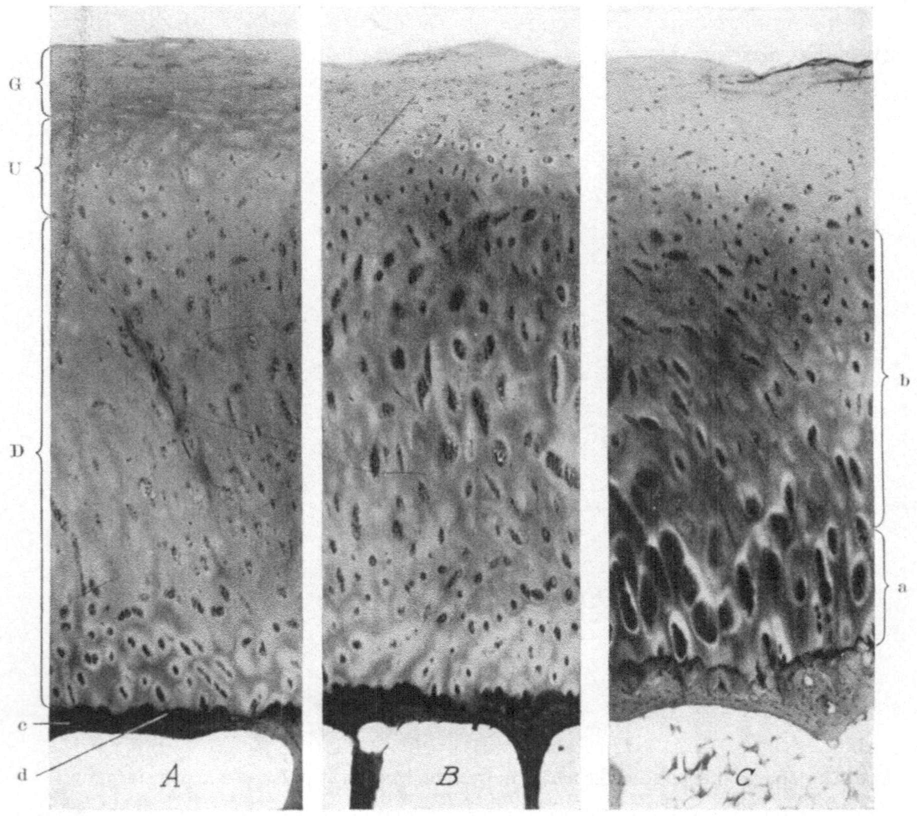

Abb. 28. Drei Stellen des Gelenkknorpels vom Condylus medialis femoris bei
Akromegalie.

28fache Vergr., G Gleitschicht, U Übergangszone, D Druckschicht, c präparatorische
Verkalkungszone, d knöcherne Grenzlamelle. a der untere, b der obere Anteil der Druckschicht. In A sind alle Knorpelschichten frei von Wucherung, in B ist der obere Anteil
der Druckschicht b in Wucherung, nicht aber der untere a. In C aber sind beide Anteile a
und b in Wucherung.

normal erscheinenden Stellen zu finden, am meisten am lateralen Kondyl,
spielt aber im Ellbogengelenk eine ganz untergeordnete Rolle und war
nur an drei Stellen anzutreffen. Infolge der stattgehabten Wucherung
kann die Druckschicht und damit der Gelenkknorpel als solcher verdickt
sein.

Die Wucherung betrifft die Zellen und die Grundsubstanz. Die
Zellgruppen (Abb. 27 b, 28 B, C, a, b) sind in verschiedenem Grade, oft

sehr stark vergrößert, viel breiter und länger, manchmal enorm lang und immer etwa senkrecht zur knöchernen Unterlage gestellt. In den Zellgruppen die Zellen bald nur etwas, bald beträchtlich vermehrt, bald wenig, bald sehr erheblich vergrößert und auseinandergerückt, ihr vermehrtes Protoplasma viel lichter, aber die Zellen trotz ihrer Hyperplasie und Hypertrophie nicht balloniert, wie das zu sein pflegt, wenn ein mechanischer Reiz die Ursache der Zellvermehrung und -vergrößerung ist. Es kommt aber auch vor, daß die starke Vergrößerung der Zellgruppen überwiegend oder ausschließlich auf Hyperplasie, ein andermal auf Hypertrophie der Zellen zurückzuführen ist. Um die Zellgruppen findet sich als Zeichen, daß auch die Grundsubstanz vermehrt ist, in der Regel ein sonst fehlender, breiter, selbst sehr breiter Hof (Abb. 28 C a), der es macht, daß die Zellgruppen weiter auseinander rücken und bald licht, bald dunkelblau gefärbt sind, bald wieder innen dunkel und außen licht. Die Färbung kann mit einem Hämatoxylin ganz licht (Abb. 28), mit einem anderen prächtig tiefblau ausfallen, aber auch die in langen Zügen zwischen den Höfen vorliegende Interterritorialsubstanz zumeist stark vermehrt, verbreitert und zu allermeist besonders dunkelblau, dunkler als die Höfe (Abb. 28 C a), weshalb die ganze gewucherte Schicht stark basophil erscheint. Nur ausnahmsweise ist sie heller blau als die Höfe, rotviolett oder gar sattrot; einmal lag zwischen Interterritorialsubstanz und den Höfen eine ganz dunkelblaue Zwischenzone. Ein andermal wird durch einen streifigen Wechsel im Grad der Färbung bei Lupenvergrößerung eine senkrecht zur knöchernen Unterlage gerichtete Struktur vorgetäuscht, während in Wirklichkeit die Grundsubstanz ihre hyaline Struktur meist beibehält. Doch gibt es auch Stellen, wo die Grundsubstanz in der gleichen Richtung in der Tat aufgefasert ist, ja es besteht manchmal eine starke Neigung dazu, so daß unter Auftreten auch schräg verlaufender Pseudostrukturen die Knorpeldegeneration bis zum gänzlichen Zugrundegehen der Zellen gedeihen kann. Stellen, wo diese regressive Veränderung des Knorpels bis zur Ausbildung förmlicher Erweichungsherde gediehen ist, fanden sich, ebenfalls an makroskopisch normalen Stellen, viel schöner in einem anderen, hier nicht bearbeiteten Akromegaliefall, der durch sehr lange Dauer, einen riesigen Hypophysentumor und stellenweise, so in den Hüftgelenken, allerschwerste Veränderungen ausgezeichnet war. Diese Tatsache ist deshalb von Wichtigkeit, weil sie offenbar zur Spaltbildung im Bereiche der Druckschicht und damit zu den schwersten Veränderungen führt (s. u.). Bei diesen werden die den Spalt zunächst noch deckenden oberen Knorpelschichten später zum Teil ebenfalls zerstört, und das führt schließlich zur Knorpelusur, an deren Rande Reste der den Spalt ehemals deckenden Knorpelschicht sich noch lange als zungenförmige Gebilde erhalten und noch den Usurrand decken. Von diesen Knorpelusuren mit unterminierten Rändern soll erst später die Rede sein.

Vorerst noch einiges über das Verhalten der übrigen, von der Wucherung nicht betroffenen Schichten des Gelenkknorpels. Die über dem gewucherten Knorpel gelegene Übergangs- und Gleitschicht sind in der Regel stark aufgehellt, nur ausnahmsweise dunkelrot. Trotz fehlender Zellvermehrung absolut verdickt, die Gleitschicht mit guter Kernfärbung ihrer spärlichen platten Zellen bis zur freien Oberfläche, die in der Regel ganz normal glatt ist; nur einmal war die Gleitschicht von gefäßführendem Bindegewebe gedeckt und einmal fehlte sie. Unterhalb des gewucherten Knorpels ist, wie schon erwähnt, im Anfang noch der tiefste Anteil der Druckschicht unverändert erhalten, später sieht man ihn nicht mehr, sei es, weil er in die Wucherung miteinbezogen wurde, sei es, weil er der vorrückenden enchondralen Verknöcherung zum Opfer gefallen ist.

   b) Vorgänge an der Knochenknorpelgrenze. Das Verhalten der *präparatorischen Verkalkungszone* unter dem akromegal gewucherten Knorpel ist sehr verschieden. Ist von der kalklosen Druckschicht der tiefste Anteil noch nicht in die Wucherung miteinbezogen, so liegt natürlich auch noch die ursprüngliche, alte, unveränderte präparatorische Verkalkungszone vor. Das ist aber stellenweise auch da noch der Fall, wo die kalklose Druckschicht bis zur Kalkzone in Wucherung geraten ist, an ihr aber eine Schranke findet, da verkalkter Knorpel die Wucherung natürlich nicht mitmachen (Abb. 28 C d) kann. Eine solche präparatorische Verkalkungszone mit ihren kleinen, dichtliegenden Zellen und kleinen Zellgruppen ist dann ein Relikt aus vorakromegaler Zeit und ein wertvolles Vergleichsobjekt bei der Entscheidung der Frage nach dem Grade der akromegalen Veränderung im kalklosen Knorpel. Durch Vorrücken der Knochenknorpelgrenze jedoch (s. u.) geht diese alte präparatorische Verkalkungszone durch eine Art sehr träger enchondraler Verknöcherung verloren, und indem die Verkalkung nunmehr in den schon gewucherten Knorpel vorrückt, weist diese neue präparatorische Verkalkungszone die Struktur des gewucherten Knorpels auf, was an einer Stelle sogar schon im Ellbogengelenk der Fall war. *Diese neue Kalkzone* ist manchmal heller blau, konvex gegen den kalklosen Knorpel vorgeschoben, an Dicke sehr wechselnd, bald dünner, bald dicker als die alte, meist frei von jeder Unterbrechung, selten von einem lacunären Resorptionsraum oder einem Gefäßkanal durchbrochen, der dann den kalklosen Knorpel erreicht, in ihn aber nirgends vordringt. — Auch die *knöcherne Grenzlamelle* (Abb. 28 d), auf der der verkalkte Knorpel ruht, ist von wechselnder Dicke, lamellär gebaut, führt zuweilen durch schubweisen Anbau an der Endostfläche mehrere Haltelinien, bald ohne jede Unterbrechung, frei von Abbau und Gefäßkanälen, bald aber, so im Bereiche hyperämischen Knochenmarks (s. u.), reich an Lacunen und Osteoclasten, von vielen Gefäßkanälen durchbohrt, die bis in die halbe Dicke des verkalkten Knorpels vordringen können, wonach sich diese Bohrkanäle meist bis ans blinde Ende mit einem dicken Knochenbelag füllen; daher oft die Grenze zwischen der knöchernen Grenzlamelle und der präparatorischen Verkalkungszone sehr unregelmäßig. Wo dies aber nicht der Fall ist, ist diese Grenze glatt, fast eben. Daß dieser ganze Vorgang als eine sehr träge enchondrale Verknöcherung aufzufassen ist, soll bei den höheren Graden dieser Veränderung noch zur Sprache kommen.

Nebenbei, weil nicht zur Akromegalie gehörend, sei nur eines auf Verletzung zurückzuführenden, von der Knorpeloberfläche ausgehenden *keilförmigen Spaltes* mit glatten Rändern Erwähnung getan, der die Übergangszone nicht überschreitet, und zum Zeichen, daß er schon im Leben entstanden ist, in seinem tiefsten Ausläufer mit Fibrinoid erfüllt ist, während höher oben seine Ränder mit einer dünnen Schicht neuen, klein- und dichtzelligen Knorpels überzogen sind, der auch den Spalt etwas ausfüllt und ihn so etwas seichter macht.

c) Das spezifisch Akromegale der Veränderung. Zusammenfassend besteht die akromegale Veränderung des Gelenkknorpels in ihrem erst mikroskopisch erkennbaren Beginn in einer Hyperplasie und Hypertrophie der Druckschicht, um welche Zeit weder Gefäßeinwachsung in den kalklosen Knorpel von unten besteht, noch Veränderungen der darüberliegenden Knorpelschichten, etwa degenerative Veränderungen oder auf das Greisenalter zu beziehende Abnutzungsvorgänge. Darin aber liegt der entscheidende *Unterschied gegenüber der primären Arthritis deformans*, die nach POMMER mit den hier fehlenden Veränderungen der oberflächlichen Knorpelschicht und mit dem Einwachsen der Gefäße von unten beginnt. Hingegen besteht eine *weitgehende Analogie* mit den spezifisch *akromegalen* Knorpelveränderungen an der *Rippe*, was in hohem Maße für die akromegale Herkunft auch der Gelenkknorpelveränderung spricht. An beiden Orten handelt es sich nämlich um eine Hyperplasie und Hypertrophie der Knorpelzellen und Vermehrung der Knorpelgrundsubstanz, die beide Male nicht jene Knorpelschicht betrifft, welche ihrer Ernährungsquelle (Synovia bzw. Perichondrium) am nächsten liegt (Gleit- und Übergangsschicht bzw. erste Rindenschicht), sondern eine von ihr entferntere Schicht (Druckschicht bzw. zweite Rindenschicht), während die noch entferntere Schicht erst später oder gar nicht in die Wucherung einbezogen wird (unterster Anteil der Druckschicht bzw. dritten Rindenschicht). Im vorliegenden Falle ist der Grad der Wucherung am Rippenknorpel größer als am Gelenkknorpel, doch mag dies in anderen Fällen anders liegen.

3. Höhergradige akromegale Gelenkknorpelveränderung.

a) Vergleich mit Arthritis deformans. Es ist schon oben kurz angedeutet worden und wird weiter unten noch genau ausgeführt werden, daß die akromegale Veränderung des Gelenkknorpels in den späteren Stadien zur Knorpelusur führt, *worin sie wieder der primären Arthritis deformans ähnelt.* Aber der Weg zu dieser Usur ist in beiden Fällen grundverschieden. Denn bei der primären Arthritis deformans geht die Knorpelzerstörung von der Oberfläche aus und Schritt für Schritt immer tiefer, unter Umständen bis zum völligen Verlust des Gelenkknorpels;

bei der Akromegalie bricht das Knorpelgeschwür sozusagen aus der Tiefe, von innen heraus, auf. Unbeschadet dieses ganz *verschiedenen Werdeganges*, in dem ein *grundsätzlicher, entscheidender Unterschied* zu erblicken ist, bewegt sich aber die ganze weitere Entwicklung des Vorganges, wenn einmal ein Knorpelgeschwür schon da ist, in beiden Fällen eigentlich in ganz gleicher Richtung. Das ist ganz natürlich. Denn nach POMMER bleibt der Knochen unter dem elastischen Gelenkknorpel nur so lange normal, solange er bei der Kraftübertragung den Schutz des ihn deckenden normalen Knorpelüberzuges genießt. Sowie aber durch die Knorpelerkrankung dieser Schutz ungenügend wird, stellen sich von seiten des Knochens die verwickeltsten Vorgänge ein, die mit der Zeit zu einer erstaunlichen Verunstaltung der Gelenkkörper führen können, und der Krankheit eben den Namen Arthritis *deformans* eingetragen haben. Für diese Veränderungen am Knochen aber muß es gleichgültig sein, ob die sie verursachende, bis zur Geschwürsbildung führende Knorpelveränderung auf die oder jene Weise entstanden ist. Das aber heißt, die akromegale Veränderung des Gelenkknorpels, die ja schon in jüngeren Jahren einsetzen kann, führt ebenfalls zu Arthritis deformans, die daher auch schon beim jüngeren Menschen jene höchsten Grade erreichen kann, für deren Erreichung die primäre Arthritis deformans Jahrzehnte benötigt und daher nur bei älteren Leuten zu finden ist. So müssen wir von einer *spezifisch akromegalen Arthritis deformans* reden, die ätiologisch und genetisch von der primären, senilen so verschieden ist wie der spezifisch akromegale Rosenkranz vom rachitischen. Der *ätiologische* Unterschied besteht darin, daß bei der akromegalen Arthritis deformans die Veränderung von einer Knorpelwucherung durch gestörte Hypophysenfunktion ausgeht, bei der idiopathischen oder primären Arthritis deformans aber von einer Degeneration und Altersabnutzung des Knorpels. Der *genetische* Unterschied aber liegt darin, daß bei der akromegalen Arthritis deformans das Knorpelgeschwür von der *Tiefe heraus* an die Oberfläche durchbricht, bei der primären Arthritis deformans aber *von der Oberfläche* selbst ausgeht. Dieser genetische Unterschied ist in unserem Falle selbst an den schwerst veränderten Stellen noch an dem unterminierten Rand des Knorpelgeschwürs zu erkennen, der aber in schwereren, länger dauernden Fällen von Akromegalie verloren geht, und dann kann man morphologisch die akromegale von der primären Arthritis deformans nicht mehr leicht unterscheiden. So war es in einem anderen obduzierten Falle, der die schwerste deformierende Arthritis mit mächtigen Randexostosen darbot. Aus diesem Grunde wurde zur Darstellung in der folgenden Mitteilung nicht dieser Fall, sondern ein viel weniger weit vorgeschrittener ausgesucht und dank dieser Wahl hat sich auch die gehegte Hoffnung erfüllt, der Pathogenese der akromegalen Gelenkveränderung auf die Spur zu kommen. Und das war aus folgendem Grunde von Wichtigkeit. Nach DIETRICH ist die Rolle der Gelenkerkrankungen bei Akromegalie noch sehr umstritten. Da die meisten Akromegalen keine Gelenkaffektionen haben, lehnt ARNOLD jeden Zusammenhang ab, und denkt an ein bloß zufälliges Zusammentreffen. Dagegen ist zu sagen, daß nicht nur beim Fehlen klinischer Symptome, sondern auch makroskopisch-anatomischer Erscheinungen der Beginn akromegaler Veränderungen mikroskopisch doch schon nachweisbar sein kann. So war es im Ellbogengelenk unseres eigenen Falles. Viele anscheinend gelenkgesunde Akromegale haben also doch schon spezifische Gelenksveränderungen. Im Gegensatz zu ARNOLD führen SCHULTZE und JORES die Gelenkerkrankung auf Akromegalie zurück und dem stimmt DIETRICH auf Grund seines Falles bei, der aber besonders hochgradige Gelenksveränderungen aufwies, die, wie nach dem oben Gesagten natürlich, bloß die einer ungewöhnlich schweren Arthritis deformans waren mit mächtigen Randexostosen und verunstalteten Epiphysen, ohne daß es noch möglich gewesen wäre, das spezifisch-akromegale der Gelenksveränderung herauszulesen. Es hatte daher wenig Überzeugungskraft, wenn sich DIETRICH auf Grund eines solchen Falles *für* die akromegale Natur der Gelenksaffektion ausspricht, so sehr wir auch seinen Standpunkt teilen. Die Bedeutung unseres eigenen Falles liegt aber eben darin, daß es dank der richtigen Wahl gelungen ist, diese Streitfrage in entscheidender Weise zu bejahen, da die Gelenkerkrankung mit einer spezifischen akromegalen Knorpelwucherung beginnt, die Pathogenese also akromegal ist.

b) Der Werdegang der höhergradigen Gelenkknorpelveränderung. In dem noch nicht allzu vorgeschrittenen Stadium der Gelenkveränderung liegt der besondere Wert des untersuchten Falles. Wir wollen daher sehen, welches der hier, und zwar nur im Kniegelenk erreichte *höchste Grad der akromegalen Gelenkknorpelveränderung* ist. Den *Werdegang* dieses vorgeschrittenen Stadiums hat man sich folgendermaßen vorzustellen. Wenn an einem ganz umschriebenen Orte die oben geschilderte, unter dem Einfluß der Akromegalie entstandene Wucherung in der Druckschicht, also in der Tiefe des Gelenkknorpels, einen höheren Grad erreicht hat, so wird diese Schicht, weil weicher, bei der Gelenkbewegung Zerrungen ausgesetzt sein, welche einerseits die Wucherung steigern mögen, andererseits aber zu einer Spaltbildung mitten in der Druckschicht führen müssen. Der ober des Spaltes liegende, aus der nichtgewucherten Gleit- und Übergangsschicht und zum Teil auch aus der gewucherten Druckschicht selbst bestehende Knorpel, nunmehr eine verschiebliche Decke des Spaltes, muß bei Bewegungen erst recht hin- und hergezerrt werden, wobei zwischen ihr und ihrer am Orte verharrenden knorpeligen Unterlage Reibung vor sich geht. Dies um so mehr, als ja die alte Knorpeloberfläche als örtlich vorspringend zu denken ist. Durch diese Vorgänge verdünnt sich die anfangs noch ganze Decke, bis sie etwa in der Mitte des streng örtlich auftretenden Krankheitsherdes durchbrochen wird. So wird der ehemals geschlossene Spalt zum offenen Geschwür und seine Decke zum unterminierten Geschwürsrand, der im

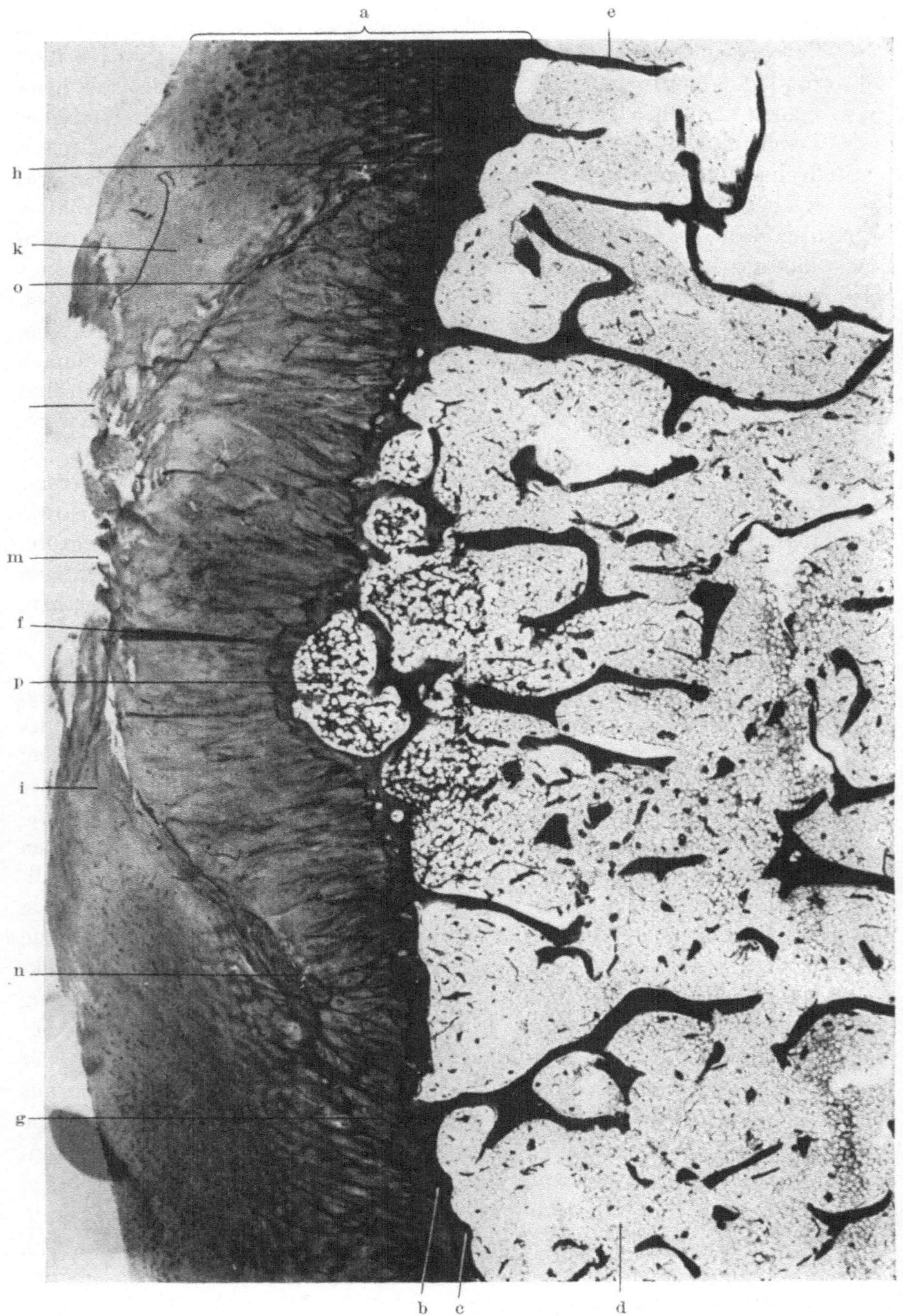
a
e
h
k
o
m
f
p
i
n
g
b
c
d

Schnittbilde sich als eine lange, zungenförmige, unvollständige Überdachung des Geschwürs darstellt. Mit der Zeit aber werden diese Knorpelzungen durch Abreibung von ihrem scharfen Rande aus immer kürzer und können endlich ganz verlorengehen. Solange sie aber noch vorhanden sind, geben sie dem Bild sein kennzeichnend akromegales Gepräge. Sind sie spurlos verlorengegangen, so liegt eine Bloßlegung der Druckschicht, eine Knorpelusur vor, welche auf den ersten Blick einer solchen bei primärer Arthritis deformans gleich ist, denn man sieht ihr nicht mehr an, daß sie auf die eben geschilderte Weise entstanden ist und nicht durch ein von seiner Oberfläche ausgehendes Abreiben des Knorpels.

Eine zwar genetisch und ätiologisch ganz andere Art von Knorpelusur beschreibt POMMER bei einem 61jährigen Mann, die aber insoferne eine gewisse Ähnlichkeit mit der akromegalen hat, als auch hier ein Geschwür mit unterminierten Rändern nicht durch Usur von der freien Knorpeloberfläche aus entsteht, sondern aus der Tiefe an die Oberfläche durchbricht. Es handelt sich um einen von Callusbildung gefolgten, *traumatischen* Bruch der präparatorischen Verkalkungszone und knöchernen Grenzlamelle an einigen Stellen des Kniegelenkes, in welchem Bereiche der kalklose Gelenkknorpel verdickt, *aber nicht hyperplastisch* ist, buckelig an seiner normalglatten Oberfläche vorspringt, in seiner *ganzen Dicke* von der präparatorischen Verkalkungszone abgehoben ist, schließlich durch bis zur freien Oberfläche sich erstreckende Zerfaserung von unten hinauf durchbrochen wird. So entsteht ein Geschwür mit zungenförmigen Rändern, die aber die *ganze Knorpeldicke* betreffen, und am *Geschwürsgrund* liegt die *präparatorische Verkalkungszone bloß*. Die hier kursiv gedruckten Stellen zeigen an, worin dieser Fall sich grundsätzlich von der akromegalen Arthritis deformans unterscheidet. Er wird von POMMER selbst als sekundäre Arthritis deformans bezeichnet, da er ätiologisch und genetisch von der alltäglichen Altersform, der primären Arthritis deformans, ganz abweicht.

c) Der geschwürig bloßgelegte Gelenkknorpel. Es fanden sich im Kniegelenk drei akromegale Knorpelusuren, je eine an den Facies patellares und dem inneren und äußeren Kondyl. Die erstere war mehr als 1 cm groß und lag mehr als 1 cm vom medialen Gelenkrand entfernt, die zweite war $^1/_2$ cm groß und lag etwa in der Mitte des Condylus medialis, die dritte nahm etwa $^1/_3$ der Breite des Condylus lateralis ein, lag ebenfalls etwa in der Mitte seiner Breite, nähert sich aber stellenweise stark dem Gelenkrand. Alle drei Herde sind gleich gebaut, können also gemeinsam beschrieben werden. Daher gehen wir so vor, daß wir zuerst den geschwürig bloßgelegten, gewucherten Knorpel der Druckschicht vornehmen (Abb. 30 e, 31 e), dann die das Geschwür unvollständig deckenden, im wesentlichen aus Gleit- und Übergangsschicht bestehenden und dem Schwund verfallenden Knorpelzungen (Abb. 30 d, 31 d).

Abb. 29. Übersichtsbild eines Herdes akromegaler Arthritis deformans des Condylus lateralis femoris.

12,5fache Vergr. Der normale Gelenkknorpel a ruht auf der Kalkschicht b und der knöchernen Grenzlamelle c. Im reinen Fettmark d die senkrecht aufsteigenden Spongiosabälkchen e. Der akromegale Wucherungsherd f reicht von g bis h, wird beiderseits von zungenförmigen Fortsätzen i, k des normalen Knorpels gedeckt, die Spitze der rechten Zunge zerfetzt, der gewucherte Knorpel f bei m frei zutage liegend. n, o der beiderseitige Spalt zwischen Zunge und gewuchertem Knorpel. Im Bereiche des letzteren die Knochenknorpelgrenze gehoben und nur hier p reichliche zellige Beimengung zum Fettmark, das im weiten Umkreise hyperämisch ist q.

Die Gesamtdicke des geschwürig bloßgelegten Knorpels (Abb. 30, 31 e), der eine ununterbrochene Fortsetzung des umgebenden normalen ist (Abb. 30, 31 c), ist stets mehr weniger geringer als die des normalen Gelenkknorpels. Besteht er doch nur aus einem Teil der Druckschicht. Freilich ist diese andererseits gewuchert, darum oft dicker als zu erwarten. Aber wie die Wucherung die Schicht auffüllt, so verliert sie

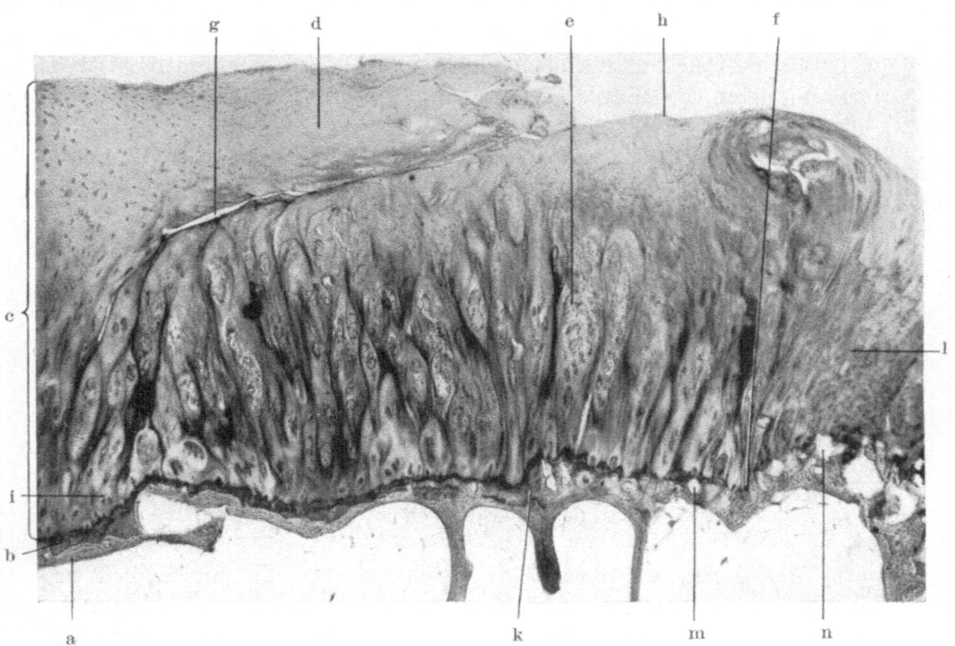

Abb. 30. Linke Hälfte eines Herdes akromegaler Arthritis deformans des Condylus lateralis femoris.

18fache Vergr., a knöcherne Grenzlamelle, b präparatorische Knorpelverkalkung, c der normale kalklose Gelenkknorpel, die Knorpelzunge d mit der zerfetzten Spitze entsendend. g Spalt zwischen Zunge und gewuchertem Knorpel. Die mächtig wuchernde Druckschicht e, ohne deckende Übergangszone und Gleitschicht bloßliegend, aber die Oberfläche noch recht glatt. Von f nach rechts hebt sich stufenförmig die Knochenknorpelgrenze.

wieder durch Abreiben von der freien Fläche aus an Dicke. Manchmal springt die zerfallende freie Oberfläche des Knorpels gegen die Gelenkhöhle leicht konvex vor (Abb. 30, 31) und da er an seinem unteren Rand durch Vortreiben der Knochenknorpelgrenze konkav sein kann (s. u.), macht der Knorpel des Krankheitsherdes in seiner Gesamtheit manchmal den Eindruck, als sei er gegen die Gelenkhöhle hin ausgebogen. Die stattgehabte Wucherung kommt vor allem an den Knorpelzellen zum Ausdruck. Die Zellgruppen (Abb. 30, 31 e) sind noch mehr vermehrt und vergrößert als im früheren Stadium, manchmal zu besonders großen, selbst riesigen Brutkapseln geworden, oval und senkrecht zur Unterlage gestellt, da es sich doch um Druckschicht handelt. Aber der Knorpel außerhalb des Wucherungsherdes (Abb. 30, 31 c) zeigt seine ovalen Zellgruppen, je näher dem Wucherungsherd, desto mehr schräg gestellt, was so aussieht, als würden da zwei einander fremde Knorpel aneinander stoßen. Das zeigt, daß der wuchernde Knorpel der aktive, der benachbarte normale der passiv sich verhaltende ist. Auch diese Erscheinung fehlt in den Anfangsstadien noch. Im Wucherungsherd besitzen die

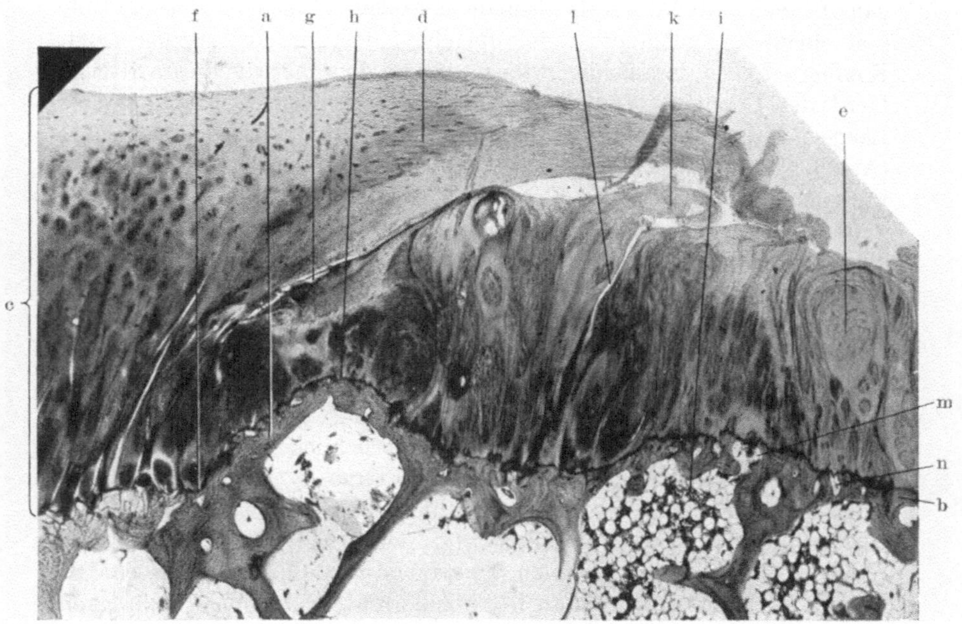

Abb. 31. Linke Hälfte eines Herdes akromegaler Arthritis deformans der Facies patellaris femoris.

18fache Vergr. Buchstabenbezeichnung a—g genau wie in Abb. 30. Im Bereiche des Krankheitsherdes grobe Unebenheiten im Verlaufe der Knochenknorpelgrenze h und zellige Beimengung zum Fettmark i. Der gewucherte Knorpel an der Oberfläche zottig k und von Spalten l zerklüftet.

Zellgruppen besonders dicke, hyaline, hellblaue Höfe. In den Zellgruppen (Abb. 30, 31 e) die Zellen vermehrt, oft sogar sehr erheblich, viel dichter liegend, manchmal zu Untergruppen geordnet, aber im Gegensatz zum Anfangsstadium nicht vergrößert, oft sogar kleiner als normal, vor allem das Protoplasma spärlicher und nicht wie früher heller, sondern dunkler und näher zur Gelenkhöhle oft dunkelrot. An der schwerst veränderten Stelle im Herd des Condylus lateralis fehlt jede Gruppenbildung (Abb. 30 l), vielmehr liegen die vielen, kleinen Zellen von oben bis unten gleichmäßig in der Grundsubstanz, die leicht und senkrecht zur Unterlage gefasert ist. Auch das war im früheren Stadium nirgends zu sehen. Im allgemeinen ist die hyaline Grundsubstanz vermehrt, aber hauptsächlich in Form der breiten Höfe vertreten, während die zwischen diesen liegende Interterritorialsubstanz, im Gegensatz zum Anfangsstadium, nicht verbreitert ist, sondern, namentlich im Bereich großer Brutkapseln, sich auf schmale Streifen zwischen ihnen beschränkt, die ebenfalls senkrecht zur Unterlage stehen, bald sattrot, bald dunkelrotviolett, bald dunkelblau sind, hyalin erscheinen, ausnahmsweise eine senkrecht zur Unterlage verlaufende Faserung zeigen und manchmal ganz fehlen, so daß die Höfe aneinander stoßen. Manchmal sind die Höfe von einem dunkelblauen Saum umgeben, der zur Auffaserung neigt. Endlich sei noch darauf hingewiesen, daß an dem meist vorgeschrittenen Herd des Condylus medialis die Knorpelveränderung sich in ganzer Länge nach unten bis zur präparatorischen Verkalkungszone erstreckte (Abb. 30, 31), während in den beiden anderen Herden zu sehen war, wie von dem unveränderten Knorpel außerhalb des Herdes her, zu beiden Seiten die tiefste, ganz normale Lage der Druckschicht sich, allerdings auf eine kurze Länge nur, bis in den Krankheitsherd hinein erstreckt, aber bald endet.

Am eingreifendsten sind die Knorpelveränderungen an der *geschwürigen Oberfläche*. Hier fehlt die Gleit- und Übergangszone immer ganz, die ja den fortschreitend schwindenden Knorpelzungen angehören. Die bloßliegende, zum Teil ebenfalls schon verlorengegangene Druckschicht ist durch senkrecht bis zur halben Knorpeldicke hinunterreichende Risse (Abb. 31 l) höchst uneben, höckerig, zerzaust und zerfetzt, karstartig zerklüftet (k). Die Risse verlaufen deshalb senkrecht, weil die Knorpelfibrillen in der Grundsubstanz der Druckschicht, die ja hier bloßliegt, schon unter normalen Umständen diese Richtung haben. So wie die Zerklüftung, so ist auch die Zellarmut oder völlige Zellosigkeit der oberflächlichen Knorpelschichten und der stellenweise vorhandene dunkelrote Fibrinoidüberzug der unebenen Oberfläche eine Folge mechanischer Verletzungen. Nahe der Oberfläche liegende, kleine, aber kugeligpralle, helle „gereizte" Knorpelzellen mit scharfen Kapseln bedeuten Orte gesteigerter Reibung. Hingegen ist die bis in die halbe Knorpeldicke hinunterreichende, oft völlige Aufhellung des Knorpels eine Folge des besonders leichten Eindringens der Synovia ins zerklüftete Gewebe. Nur an dem Krankheitsherd des Condylus lateralis war die bloßgelegte Druckschicht zwar schon deutlich, aber noch nicht völlig aufgehellt und ihre freie Oberfläche nicht zerklüftet, sondern glatt (Abb. 30 h). Es dürfte das darauf zurückzuführen sein, daß hier die Knorpelzungen noch sehr lang sind, die Druckschicht erst mit einem kleinen Teil ihrer Oberfläche und wohl erst kurze Zeit zutage liegt, bis vor kurzem von den Knorpelzungen noch ganz gedeckt war, zum großen Teil es noch jetzt ist, wozu noch kommt, daß das Niveau des bloßgelegten Knorpels noch tief, dieser also noch geschützt ist. Am selben Krankheitsherd fand sich an einer Stelle die bloßgelegte Oberfläche der Druckschicht von einem neuen blaßblauen Knorpel mit sehr vielen, kleinen, dicht, regellos und einzeln stehenden Zellen überzogen. Dieser ist nicht, wie so oft, aus einem

Pannus entstanden, der hier ganz fehlt, sondern in allmählichem Übergang aus dem alten Knorpel selbst, was eine Seltenheit darstellt. Schon oben ist dieser Erscheinung einmal, gelegentlich des traumatischen, keilförmigen Spaltes im normalen Knorpel, Erwähnung getan. Sie dürfte auf die bei der Akromegalie bestehende Förderung jeglichen Knorpelwachstums zurückzuführen sein. Hier schickt sich dieser junge Knorpel an, eine Art neuer Gleitschicht auszubilden, doch vorläufig wenigstens ist noch seine Oberfläche völlig uneben.

d) Die zungenförmige Überdachung (Abb. 30, 31 d) der gewucherten tiefen Knorpelschichten, durch die nicht mitgewucherten oberflächlichen, durch einen Spalt (Abb. 30, 31 g) abgetrennten ist eine ununterbrochene Fortsetzung der normalen Übergangs- und Gleitschicht. Zunächst noch dick, wird sie aber rasch dünner, besteht dann nur noch aus Gleitschicht und endet spitz. Die Zungen waren am Herd des Condylus lateralis, wo noch mehr ursprüngliche Verhältnisse bestanden, sehr lang, die der einen Seite betrug stellenweise bis zwei Dritteln der Gesamtlänge des Krankheitsherdes und der überdachte, gewucherte Knorpel lag nur mit einem kleinen Anteil frei zutage. Die Zunge beider Seiten kann ganz verschieden lang sein. Die freie Oberfläche der Zunge (Abb. 30, 31) ist bald glatt, bald zerfetzt, aber die den Verletzungen am meisten ausgesetzte dünne Zungenspitze ist oft arg zerfetzt, und zerzaust und von hier aus wird auch die Zunge allmählich durch Abnutzung abgetragen oder ein großes Stück von ihr reißt mit einem Male ab und so wird sie immer kürzer, bis endlich ihr freier Teil ganz verschwunden ist, womit eine besonders kennzeichnende Eigenschaft der akromegalen Knorpelusur schwindet. Es kann so die Zunge der einen oder beider Seiten schwinden (Herd am Condylus medialis), aber der basale, also nicht freie Anteil derselben steht noch und ist an seiner Struktur (s. u.) sowie an dem Randspalt, der ihn vom gewucherten Knorpel trennt und tief in die Druckschicht eingreift, als solcher noch zu erkennen. Nähert man sich in zentrifugaler Richtung mit parallelen Schnitten immer mehr dem Rand des Krankheitsherdes, so nähern sich beide Zungen allmählich mit ihren Spitzen, dann treten diese in Verbindung, bilden ein ununterbrochenes, immer dicker werdendes, Zweidrittel der gesamten Knorpeldicke betragendes Dach, darunter ein immer kürzer werdender, ganz horizontaler Spalt, der noch das Dach vom gewucherten Knorpel unter ihm trennt. Ihrem Ursprung entsprechend besteht die Zunge aus hyalinem Knorpel, aber nur selten (Herd an der Facies patellaris) ist sie noch an ihrer Unterfläche ähnlich gebaut wie der gewucherte, von ihr bedeckte Knorpel, bei dessen Spaltung eben die Zunge entstanden ist. Die abnormen mechanischen Verhältnisse, unter denen die Zunge steht, verändern in eingreifender Weise ihren ursprünglichen Aufbau: So enthält sie lange Zellgruppen (Abb. 31 d), die parallel zur Zungenfläche verlaufen; gegen das spitze Ende werden die Zellen ganz platt, schwinden langsam durch Nekrose, die Zellhöhlen werden leer und die zerfetzte

Spitze selbst ist zellos; nur wenn die Zungenspitze abgerissen ist, besteht Kernfärbung bis an das nunmehr neue Ende der kürzer gewordenen Zunge; eine Folge der ständigen Verletzungen ist gelegentlich ein Fibrinoidüberzug an der Oberfläche oder gar eine Durchsetzung mit Fibrinoid in ihrer ganzen Dicke; die Regel aber ist es, daß die Zunge infolge ausgiebiger Berührung mit Synovia gänzlich ihre Basophilie verliert und stark aufgehellt ist. Alles Anzeichen dafür, daß die Zunge dem Untergange geweiht ist. Doch fehlt es auch nicht an Zellvermehrung unter dem Einfluß erhöhter Reibung in Form kleiner, aber jugendlich und kugelig-geblähter heller Zellen mit scharfer Kapselbegrenzung; doch nur ausnahmsweise findet man an der Reibungsfläche mit dem darunterliegenden Knorpel große, gewucherte Zellgruppen.

e) Der Randspalt (Abb. 30, 31 g) zwischen dem zungenförmigen Dach und dem gewucherten Knorpel darunter ist selbstverständlich eine Folge von Verletzungen, wobei er am Rande genau da entsteht, wo der weichere, gewucherte und der härtere, nicht mitwuchernde Knorpel unvermittelt aneinander grenzen und bei der Beanspruchung in ganz verschiedener Weise deformiert werden. So zeigt hier der Spalt genau die Grenze der Knorpelwucherung an. Er folgt dabei einerseits dem normalen Verlauf der Knorpelfibrillen in der Grundsubstanz, unterliegt aber andererseits der Verdrängung durch den gewucherten Knorpel, nähert sich dabei in der tieferen Druckschicht der Senkrechten, höher oben aber der Waagerechten und hat daher einen bald bogenförmigen, bald mehr minder schrägen Verlauf. Der Spalt ist sehr verschieden lang, greift verschieden tief in die untere Druckschicht, durchsetzt aber nirgends den kalklosen Knorpel in seiner ganzen, höchstens in seiner halben oder zu dreiviertel seiner Dicke. Er ist capillär eng und spitzt sich nach der Tiefe allmählich zu. Nur einmal fand sich in seiner Fortsetzung, offenbar als Vorbereitung seiner späteren Verlängerung, ganz ähnlich wie bei den Spalten im Kern des Rippenknorpels, eine dunkelblaue Linie bis zum verkalkten Knorpel hinunter; und die Gefährdung dieser Stelle drückt sich darin aus, daß hier der Gelenkknorpel samt seiner Kalkschicht knochenmarkwärts vorspringt und die knöcherne Grenzlamelle verdickt ist. Nur selten geht vom Randspalt senkrecht ein Nebenspalt aus, oder verläuft parallel zu ihm ein zweiter, alles Vorbereitungen einer späteren eingreifenderen Zerstörung. Die Reibung der Spaltflächen aneinander hat zur Folge, daß sie eine Fibrinoiddurchtränkung zeigen oder daß gelegentlich die Rißfläche des gewucherten Knorpels eine schon deutlich plattzellige, neue Gleitschicht hervorgebracht hat. Nur einmal war der Spalt mit neuem, kleinzelligem Knorpel angefüllt.

f) Träge enchondrale Verknöcherung. Nunmehr verbleibt noch zu besprechen, inwiefern die höhergradige akromegale Veränderung des kalklosen Gelenkknorpels auch Veränderungen in seinen Beziehungen zum Knochen zur Folge hatte. An der *präparatorischen Verkalkungszone* hat sich hier nichts gegen das schon bei der jungen akromegalen Wucherung des kalklosen Gelenkknorpel Gesagte verändert. Das heißt, am Rande des Wucherungsherdes, wo sogar die tiefste Lage des kalklosen Knorpels noch nicht in die Wucherung einbezogen ist (Abb. 30 i), liegt natürlich auch noch die alte Kalkschicht vor (b—k). Wo sich aber der kalklose Knorpel schon bis zur Kalkschicht in Wucherung befindet, kann man unter Umständen sehen, wie die Verkalkung in den gewucherten Knorpel vorrückt, und dann ist dieser jüngste Zuwachs der Kalkschicht mit der alten durch eine dunkelblaue Haltelinie verbunden. Daß man die alte und neue Kalkschicht nach dem verschiedenen Verhalten der Zellen unterscheidet, ist schon oben ausgeführt. Daß aber die präparatorische Verkalkungszone in ihrer ganzen Dicke neu ist, fand sich nur einmal (rechts von k) in der Mitte des Herdes des Condylus lateralis, und zwar da, wo der kalklose Gelenkknorpel vom zungenförmigen Dach entblößt ist und in seiner ganzen Dicke aus dichtliegenden, kleinen Zellen ohne Gruppeneinteilung besteht (l); hier ist aber auch die Knochenknorpelgrenze knorpelwärts bogenförmig vorgeschoben und am Rande dieser Vorrückung hört die alte Kalkschicht plötzlich auf (Abb. 30 k) und wird von der ganz neuen, vorgerückten abgelöst. Im allgemeinen ist die Kalkschicht von etwas wechselnder Dicke, manchmal von unregelmäßigem Verlauf (Abb. 30, 31), aber nirgends unterbrochen. Im allgemeinen kann man sagen, daß im Gegensatz zu den sehr eingreifenden Veränderungen des kalklosen Knorpels die an der Kalkschicht im Gegensatz zur primären Arthritis deformans noch auffallend gering sind. Auch darin liegt ein Analogon mit der Rippe, wo die Überführung des Knorpels in Knochen in einem ganz unharmonischen Verhältnis zur beträchtlichen Knorpelwucherung steht.

Es ist oben schon erwähnt, daß es in ganz normalen Gebieten des Gelenkknorpels, allerdings nur ganz selten, vorgekommen ist, daß die Kalkzone einen langen Zapfen in den kalklosen Knorpel hinauf entsendet und dieser dann durch die Massenverschiebungen des kalklosen Knorpels, in dem er liegt, zu Splittern zermürbt wird. Dieser Erscheinung begegnet man in den akromegalen Wucherungsherden sehr viel häufiger. Der Gründe sind zwei. Erstens ist der akromegal gewucherte, junge Knorpel viel weicher als alter, somit auch die tangentiale Massenverschiebung, also die eigentliche Ursache dieser Zertrümmerungen, viel stärker als im normalen Gelenkknorpel. Zweitens aber begegnet man gerade in den akromegalen Wucherungsherden den in den kalklosen Knorpel außerordentlich hoch und senkrecht hinaufreichenden, sehr langen, zapfenförmigen Fortsätzen der Kalkschicht ganz besonders häufig. Der Grund für ihre Häufigkeit gerade hier leuchtet sofort ein, denn sie sind offensichtlich eine Einrichtung, welche sehr wohl imstande wäre, die abnorm große tangentiale Verschieblichkeit des zu weichen Knorpels wesentlich einzuschränken. Auf diesen funktionellen Reiz ist dies die richtigste Reaktion. Aber das Material, in dem diese Einrichtung ausgeführt ist, nämlich der kalkhaltige Knorpel, ist für diese Aufgabe viel zu spröde. Daher finden sich diese langen Kalkzapfen nicht nur sehr häufig quer abgebrochen mit Fibrinoid im Bruchspalt, zum Zeichen, daß der Bruch im Leben geschehen ist, sondern der ganze Kalkzapfen ist oft in eine von kalklosem Knorpel umgebene Zerreibungshöhle umgewandelt, darin kleine und große Bruchstücke kalkhaltigen Knorpels durcheinander gewürfelt, blauer Detritus und rotes Fibrinoid. Oder der abgebrochene Kalkzapfen zersplittert nicht, sondern löst sich nach und nach bei den Verschiebungen des kalklosen Knorpels von ihm ganz los, liegt dann in diesem wie ein freier Sequester in einer Höhle, verletzt daher bei Bewegungen den ihn umschließenden kalklosen Knorpel, der davon ringsum fibrinoid durchtränkt wird und sich dunkelrot färbt.

An der *knöchernen Grenzlamelle* (Abb. 30, 31 a) ist das Verhalten nicht anders als da, wo sich der Gelenkknorpel im Anfangsstadium seiner akromegalen Wucherung befindet. Sie ist von wechselnder Dicke, bald etwas dicker, bald etwas dünner als normal, nirgends unterbrochen, nicht von glattem, sondern etwas unregelmäßigem Verlauf, auch gegen die Kalkzone recht unregelmäßig begrenzt. Letzteres rührt daher, daß ehemals bis in die Kalkschicht reichende Markbuchten seither mit HAVERSschen Lamellensystemen zugemauert wurden. Manchmal aber ist diese Zumauerung noch nicht vollendet, und am blinden Ende des Kanals liegt in ihr die angebohrte Kalkschicht bloß. Dies ist hier die Art, wie der Knochen sehr langsam gegen den Knorpel vordringt, enge Gefäß-kanäle (Abb. 30, 31 m, n) durchbohren bald vereinzelt, bald etwas zahl-reicher die knöcherne Grenzlamelle und bohren auch die Kalkschicht an, schon viel seltener und nur vereinzelt durchbohren sie die ganze Kalkschicht, erreichen so den kalklosen Knorpel, dringen aber nirgends in ihn ein. Die Zumauerung des Bohrkanals mit neuem Knochen schließt den Vorgang ab, der als eine ganz träge enchondrale Verknöcherung angesprochen werden kann, für die die wesentlichen Bedingungen erfüllt sind. Denn die präparatorische Verkalkungszone rückt immer wieder um etwas in den kalklosen Knorpel vor und von unten wird sie, ohne unterbrochen zu werden, durch mehrfache Anbohrung etwas abgebaut und durch Knochen ersetzt, d. h. die knöcherne Grenzlamelle rückt ebenfalls der vorrückenden Kalkschicht um eine Spur nach. Das alles aber ohne jede Unterbrechung der Grenzlamelle und der Kalkschicht. Nur an vereinzelten Orten sind diese Bohrkanäle etwas zahlreicher. Namentlich wo der kalklose Knorpel am stärksten gewuchert ist, seine stark vermehrten, kleinen Zellen keine Gruppen mehr bilden und die Kalkschicht schon ganz deutlich bogenförmig vorgerückt ist (s. o.), dringt auch in der Tat ein Gefäßkanal neben dem anderen (Abb. 30 n) in die Kalkschicht vor, aber auch hier keiner bis in den kalklosen Knorpel hinein.

Das muß deshalb besonders betont werden, weil POMMER ausdrücklich sagt, entscheidend für die Diagnose Arthritis deformans sei ,,Vascularisation des Gelenkknorpels *über seine Verkalkungszone hinaus*", d. h. „*in seine kalklosen Anteile hinein*", an Stellen, wo der Gelenkknorpel von seiner Oberfläche aus verändert und seine Elastizität dadurch beeinträchtigt ist. Bei der Akromegalie ist die Knorpelelastizität ebenso beeinträchtigt wie bei primärer Arthritis deformans, aber, wie schon oben ausgeführt, nicht durch eine wie bei Arthritis deformans von der Oberfläche, sondern durch eine von der Druckschicht ausgehende Knorpelveränderung aus ganz anderen Ursachen. Und im vorliegenden Falle wenigstens sind die Gefäßkanäle noch nirgends in den kalklosen Knorpel vorgedrungen. Doch mag es sein, daß in noch schwereren Fällen dies sehr wohl der Fall sein wird. In diesem Stadium der akromegalen Veränderung also, das durchaus nicht mehr als Initialstadium bezeichnet werden kann (denn der Knorpel ist schon sehr arg zerklüftet und die unregelmäßig wellig gewordene Knochenknorpelgrenze deutlich buchtig vorgerückt), darf nach Pommers Definition noch immer nicht von Arthritis deformans gesprochen werden, bei der doch die Gefäße schon im Initialstadium in den kalklosen Knorpel vorgedrungen, d. h. dieses Vordringen die erste Anzeige für diese Diagnose ist.

g) Zelliges Mark mit Hyperämie und Hämatomcysten. Das Knochenmark ist im normalen Bereiche der Gelenkkörper, wie schon erwähnt, ein reines Fettmark. Aber schon an Stellen, wo die akromegale Wucherung des Gelenkknorpels noch ganz gering und dementsprechend auch die pathologischen Vorgänge unter ihm noch unbedeutend sind, fällt es auf, daß sofort unter der knöchernen Grenzlamelle manchmal das Fettmark mit etwas zelligem Mark untermischt (Abb. 31 i) und deutlich hyperämisch ist. Diese Hyperämie aber reicht nach allen Seiten in die Fläche sowie in die Tiefe weit über die zellige Beimengung hinaus und in schon normale Gebiete des Gelenkkörpers hinein. Viel auffallender ist die Beimengung zelligen Marks und die Hyperämie an solchen Stellen, wo die akromegale Knorpelwucherung und die an sie sich anschließende Veränderung der Kalkzone und der knöchernen Grenzlamelle einen höheren Grad angenommen haben, und so wird der Zusammenhang unverkennbar. Trotzdem kann die Knochenmarkveränderung auch hier streckenweise oder ganz fehlen oder nur gering sein. Dabei übertrifft die Hyperämiezone das Gebiet der zelligen Beimengung auch hier bei weitem und die Gefäßfüllung kann außerordentlich hochgradig sein. Nur wo diese Veränderung des Knochenmarkes besonders hochgradig ist, tritt herdweise zwischen den Fettzellen blaßgefärbte Ödemflüssigkeit und ein sehr feinfaseriges, gallertiges Fasermark auf; bei dem damit einhergehenden Schwund der Fettzellen werden diese kleiner, ihr Fetttropfen zerfällt in 6—8 kleinere, die, jeder für sich, an der Zelloberfläche vorspringen, wobei die Zelle unregelmäßig oder länglich-spindelig wird und in einem leeren Hof liegt, der die ehemalige Größe der Fettzelle anzeigt.

Genau mitten in diesem so veränderten Knochenmark, genau unterhalb der schwersten akromegalen Veränderung des Gelenkknorpels, aber etwas entfernt von der knöchernen Grenzlamelle kann sich eine größere, ovale, scharf begrenzte, alte *Hämatomcyste* finden. In ihr alle roten Blutkörperchen bereits hämoglobinfrei, aber an der Form und Größe erkennbar, andere zu unkenntlichen kleinen Körnchen zerfallen. Nur in nächster Nähe der Cyste das feinfaserige Mark konzentrisch angeordnet, sonst ungeordnet, gallertig mit sehr weiten Gefäßen und noch weiter von der Cyste Einlagerung von Fettzellen und vereinzelten neuen Bälkchen. Zu mehr als dem halben Umfang hat sich die Cyste mit einer sehr dünnen, höchst primitiv gebauten Knochenschale umgeben, die gegen die Cyste einen Osteoidsaum, aber keine Osteoblasten zeigt, kaum eine Lage spindeliger Bindegewebszellen. Diese Knochencyste ist nicht durch eine Ausstülpung von der Gelenkhöhle aus im Bereiche eines Knorpeldefektes entstanden, sondern ist eine echte, selbständig im Knochenmark entstandene Hämatomcyste. — Auf einer etwas späteren Stufe der Veränderung enthalten die Cysten nicht einmal mehr Reste von Blut, sondern ein lockeres, blasses Eiweißgerinnsel, oder sie sind leer. Aus ihrer unregelmäßigen Gestalt und daraus, daß ihrer z. B. drei dicht zusammenliegen, könnte man schließen, daß sie aus einer ehemals einheitlichen, größeren Cyste hervorgegangen sind. Das die Cysten umgebende, konzentrisch geschichtete Bindegewebe ist verdichtet, näher der Cyste sehr zellreich, mit Fibrineinschlüssen, aus dessen Organisation es offenbar hervorgegangen ist, und mit einzeln eingestreuten Knorpelzellen, die hier aus dem Bindegewebe hervorgegangen sind. Mit der Entfernung von der Cyste wird das reine Fasermark recht dicht und bündelig und führt nur noch einzelne Capillaren. Noch weiter nach außen treten immer mehr Fettzellen auf, und wo sie wieder das Feld beherrschen, ist auch schon die beträchtliche Hyperämie da und bald darauf die Beimengung zelligen Knochenmarks zum Fettmark.

h) Die Spongiosa setzt sich, wo die Gelenkkörper des Knies normal sind, aus dünnen, dicht liegenden, senkrecht an die knöcherne Grenzlamelle ansetzenden Bälkchen zusammen. Wo aber unter dem erst wenig akromegal veränderten Gelenkknorpel das Fettmark stark hyperämisch ist und schon zelliges Mark beigemischt enthält, sind die Knochenbälkchen spärlicher, in Unordnung geraten, wenig und nicht mehr senkrecht an die knöcherne Grenzlamelle ansetzend (unter p), und dabei dicker = sklerosierende Osteoporose. Die Verdickung der Bälkchen wird nicht einfach durch neue Auflagerungen auf die alten Bälkchen erzielt, sondern so, daß die alten Bälkchen völlig abgebaut und ganz neue, dickere aufgebaut werden. Diesem Umbau entsprechend begegnet man im hyperämischen, gemischten Mark in allerdings nur seichten Lacunen recht zahlreichen, sonst fehlenden Osteoclasten, was vielleicht auf einen erhöhten Gewebsdruck im hyperämischen Knochenmark zurückzuführen ist. Doch können an Stellen hyperämischen, gemischten Markes Osteoclasten auch ganz fehlen. An Stellen schwererer akromegaler Knorpelveränderung kommt es sogar zu einer mäßigen Sklerose, Vergrößerung und Verdichtung der Spongiosa, und zwar, wie man deutlich sieht, durch Auflagerung neuer Schichten auf alte Bälkchen. Aber selbst an Stellen schwerer akromegaler Knorpelveränderung kann die Spongiosa ganz normal sein, wenn sie in normalem Fettmark und sogar wenn sie in hyperämischem Knochenmark liegt.

i) Randexostosen. Wie bei der primären, so kommen auch bei der akromegalen Arthritis deformans Randexostosen vor, denn ihre mechanische Entstehungsursache ist hier ganz ebenso gegeben. Sie sind auch von der gleichen Beschaffenheit, wie sie am besten POMMER beschrieben hat, und fanden sich im Kniegelenk an der Facies patellaris und an beiden Kondylen, hauptsächlich an den äußeren, viel weniger an den inneren, der Incisur zugewendeten Rändern. Dem geringen Grad der akromegalen Arthritis deformans entsprechend waren auch die Randexostosen nicht groß, flach, wenig vorragend, überhängend oder häufig wie der Tischrand abstehend. Die dem Antagonisten zugewendete Oberfläche der Randexostose ist mit senkrecht zur Unterlage gefasertem Faserknorpel überzogen und auch die Kalkschicht besteht aus diesem Knorpel. Über dem Knorpel liegt ein parallel zur Unterlage gefasertes, derbes, dunkelrot gefärbtes Bindegewebe mit Synovialendothelüberzug, allmählich in den Knorpel übergehend. Auf den hyalinen Knorpel der alten Gelenkfläche setzt sich das Bindegewebe als Pannus fort. Gegen den äußersten Rand wird der Knorpelüberzug der Randexostose immer dünner und hört bald auf, der Bindegewebsüberzug wird dafür immer dicker, bildet schließlich allein das deckende Gewebe, bringt unten ganz nach Art eines Periostes eine dünne Schicht primitiven Knochengewebes hervor, das erst von den Spongiosamarkräumen aus lacunär benagt und mit neuem lamellärem Knochen belegt, also umgebaut wird. Die Randexostosen entstehen somit nicht in ihrer Gänze durch enchondrale Verknöcherung. Sehr auffallend ist in der Randexostose die Porose der Spongiosa, die bis zu ihrem völligen Schwunde gehen kann. Auch die knöcherne Grenzlamelle ist dann sehr dünn. Das spricht für eine sehr geringe Belastung der Randexostosen, deren Entstehung doch im Gegenteil auf gesteigerten mechanischen Reiz bezogen wird. Das Mark der Spongiosa ist ein reines, nicht hyperämisches Fettmark. Aber hier und da ist es deutlich hyperämisch oder hat noch außerdem eine geringe Beimengung zelligen Markes. Die untere, nicht artikulierende Oberfläche der Randexostose besitzt eine dünne, vom Periost aus lacunär benagte Knochenrinde und einen Synovialüberzug auf dem Periost. Aber sofort daneben, außerhalb der Randexostose zeigt die Knochenrinde der Epiphyse selbst sehr oft mehrere, parallel übereinander liegende, blaue Haltelinien, von schubweiser, periostaler Knochenablagerung herrührend. Es drückt sich darin das Bestreben der Knochenrinde aus, ihre Oberfläche wenigstens um etwas nach derselben Richtung zu verschieben, nach der die Randexostose um sehr viel mehr vorgewachsen ist.

k) Geheilte Knorpelusuren. Endlich sei hier noch kurz zweier, am lateralen Kondyl gelegener, aber geheilter Knorpelusuren Erwähnung getan, deren Herkunft im unklaren bleiben muß. Es läge natürlich nahe anzunehmen, daß die seinerzeitigen Usuren akromegaler Herkunft waren. Doch läßt sich das nicht mehr beweisen oder widerlegen, da ja bei höheren Graden der Veränderung, wie sie hier vorgelegen sein muß, der akromegale Charakter der Veränderung sich, wie oben ausgeführt, immer mehr und mehr verwischt. Bei dem einen Herd betraf die seinerzeitige Zerstörung an einer Stelle die ganze Knorpeldicke; seither kam es daselbst zum vollständigen Ersatz durch einen ganz neuen, faserigen Knorpel, der auch eine Druck-, Übergangs- und Gleitschicht ausgebildet hat, die erstere senkrecht, die letztere parallel zur Unterlage gefasert. Ebenso aus Faserknorpel besteht auch die präparatorische Verkalkungszone, die somit ebenfalls neu, gleichzeitig auch nach oben vorgerückt ist, somit der Gelenkknorpel dünner. An anderen Stellen desselben Herdes ist vom alten Knorpel der unterste Anteil der Gleitschicht noch erhalten, sonst durch Usur verloren gegangen, stark vertieft, die im Schnittbild dreieckige Vertiefung unvollständig durch Bindegewebe ausgefüllt, das im Innern ödematös ist, gegen die Gelenkhöhle wirrfaserig, besonders zellreich, aber ohne Synovialendothelüberzug, zu unterst aber mäßig zellreich und senkrecht zum Knorpel gefasert, wobei die Fasern ohne Unterbrechung in den alten, hyalinen Knorpel eintauchen, der hier eine scharfe, buchtige Begrenzung aufweist, ein Zeichen, daß es sich hier seinerzeit um den unvollkommenen Knorpelabbau nach WEICHSELBAUM-POMMER gehandelt hat. Auffallend ist dabei nur, daß das im Knorpeldefekt liegende Bindegewebe ganz gefäßlos ist und nirgends mit der Synovialis am Gelenkrand eine Verbindung besitzt. In der Tat muß hier die Herkunft des Bindegewebes von den seinerzeit im Usurbereiche bloßliegenden Markräumen abgeleitet werden, als aber später das Bindegewebe Faserknorpel hervorgebracht hatte und so die Unterbrechung des Gelenkknorpels wieder ganz behoben war, wurde das auf der Knorpeloberfläche noch verbliebene Bindegewebe durch den neuen Knorpel von seiner Gefäßquelle, dem Knochenmark, völlig abgeschnitten und daher gefäßlos, aber nekrotisch wurde es nicht, da es ja von der Synovia aus genügend ernährt werden kann. In einer ganz analogen Lage wurde aber das Bindegewebe im Rippenknorpel des normalen Kontrollfalles sehr wohl nekrotisch, weil es ringsum von Knorpel umschlossen und so von jeder Ernährungsquelle abgeschnitten war. Reichliche Beimengung zelligen Markes zum Fettmark und Porose der Spongiosa unter diesen geheilten Usuren zeugen von dem hier ehemals sehr lebhaften Stoffumsatz. — Der zweite geheilte Herd im wesentlichen gleich, nur in Einzelheiten abweichend. So ist die seinerzeitige Zerstörung des Gelenkknorpels in seiner ganzen Dicke nur zum Teil durch neuen, faserigen Knorpel ersetzt, zum Teil aber so, daß der Knochen durch Vorwachsen an die Stelle des Knorpels getreten und bloß von Bindegewebe überzogen ist. Dieses bildet in der Tiefe Osteoid, das noch tiefer verkalkt, doch ist dieses neue Knochengewebe primitiv, vom Markraum aus lacunär benagt und mit lamellärem Knochen belegt, also in Umbau. An anderen Stellen erzeugt aber das Bindegewebe neuen Faserknorpel, der den alten hyalinen Knorpel in ganzer Dicke ersetzt, wie im erstgenannten Herd oder dem erhaltenen tiefsten Rest des hyalinen, alten Knorpels aufliegt, aber selbst noch immer von Bindegewebe gedeckt ist. Unter diesem Herd mit den eingreifenderen Veränderungen ist die Spongiosa noch mehr porotisch und die zellige Beimengung zum Fettmark noch reichlicher und macht etwa die Hälfte des Knochenmarkes aus.

In bezug auf die Trägheit der Verknöcherung übertrifft die obere und untere Epiphyse der *Wirbelkörper* noch die Epiphysen der Röhrenknochen bei weitem, grenzt aber wie diese zeitlebens an Knorpel, nämlich an die Bandscheibe. Es bestand daher bei dieser nicht vorgeschrittenen Akromegalie und bei diesem greisen Individuum kaum eine Aussicht, hier akromegale Veränderungen anzutreffen. Doch wurden zahlreiche Wirbelkörper untersucht, um so ein möglichst deutliches Gegenbild zu den Rippen zu gewinnen, die ja im wachsenden Körper von allen Knochen die lebhafteste enchondrale Verknöcherung aufweisen. In der Tat war auch in den Wirbelkörpern das Suchen nach spezifisch akromegalen Veränderungen ergebnislos und damit der gewünschte Kontrast erreicht. Damit ist aber nicht gesagt, daß bei jüngeren Individuen mit sehr lang dauernder, schwerer Akromegalie auch an der Wirbelsäule schwerere spezifische Veränderungen sehr wohl gefunden werden können, wie das in einem anderen solchen Fall auch tatsächlich zutraf, der in einer bereits in Druck befindlichen Arbeit in Virchows Archiv dargestellt ist. Doch lagen hier die Veränderungen nicht im Bereiche der alten Bandscheibe, sondern im Bereiche eines erstaunlich großen Flächenzuwachses, den die Bandscheibe und mit ihr die Wirbelkörper hauptsächlich in der Richtung nach vorn erfahren haben.

4. Zusammenfassung der akromegalen Arthritis deformans.

Um die akromegale Gelenkveränderung voll zu erfassen, wurde zuerst das sonstige mikroskopische Verhalten der Gelenke geprüft und dabei nur unbedeutende Altersveränderungen gefunden. Der hyaline Gelenkknorpel reichte bis zum Gelenkrand oder ging schon ein gut Stück vorher in Faserknorpel über. Die in den kalklosen Knorpel vorragenden Fortsätze der präparatorischen Verkalkungszone können schon im normalen Gelenk Brüche erleiden.

Die spezifisch akromegale Veränderung beginnt mit einer Wucherung der Druckschicht im kalklosen Gelenkknorpel, wobei Hyperplasie und Hypertrophie der Zellen und Vermehrung der Grundsubstanz zu verzeichnen ist, die Neigung zur Degeneration und Auffaserung zeigt und damit die Bildung eines Spaltes entlang der so veränderten Druckschicht vorbereitet. Die alte präparatorische Verkalkungszone kann, weil verkalkt, an dieser Wucherung nicht teilnehmen. Eine ungemein träge enchondrale Verknöcherung setzt ein, darin bestehend, daß die Kalkschicht nunmehr in den gewucherten Knorpel vorrückt, während vom Knochenmark her Gefäße die knöcherne Grenzlamelle in geringer Zahl durchbohren, die Kalkzone anbohren, sie selten auch ganz durchbohren, nie aber in den kalklosen Knorpel vordringen, wonach dann diese Bohrkanäle mit lamellärem Knochen vermauert werden. So rückt die Kalkschicht vor, die Knochenschicht folgt ihr, wobei aber keine von ihnen eine Unterbrechung erfährt.

Bei dem herdförmig auftretenden höheren Grad der Veränderung tut sich dem Gelenkknorpel entlang, und zwar in seiner gewucherten Druckschicht, ein Spalt auf. Dieser entsteht durch die tangentiale Massenverschiebung des Knorpels beim Gelenkgebrauch deshalb gerade in der Druckschicht, weil diese durch die Wucherung weicher geworden ist und in dem sonst normalen, härteren Gelenkknorpel liegt. Die obere Knorpelschicht, die den Spalt deckt, wird dadurch besonders beweglich, daher gezerrt und gegen die knorpelige Unterlage gerieben, schließlich an einer Stelle durchgerieben. In dem so entstehenden Geschwür liegt die ganz zerklüftete, tiefere Knorpelschicht zum Teil bloß und sein unterminierter Rand wird von dem zungenförmig deckenden Rest der oberen Knorpelschicht gebildet. Durch weiteres Abreiben geht diese Knorpelzunge, die für das akromegale Knorpelgeschwür kennzeichnend ist, schließlich ganz verloren. Dann ist das Knorpelgeschwür von einem solchen bei gewöhnlicher primärer Arthritis deformans nicht mehr leicht zu unterscheiden.

Die geschwürig bloßgelegte Druckschicht zeigt eine Steigerung der Zellhyperplasie, doch Hypertrophie fehlt. Der benachbarte, außerhalb des Wucherungsherdes gelegene Gelenkknorpel ist durch einen verschieden tiefgreifenden Randspalt vom gewucherten getrennt und zeigt Verdrängungserscheinungen. Die enchondrale Verknöcherung geht in der gleichen trägen Art, wie schon im Beginn geschildert, vor sich und erfährt nur an den Stellen schwerster akromegaler Knorpelveränderung eine geringe Steigerung. Aber auch da wird weder die Knochen- noch die Kalkschicht unterbrochen, und selbst in diesem schon recht vorgeschrittenen Stadium dringen die Gefäßkanäle nirgends in den kalklosen Knorpel ein.

Der am Geschwürsgrund verbliebene Knorpelrest ist ganz weich, daher bei der scherenden Beanspruchung pathologisch stark verschieblich. Dem wird auf diese Weise begegnet, daß die Kalkschicht besonders zahlreiche und lange Fortsätze in den kalklosen Knorpel hineintreibt. Aber die abnorme Verschieblichkeit des letzteren und die besondere Sprödigkeit kalkhaltigen Knorpels führen zur völligen Zermürbung dieser Kalkzapfen. Daher begegnet man diesen Bildern sehr häufig.

Der Reizzustand des Knochenmarkes unter den akromegal erkrankten Stellen des Gelenkknorpels gibt sich kund in beträchtlicher Hyperämie und Beimengung zelligen Markes zum Fettmark. An schwerst veränderten Stellen kommt unter Schwund der Fettzellen Ödem dazu, Ausbildung eines feinfaserigen Gallertmarkes, und mitten drin finden sich Hämatomcysten mit Knochen und selbst Knorpelbildung in ihrer bindegewebigen Wand. Die Spongiosa erfährt im hyperämischen Knochenmark unter Ausbildung zahlreicher Osteoclasten einen gänzlichen Umbau mit dem Ergebnis stark verminderter, aber etwas dickerer Bälkchen in völlig veränderter Anordnung.

Auch völlige Heilung einst tiefgreifender Geschwüre kommt vor und wird genau beschrieben. Ob aber diese Geschwüre akromegaler Herkunft sind, muß unentschieden bleiben, weil bei hohen Graden der Veränderung ihr akromegaler Charakter verwischt wird.

Die akromegale Gelenkveränderung ist keine primäre Arthritis deformans. Diese beginnt mit degenerativen, dem Alter zukommenden Veränderungen, die an der Knorpeloberfläche ihren Ausgang nehmen, immer tiefer greifen, zu Abreibung des Knorpels führen und so zum Knorpelgeschwür, das somit von der Oberfläche ausgeht und mit völliger Vernichtung des Knorpels enden kann. Doch erst dann ist nach POMMER die Diagnose gegeben, wenn vom Knochenmark ausgehende Gefäße bis in den kalklosen Gelenkknorpel vorgedrungen sind, was schon ganz frühzeitig eintritt. In jedem dieser entscheidenden Punkte weicht die akromegale Gelenkveränderung von der primären Arthritis deformans ab. Sie beginnt nicht mit einer Degeneration, sondern mit einer auf Hyperplasie und Hypertrophie beruhenden, durch die gestörte Blutdrüsenfunktion bei Akromegalie verursachten Wucherung des Gelenkknorpels, die eine vollkommene Analogie mit der gleichen Erscheinung am Rippenknorpel sogar darin zeigt, daß sie in einer analogen Knorpelschicht erfolgt; nämlich in der Rippe in der zweiten Rindenschicht, im Gelenk in der Mitte der Druckschicht, die beide nicht in unmittelbarer Nähe ihrer Ernährungsquelle — Perichondrium bzw. Synovia —, sondern etwas weiter davon liegen. Dies ist der ätiologische Unterschied. Während aber bei der Rippe sich auch sonst die verschiedensten Gelegenheiten zur akromegalen Knorpelwucherung ergaben, fand sich im Gelenk außer in der Druckschicht dazu nur selten Gelegenheit, so bei einem keilförmigen Riß im normalen Knorpel und an der Oberfläche des Knorpelgeschwüres. Die primäre Arthritis deformans und die akromegale Gelenkveränderung führen zwar beide zum Knorpelgeschwür, doch dieses entsteht bei der ersteren von der Oberfläche aus, bei der letzteren bricht es aus der Tiefe der Druckschicht an die Oberfläche durch. Dies ist der genetische Unterschied. Ohne Rücksicht darauf, ob das Knorpelgeschwür auf die oder jene Weise entstanden ist, kommt es in seinem Bereiche zur Verminderung des elastischen Schutzes des darunterliegenden Knochens, was wieder dazu führt, daß sowohl bei primärer Arthritis deformans als auch bei Akromegalie Knochenmarkgefäße gegen den Knorpel zu sprossen beginnen; diese aber dringen bei primärer Arthritis deformans sehr bald in den kalklosen Knorpel vor, von wo an erst die Diagnose dieser Krankheit beginnt, während bei der Akromegalie in einem schon recht vorgeschrittenen Stadium der Veränderungen die Gefäße noch nicht in kalklosen Knorpel vorgedrungen sind. Dieser Unterschied betrifft somit eine eigentlich kennzeichnende Eigenschaft. Eine andere mechanische Folge der Gelenkknorpelerkrankung sind bei der primären Arthritis deformans die Randexostosen, und auch diese finden sich natürlich bei der akromegalen Gelenkerkrankung. Nach alledem haben wir das Recht, von einer *spezifisch-akromegalen Arthritis deformans* zu sprechen.

IV. Klinische Auswertung der anatomischen Ergebnisse.

Pathologisch-anatomische Untersuchungen am Menschenmaterial erfahren sozusagen ihre Krönung, wenn sie zur Quelle der Anregung für den Physiologen und vor allem für den Kliniker werden, für den Nutzen zu stiften das Ziel aller unserer Anstrengungen sein sollte. Was pathologisch-anatomische Blutdrüsenarbeiten ihren eigenen Reiz verleiht, das sind ja gerade ihre ganz besonderen Beziehungen zur Physiologie und Klinik.

Der pathologische Anatom kommt nur selten in die Lage, einen Fall von in der Kindheit begonnener *Schädigung der Hypophysenfunktion* zu untersuchen. Als ich 1914 diese seltene Gelegenheit hatte, da war die experimentelle Forschung der Folgen der Hypophysenexstirpation bei jungen Tieren schon sehr weit voran, und dem pathologischen Anatomen blieb nichts anderes übrig, als die tierexperimentellen Ergebnisse als für den Menschen ebenfalls gültig festzustellen und sie nur noch zu vertiefen. Ganz anders bei der *gesteigerten Hypophysenfunktion.* Hier ist der pathologische Anatom im Vorteil, der Experimentator im Nachteil. Denn Akromegalie ist durchaus nicht selten Gegenstand anatomischer

Untersuchung und gibt ein unschätzbares Material zur Erforschung der Folgen des Hyperpituitarismus. Der Experimentator hingegen hat es unendlich schwer, eine solche Überfunktion nachzumachen, wofür ihm nur der Weg übrigbleibt, durch sehr lange Zeiträume hindurch dem Tier täglich Hypophysenvorderlappengewebe oder Extrakte desselben einzuverleiben. Dementsprechend hat auch erst vor kurzem die experimentelle Forschung diesen mühevollen Weg betreten. Der pathologische Anatom aber ist trotz seiner günstigen Lage bisher zu keiner ganz klaren Vorstellung von dem vorgedrungen, worin eigentlich das Wesen der akromegalen Veränderung am Bewegungsapparat besteht, der ja das Wichtigste, das eigentliche Erfolgsorgan des eosinophilen Vorderlappenadenoms, darstellt. Der Grund für diese Rückständigkeit liegt darin, daß er seinen Hebel nicht ganz an der richtigen Stelle angesetzt hat. Denn nicht so sehr im Knochen, wie man bisher glaubte, liegt das Wesen der akromegalen Skeletveränderung, sondern noch viel mehr im Knorpel. Dabei sei nicht bestritten, daß der Knochen vielfach mittut, wie dies ja hier an der Knorpelknochengrenze der Rippe genau geschildert worden ist und eine analoge Beteiligung des Knochens findet sich auch an den Epiphysen schwer akromegal veränderter Gelenke. Vielleicht gehören die osteophytisch verstärkten Muskelansätze auch hierher. Die Vergrößerung der pneumatischen Nebenhöhlen ist aber schon eine mehr selbständige Erscheinung am Knochen, weniger die Sklerosierung der Tela ossea, wie der Umstand zeigt, daß sie im Spätstadium in das Gegenteil, die Porose umschlägt (CURSCHMANN). Hingegen ist ganz besonders im Auge zu behalten, daß der akromegale Hypophysentumor das Knorpelgewebe nicht etwa nur da zur Wucherung anregt, wo es sich am enchondralen Längenwachstum beteiligt, sondern auch an Orten, die mit diesem Längenwachstum nichts zu tun haben, z. B. in der Rinde des Rippenknorpels, die in einem erst jüngst obduzierten Falle einer sehr lange dauernden, in der Mitte der zwanziger Jahre begonnenen Akromegalie die ganze Länge des Rippenknorpels einnahm. Diese Knorpelwucherung ist, wie gezeigt, schon makroskopisch sichtbar und für den Kenner das eigentlich beweisende Zeichen der Akromegalie. Also das Knorpelgewebe wuchert, auch wenn es außerhalb des Gebietes des Längenwachstums liegt. Daß es das nicht überall und an verschiedenen Orten in verschiedenem Grade tut, ist schon eine Frage zweiten Ranges, die erst zu beantworten sein wird. Aber der Beweis, daß das Wachstum eines Gewebes von einer Blutdrüse abhängt, ist hier mit aller Sicherheit und Klarheit erbracht, und zwar auf dem Umwege über die Pathologie, die uns lehrt, wie ein Zuviel der Hypophysenfunktion ein weit über das statische Bedürfnis hinausgehendes Zuviel von Knorpelgewebswachstum zur Folge hat. Es ist dies eine höchst bemerkenswerte gewebsbiologische Tatsache.

Diese neue Erkenntnis legen wir nun in die Hände des Experimentators und Klinikers. Der Experimentator muß wissen, welches Gewebe er zu untersuchen hat, wenn er die Frage beantworten will, ob seine Einverleibung von Hypophysensubstanzen Erfolg hatte oder nicht. Ja, er wird auf diese Weise *sogar das Maß* für diese Einwirkung erlangen und so verschiedene Eingriffe miteinander verläßlich vergleichen können. Der Kliniker aber kann mannigfache Vorteile aus der neuen Erkenntnis ziehen. Der Chirurg wird versuchen, schon bei normaler, namentlich aber bei verzögerter Bruchheilung zur Anregung der Knorpelcallusbildung Vorderlappenpräparate einzuverleiben, wofür erst eine zum allgemeinen Gebrauch taugliche Form gefunden werden muß. In dieser Hinsicht, nämlich wie Akromegalie *jegliches*, sogar blastomatöse Knorpelwachstum fördern kann, ist eine höchst interessante Beobachtung von VIRCHOW[1] besonders bemerkenswert. Beim Akromegalen mit einem Osteoidchondrom des Femur waren die Lungenmetastasen von exquisit *knorpeligem* Charakter. Die Akromegalie fördert also auch das Wachstum eines Geschwulstkeims, der knorpelige Bestandteile führt und macht, daß besonders die Metastasen knorpelig sind, die, als die jüngeren, vielleicht noch mehr dem Einfluß der Akromegalie unterworfen waren als die Primärgeschwulst. Der Internist wird seine bisher unklare Vorstellung vom Wesen der akromegalen Skeletveränderung gegen eine scharf und klar umrissene vertauschen können. Retention von den Knorpel aufbauenden Substanzen werden ihn zu manchen Stoffwechselfragen anregen. Vor allem aber verdient jene Teilerscheinung der akromegalen Knorpelwucherung, die mit dem erchondralen Längenwachstum zu tun hat, klinisches Interesse. Denn es steht für den Pädiater zu erwarten, daß bei im Wachstum rückständigen Kindern brauchbare Vorderlappenpräparate das Wachstum auch dann anregen werden, wenn die Ursache der Wachstumshemmung außerhalb der Hypophyse liegt, geschweige bei hypophysärer Wachstumshemmung. Bei der Nanosomia pituitaria, bei der die Epiphysenfugen dezennienlang über die normale Zeit hinaus offen bleiben, werden Vorderlappenpräparate auch noch im vierten Dezennium und noch später auf das Körperwachstum fördernd wirken. Das gleiche ist vielleicht auch bei Zwergwuchs aus gestörter Schilddrüsenfunktion zu erwarten, bei dem ja die Epiphysenfugen, wenn auch nicht so lange, so doch ebenfalls weit über die normale Zeit hinaus offen bleiben. Es wird von Interesse sein, ob nicht dabei, trotz hypothyreotischer Genese der Wachstumshemmung, Vorderlappenpräparate das Wachstum besser anregen als Schilddrüsenpräparate. Das Wesen des chondrodystrophischen Zwergwuchses besteht in Hemmung des Knorpelwachstums, die, soweit das mikroskopische Bild der Hypophyse zeigt, nicht pituitärer Genese ist. Es wird von größtem Interesse sein, diese Vorstellung des fehlenden Zusammenhanges zwischen Hypophyse und chondrodystrophisch gehemmtem Knochenwachstum durch Darreichung von Vorderlappenpräparaten zu überprüfen. Da das

---

[1] VIRCHOW: Path. Zbl. **7**, 488 (1896).

Bedürfnis nach einem voll- und hochwertigen Vorderlappenpräparat so dringend ist, kann es keinem Zweifel unterliegen, daß es in naher Zukunft empirischer Forschung gelingen wird, eine brauchbare Form für ein solches zu gewinnen. Evans und Putnam[1] sind offenbar auf dem richtigen Wege zu diesem Ziele.

Beim Erwachsenen mit seinem *abgeschlossenen Längenwachstum* wird da, wo die Quelle dieses Längenwachstums die knorpeligen Epiphysenfugen, z. B. der Extremitätenknochen, spurlos geschwunden sind, trotz Akromegalie jegliches Längenwachstum unmöglich sein. An den Rippen aber, wo diaphysärer Knochen zeitlebens in Berührung mit Knorpel bleibt, wird bei der Akromegalie zu jeder Zeit, also auch beim Erwachsenen, ja sogar noch beim Greis, dieses Längenwachstums wieder aufgenommen, und dies bedingt bei höheren Graden der Veränderung durch Verlängerung der Rippen den mächtig weiten Thorax des Akromegalen, also eine durch bloß örtliches Längenwachstum bedingte Disproportion. Beim erwachsenen Akromegalen zeigen eben nur die Rippen Riesenwuchs. Und dieses Längenwachstum vollzieht sich nicht nur mikroskopisch, sondern auch schon makroskopisch in pathologischer Weise unter Entwicklung eines typischen Rosenkranzes, der dem radiologischen Nachweis sehr wohl zugänglich ist. An der Wirbelsäule, wo doch die Knochenknorpelgrenze nicht diaphysärer, sondern wie beim Gelenkknorpel bloß epiphysärer Art ist, wird selbst bei lang dauernder Akromegalie das Längenwachstum nicht wieder aufgenommen, wohl aber vergrößert sich bei hohen Graden der Akromegalie die knorpelige Bandscheibe im anterio-posteriorer, aber auch in querer Richtung und mit ihr ganz harmonisch der Wirbelkörper. Auch am Gelenkknorpel der langen Extremitätenknochen ist die Knochenknorpelgrenze bloß epiphysär, eine Wiederaufnahme der enchondralen Verknöcherung in dem Sinne wie bei der Rippe findet daher ebensowenig statt wie im Wirbelkörper, aber eine mit Wucherung des Gelenkknorpels beginnende Veränderung desselben führt schließlich zu sekundärer, schwerer, spezifisch akromegaler Arthritis deformans selbst in jüngeren Jahren. So läßt sich auch diese Teilerscheinung der Akromegalie auf ein Gemeinsames, die Knorpelwucherung, zurückführen. Dies ist der Effekt des akromegalen Hypophysentumors am Skelet nach Abschluß des Körperwachstums.

Doch ist es möglich, daß der Hyperpituitarismus um die Zeit des *abschließenden Körperwachstums* einsetzt, als die letzten Epiphysenfugen sich noch nicht geschlossen haben. Der Knochen, dessen Fugen bereits geschlossen sind, wird sein Längenwachstum natürlich nicht wieder aufnehmen können; aber der Knochen, dessen Fugen noch offen sind, wird ein gesteigertes Längenwachstum erfahren. So müßten Disproportionen von viel größerer Mannigfaltigkeit entstehen als beim erwachsenen Akromegalen, aus denen man auch später noch den Zeitpunkt

---

[1] Evans u. Putnam: Zit. nach Korenchevsky: Biochemic. J. **24**, 383 (1930).

des Einsetzens der Krankheit herauslesen könnte. Nach PIERRE MARIE[1] betont schon BRISSEAUD und MEIGE diesen Unterschied im Längenwachstum, je nachdem die Akromegalie im adolescenten oder erwachsenen Alter auftritt und P. MARIE selbst zeigte zwei Akromegale einen älteren mit kurzen, massigen Händen und einen jüngeren mit abnorm langen Händen und RENDU sah Analoges. MARINESCO[2] spricht sich im gleichen Sinne aus. Beginnt aber der Hyperpituitarismus schon *in der Kindheit*, was aber heutzutage wenigstens überaus selten zur Beobachtung kommt, so erfolgt generell vermehrtes Längenwachstum und allgemeiner Riesenwuchs ist die Folge, sei es, daß das enchondrale Längenwachstum gesteigert, sei es, daß es über die normale Zeit hinaus seinen Fortgang nimmt, wie dies beim Ausfall der Keimdrüse der Fall ist. Auch beim Riesenwuchs mögen Abweichungen der Körperproportion in Erscheinung treten, die schon unter normalen Umständen beim Südländer mit seinem zeitlich abschließenden Wachstum anders ausfällt als beim Nordländer mit seinem späten Wachstumsabschluß. Nach alledem ist BRISSEAUD[3] zuzustimmen, wenn er Akromegalie und Riesenwuchs als identisch bezeichnet, wobei sich nur die Akromegalie erst nach vollendetem Wachstum entwickelt, Riesenwuchs aber schon in der Wachstumsperiode.

Alle diese Betrachtungen wecken unser besonderes Interesse für den komplexen Vorgang der enchondralen Verknöcherung, auf dem das Längenwachstum beruht. Diese enchondrale Ossification läuft in der Ontogenese zwangsweise nach phylogenetisch erworbenen Gesetzen ab, wobei auch der endgültige Abschluß des Vorganges den gleichen Gesetzen unterworfen ist. Aber der Gang der enchondralen Verknöcherung ist durch sehr verschiedene Faktoren beeinflußbar, am meisten durch Blutdrüsen. Es sind ihrer drei: Hypophyse, Schilddrüse und Geschlechtsdrüse, und die Hypophyse ist die wichtigste von ihnen. Krankhafte Vorgänge an diesen Blutdrüsen, die mit Über- oder Unterfunktion einhergehen, sind die einzige Gelegenheit, bei der ihr Einfluß auf die enchondrale Verknöcherung klar in Erscheinung tritt. Wir ziehen daraus den berechtigten Schluß, daß dieser Einfluß auch unter normalen Umständen besteht. Uns geht hier die Hypophyse an. Wie sich ihre Überfunktion auf die enchondrale Verknöcherung geltend macht, ist soeben auseinander gesetzt worden; wie aber ihre *Unterfunktion* die enchondrale Ossifikation beeinflußt, habe ich 1916 beim *hypophysären Zwergwuchs* dargelegt[4]. Die damaligen Ergebnisse seien hier unseren jetzigen bei Hyperpituitarismus gegenübergestellt. Krankhafte Vorgänge, die die Hypophyse zerstören, führen sowohl zur Hemmung der enchondralen Ossification, als auch zur Hemmung ihres rechtzeitigen Abschlusses, d. h. das Längenwachstum

---

[1] MARIE, PIERRE: Ref. Path. Zbl. 8 (1897).
[2] MARINESCO: Ref. Path. Zbl. 8, 507 (1897).
[3] BRISSEAND: Ref. Path. Zbl. 8, 942 (1897).
[4] Beitr. path. Anat. **62**.

ist bis zum Zwergwuchs gehemmt und die Epiphysenfugen bleiben Jahrzehnte über die normale Zeit hinaus offen. Der Grad dieser Hemmung hängt davon ab, wie zeitlich die Hypophysenschädigung beginnt und wie weitgehend sie ist. Daß sie schon beim Fetus anfängt, ist bisher noch nicht beobachtet. Beginnt sie in der frühen Kindheit, so wird das Wachstum zwar nicht zum völligen Stillstand gebracht, aber so stark gehemmt, daß hochgradiger Zwergwuchs die Folge ist. Das ist *Nanosomia pituitaria infantilis*, der echte PALTAUF-Zwerg. Setzt aber die Wachstumshemmung erst in späteren Stadien der Wachstumsperiode ein, also zu einer Zeit, als schon ein gut Stück des Längenwachstums zurückgelegt ist, so ist das Ergebnis der Wachstumshemmung unbedeutend, der Mensch bleibt nicht ein Zwerg, sondern ist bloß unterwüchsig, das ist *Nanosomia pituitaria tarda*. Diese ist unvergleichlich viel häufiger als der PALTAUF-Zwerg, denn sie ist eine Teilerscheinung des so häufigen *Typus* FRÖHLICH, der Dystrophia adiposo-genitalis. Ist dabei die Wachstumshemmung nur gering, dann kann die normale Körperlänge, da doch die Epiphysenfugen offen bleiben, wenn auch mit arger Verspätung, so schließlich erreicht werden und diese Teilerscheinung des Typus FRÖHLICH verschwindet. Setzt aber die Schädigung der Hypophyse *erst nach völligem Abschluß des Körperwachstums ein*, dann können alle anderen Folgen des Vorderlappenausfalles in Erscheinung treten, darunter auch die SIMMONDSsche Krankheit, aber die Körperlänge muß natürlich unbeeinflußt bleiben.

Damit ist gezeigt, wie sehr das Körperwachstum am Gängelband der Hypophyse hängt, wie jedes Plus und jedes Minus der Vorderlappenfunction an der wie ein Kymographion ablaufenden enchondralen Ossifikation seine Zeichen einträgt. Wir haben nicht bald ein zweites Beispiel in der Pathologie, wo eine so völlige Harmonie zwischen der physiologischen, hochspezifischen Arbeit eines Organes und den entsprechenden Vorgängen am Gewebe des Erfolgsorganes in Erscheinung tritt und uns so völlig klar geworden ist.

Sachverzeichnis.